内科常见病诊断与治疗

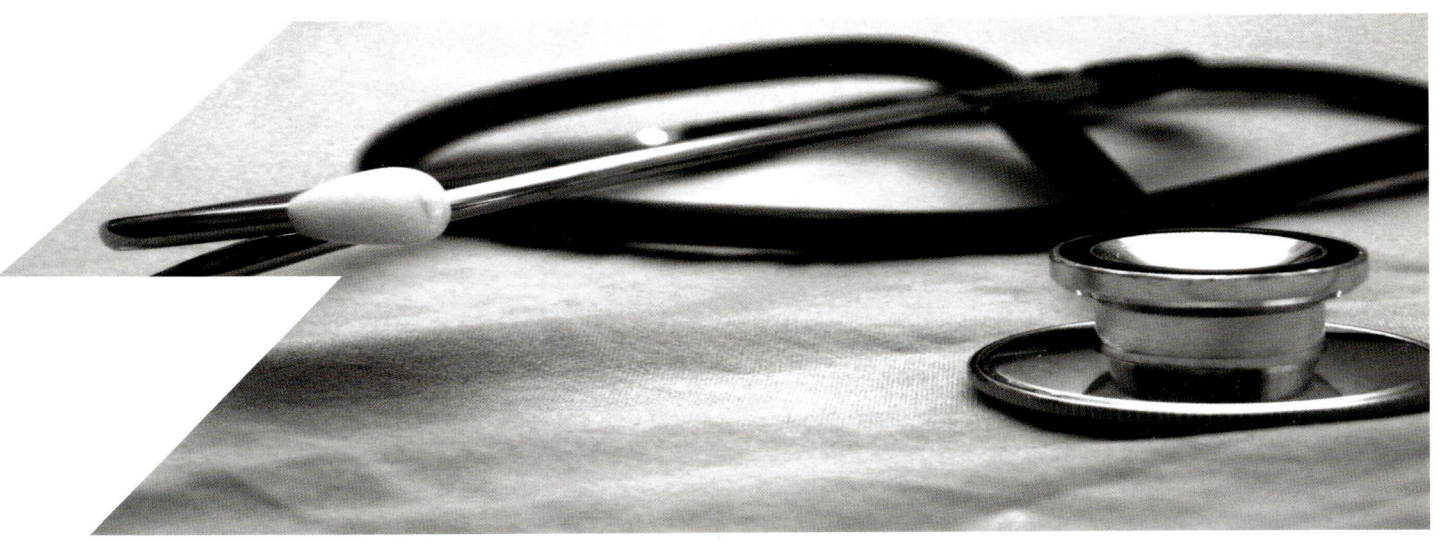

主编 费沛 庞增 张树安 等

河南大学出版社
·郑州·

图书在版编目（CIP）数据

内科常见病诊断与治疗 / 费沛等主编 . -- 郑州 : 河南大学出版社，2019.12
ISBN 978-7-5649-4085-0

Ⅰ . ①内… Ⅱ . ①费… Ⅲ . ①内科 – 常见病 – 诊疗 Ⅳ . ① R5

中国版本图书馆 CIP 数据核字（2019）第 291340 号

责任编辑：郑　鑫　姜　畅
责任校对：付会娟
封面设计：卓弘文化

出版发行：河南大学出版社
　　　　　地址：郑州市郑东新区商务外环中华大厦 2401 号
　　　　　邮编：450046
　　　　　电话：0371-86059750（高等教育与职业教育出版分社）
　　　　　　　　0371-86059701（营销部）
　　　　　网址：www.hupress.com
印　　刷：北京虎彩文化传播有限公司
版　　次：2019 年 12 月第 1 版
印　　次：2019 年 12 月第 1 次印刷
开　　本：880 mm×1230 mm　1/16
印　　张：13.75
字　　数：446 千字
定　　价：83.00 元

（本书如有质量问题，请与河南大学出版社营销部联系调换）

编 委 会

主　编　费　沛　庞　增　张树安
　　　　　邝晓莹　李建秀　池娟娟

副主编　王　玉　林　琳　朴海超　石德顺
　　　　　王　猛　乔　剑　彭水帝　徐　栩

编　委（按姓氏笔画排序）

王　玉	云南省第三人民医院
王　猛	中国人民解放军联勤保障部队第九八三医院
石德顺	佛山市第一人民医院
邝晓莹	深圳市人民医院（暨南大学第二临床医学院）
朴海超	吉林市中心医院
乔　剑	中国人民解放军联勤保障部队第九八三医院
池娟娟	内蒙古包钢医院（内蒙古医科大学第三附属医院）
李建秀	河北省沧州中西医结合医院
张树安	河北省唐山市开滦总医院范各庄医院
林　琳	东莞东华医院
庞　增	湛江中心人民医院
费　沛	湖北医药学院附属太和医院
徐　栩	昆明市第一人民医院甘美医院
彭水帝	广东省第二人民医院

前言

内科在临床医学中占有极其重要的位置，与各科之间存在密切的联系，是临床医学的基础。其内容涉及广泛，整体性强，主要研究人体各系统器官疾病的病因、诊断与防治，促使我们从实践中逐渐对内科疾病的病理生理产生了更加深入的认识。随着医学科技的发展，伴随而来的是更多科学先进的诊疗设备与方法，我们将其逐步应用于临床，以便于更好地服务于患者，帮助患者更好地摆脱疾病困扰。也为了更好地治疗内科疾病，缓解医患关系，减轻患者经济负担，提高患者生活质量，本书作者参考大量国内外文献资料，结合国内临床实际情况，编写了此书，为广大内科一线临床医务人员提供借鉴与帮助。

本书内容涉及临床各系统常见内科疾病的诊断与治疗方法，首先分别讲述了循环系统疾病、呼吸内科疾病、消化系统疾病、肝脏疾病、内分泌系统疾病、肾内科疾病等临床内科常见疾病的诊疗内容。然后对呼吸系统感染性疾病、神经系统感染性疾病、老年常见疾病与护理等等也做了相关阐述。

针对书中涉及各临床疾病均给予了详细叙述，其中包括：病因、临床表现、诊断、鉴别诊断、治疗、预防以及该病相关进展等。全书内容丰富，资料新颖，贴合临床，实用性强，图表清晰。本书的编者从事内科多年，具有丰富的临床经验和深厚的理论功底。希望本书能为内科医务工作者处理相关问题时提供参考，也可作为医学院校学生和基层医生学习之用。

由于本编委会人数较多，文笔不尽一致，加上篇幅和编者水平有限，难免有错误及不足之处，恳请广大读者见谅，并给予批评指正，以更好地总结经验，以起到共同进步、提高内科医务人员诊疗水平的目的。

编　者

2019 年 12 月

目录

第一章　循环系统疾病 ... 1
- 第一节　高脂血症 ... 1
- 第二节　冠心病 ... 4
- 第三节　高血压 ... 7
- 第四节　营养与脑卒中 ... 12

第二章　急性气道炎症和上气道阻塞 ... 15
- 第一节　急性气管支气管炎 ... 15
- 第二节　上气道阻塞 ... 17

第三章　病毒性肺炎 ... 21
- 第一节　流感病毒性肺炎 ... 21
- 第二节　呼吸道合胞病毒性肺炎 ... 22
- 第三节　副流感病毒性肺炎 ... 23
- 第四节　麻疹病毒性肺炎 ... 23

第四章　消化系统疾病 ... 25
- 第一节　急性胃炎 ... 25
- 第二节　慢性胃炎 ... 27
- 第三节　消化性溃疡 ... 37

第五章　肝脏疾病 ... 47
- 第一节　肝硬化 ... 47
- 第二节　药物性肝病 ... 60
- 第三节　自身免疫性肝炎 ... 63

第六章　内分泌系统疾病 ... 67
- 第一节　代谢综合征 ... 67
- 第二节　肥胖与营养 ... 70
- 第三节　糖尿病与营养 ... 76

第七章　肾小球疾病 ... 91
- 第一节　急性肾小球肾炎 ... 91
- 第二节　急进性肾小球肾炎 ... 96
- 第三节　慢性肾小球肾炎 ... 106
- 第四节　隐匿性肾小球肾炎 ... 111

第八章　消化系统感染性疾病 ... 115
- 第一节　乙型病毒性肝炎 ... 115
- 第二节　疟疾 ... 123
- 第三节　霍乱 ... 140

第九章 神经系统感染性疾病 148
第一节 流行性乙型脑炎 148
第二节 流行性脑脊髓膜炎 153
第三节 脊髓灰质炎 158
第四节 狂犬病 163

第十章 老年常见疾病与护理 168
第一节 循环系统老年常见疾病与护理干预 168
第二节 内分泌代谢系统老年常见疾病与护理干预 180
第三节 呼吸系统老年常见疾病与护理干预 191

参考文献 213

第一章

循环系统疾病

第一节 高脂血症

高脂血症（hyperlipidemia）是促进动脉粥样硬化（atherosclerosis，AS）的一个直接因素。高血脂常常指血浆三酰甘油、总胆固醇、低密度胆固醇升高，这类血脂的升高在动脉粥样硬化、糖尿病的发展过程中起着重要的作用，也都是冠心病的独立危险因素，其中特别是低密度胆固醇（LDL）的升高与 AS 的相关更为密切，因而高 LDL 一直是 AS 重要的生物标志物和干预靶点。大量的 AS 干预研究结果表明降低 LDL 的措施最大限度可引起 1/3 动脉粥样硬化性冠心病死亡率的降低，还有 2/3 的 AS 患者不能通过单纯降低 LDL 治疗而得到控制。近几十年来大量的研究认为低血浆 HDL（≤ 35mg/dL）是 AS、冠心病的另一重要的独立危险因素，目前大量临床研究在关注升高 HDL 的策略。高脂血症并不能概括低 HDL 在 AS 形成中的危害作用，近来更倾向用血脂紊乱来代替高脂血症。有以下三种中的一种就为血脂异常：血清 TC 水平增高，血清 TG 水平增高，血清 HDL-C 水平减低。

血浆中的脂类主要分为 5 种：三酰甘油（triglyceride）、磷脂（phospholipid）、胆固醇酯（cholesterol ester）、胆固醇（cholesterol）以及游离脂肪酸（free fatty acid）。除游离脂肪酸是直接与血浆白蛋白结合运输外，其余的脂类则均与载脂蛋白结合，形成水溶性的脂蛋白转运。由于各种脂蛋白中所含的蛋白质和脂类的组成和比例不同，所以它们的密度、颗粒大小、表面负荷、电泳表现和其免疫特性均不同。脂蛋白的分离常用密度离心法，可将脂蛋白分为：乳糜微粒（chylomicrons，CM）、极低密度脂蛋白低密度脂蛋白和高密度脂蛋白。CM 是颗粒最大的脂蛋白，主要功能是运输外源性胆固醇。VLDL 主要含内源性三酰甘油。LDL 是富含胆固醇的脂蛋白，主要作用是将胆固醇运送到外周血液。HDL 是血清中颗粒密度最大的一组脂蛋白，主要作用是将肝脏以外组织中的胆固醇转运到肝脏进行分解代谢。

一、膳食营养因素和血脂代谢

营养膳食是影响和调节血脂代谢的最重要的环境因素，其中膳食脂类是影响脂质代谢最突出的因素。

（一）脂类

1. 脂肪酸

膳食脂肪酸的组成不同对血脂水平的影响也不同，如脂肪酸的饱和程度不同和脂肪酸碳链长度不同对血脂的影响不一。

（1）饱和脂肪酸：饱和脂肪酸被认为是膳食中使血液胆固醇含量升高的主要脂肪酸。但进一步研究表明，并不是所有的饱和脂肪酸都具有升高血清胆固醇的作用。小于 10 个碳原子和大于 18 个碳原子的饱和脂肪酸几乎不升高血液胆固醇。而棕榈酸（palmitic acid，C16：0）、豆蔻酸（myristic acid，C14：0）和月桂酸（lauric acid，C12：0）有升高血胆固醇的作用。升高血清胆固醇的作用以豆蔻酸最强，棕榈酸次之，月桂酸再次之。这些饱和脂肪酸升高胆固醇的机制可能与抑制 LDL 受体的活性有关，从而干扰 LDL 从血液循环中清除。

（2）单不饱和脂肪酸：单不饱和脂肪酸如橄榄油和茶油曾被认为对血清胆固醇的作用是中性的，既不引起血清胆固醇升高，也不引起其降低。但随着研究的深入，发现摄入富含单不饱和脂肪酸橄榄油较多的地中海居民虽然脂肪的摄入量很高，但冠心病的病死率较低。进一步的研究认为单不饱和脂肪酸能降低血总胆固醇和LDL，而不降低HDL水平，或使LDL胆固醇下降较多而HDL胆固醇下降较少。

（3）多不饱和脂肪酸：膳食中的多不饱和脂肪酸主要为n-6多不饱和脂肪酸和n-3多不饱和脂肪酸。n-6多不饱和脂肪酸如亚油酸（linoleic acid，C18：2）能降低血液胆固醇含量，降低LDL胆固醇的同时也降低HDL胆固醇。亚油酸对血胆固醇的作用机制正好与饱和脂肪酸相反，即增加LDL受体的活性，从而降低血中LDL颗粒数及颗粒中胆固醇的含量。膳食中的n-3多不饱和脂肪酸如α-亚麻酸（α-linolenic acid，C18：3）、EPA和DHA能降低血液胆固醇含量，同时降低血液三酰甘油含量，并且升高血浆HDL水平。EPA和DHA降低血浆三酰甘油的作用是因为它们阻碍了三酰甘油掺入到肝脏的VLDL颗粒中，导致肝脏分泌三酰甘油减少，血浆三酰甘油降低。n-6多不饱和脂肪酸系列的亚油酸和n-3系列的EPA和DHA可为前列腺素中阻碍血小板凝集成分的前体之一，故亚油酸、EPA和DHA具有抑制血小板凝集的作用。除此之外，n-3多不饱和脂肪酸还具有改善血管内膜的功能，如调节血管内膜NO的合成和释放等。多不饱和脂肪酸由于双键多，在体内易被氧化。大量多不饱和脂肪酸的摄入可提高机体内的氧化应激水平，从而促进AS的形成或发展。单不饱和脂肪酸由于不饱和双键较少，对氧化作用的敏感性较多不饱和脂肪酸低，可能对预防AS更有优越性。

（4）反式脂肪酸：反式脂肪酸（trans fatty acids）是食物中常见的顺式脂肪酸的异构体。在将植物油氢化制成人造黄油的生产过程中，双键可以从顺式变成反式，即形成反式脂肪酸。近年来的研究表明摄入反式脂肪酸可使血中LDL胆固醇含量增加，同时引起HDL降低，HDL/LDL比例降低。

2. 胆固醇

人体内的胆固醇来自外源性和内源性两种途径，外源性约占30%~40%，直接来自于膳食，其余由肝脏合成。当膳食中摄入的胆固醇增加时，不仅肠道的吸收率下降，而且可反馈性地抑制肝脏HMG-CoA还原酶的活性，减少体内胆固醇的合成，从而维持体内胆固醇含量的相对稳定。但这种反馈调节并不完善，故胆固醇摄入太多时，仍可使血中胆固醇含量升高。值得注意的是，个体间对膳食胆固醇摄入量的反应差异较大，影响这种敏感性的因素主要有膳食史、年龄、遗传因素及膳食中各种营养素之间的比例等。

3. 植物

固醇植物中含有与胆固醇结构类似的化合物称为植物固醇（phytosterol），它能够在消化道与胆固醇竞争性形成"胶粒"，抑制胆固醇的吸收，降低血浆胆固醇。

（二）膳食纤维

膳食纤维能够降低胆固醇和胆酸的吸收，并增加其从粪便的排出，改变肝脏脂蛋白和胆固醇的代谢，具有降低血脂的作用。

二、血脂异常的营养治疗

血脂异常主要表现为总胆固醇、LDL升高，根据胆固醇和LDL的水平，把血脂异常分为轻度、中度和严重升高。

（一）轻度高胆固醇血症的营养治疗

对没有冠心病而表现为轻度胆固醇升高（200~239mg/dL）的，主要通过膳食治疗。膳食治疗的策略是指合理控制热能和糖，减少升高胆固醇脂肪酸的摄入，主要是指饱和脂肪酸的摄入不超过总能量的10%，总脂肪酸的摄入不超过30%能量摄入。饱和脂肪酸常来源于动物性食物，包括肉类和奶类脂肪。相对而言，奶类脂肪比肉类更易于升高血浆胆固醇。植物的饱和脂肪酸主要来自热带植物如椰子油。减少牛排、汉堡和肉类的消费是降低饱和脂肪酸摄入的主要途径，此外，减少奶制品的摄入如减少牛奶、奶酪、冰激凌及用低脂肪或无脂肪的乳制品来替代也是减少饱和脂肪酸摄入的有效途径。反式脂肪酸可升高胆固醇。西方国家要求反式脂肪酸的摄入低于总能量的3%，鉴于我国反式脂肪酸的消费量低，通常反式脂肪酸的摄入量达不到这个水平。减少动物性食物也必然减少胆固醇的摄入，有助于降低血浆总胆固醇和LDL水平。轻度胆固醇升高者常伴有肥胖，因此控制肥胖也是降低胆固醇的一个重要方面。

（二）中度高胆固醇血症的营养治疗

中度高胆固醇血症（240～299mg/dL）的治疗方案取决于冠心病的危险状况。患者可分为中度和高度危险状况。

在中度胆固醇升高不伴有或伴有上述危险因素中的一项被认为是中度危险患者，而伴有2项危险因素及以上者被认为是高度危险患者。中度危险的患者其血浆LDL在160～180mg/dL之间，可通过非药物的膳食或生活方式可使LDL水平控制在＜160mg/dL。而LDL在190～219mg/dL的中度危险患者及高度危险患者，需在膳食的基础上应用降脂药物治疗。

（三）常用降低血脂的食物的选择

大量的研究观察了食物对血脂的影响，发现了不少食物可以防治高胆固醇血症或改善血脂紊乱。

1. 豆类

包括大豆、蚕豆、豌豆、赤豆、绿豆等，它们是人体蛋白质的良好来源，蛋白质的氨基酸比较齐全，因而营养价值较高，特别是经过加工成豆腐或其他制品后，更易被人体消化吸收利用。几乎不含胆固醇，含有豆固醇，可以起到抑制机体吸收动物食品所含胆固醇的作用。大豆中所含脂肪为多不饱和脂肪酸，即亚油酸；还含有丰富的磷脂、食物纤维、维生素、无机盐，微量元素如钙、磷、铁、锰、碘等，所有这些不仅有益于身体健康，而且有益于防治高血脂病、冠心病等。专家指出大豆中还含有皂角苷，能降低血液中的胆固醇。若每人每天或隔日能吃豆类50～100g，便可有明显的降低胆固醇的作用，从而达到降低血脂的目的。

2. 大蒜

它不仅含有丰富的营养，而且含有大量的大蒜素，其主要成分是挥发性硫化物。它可抑制胆固醇的合成，对高血脂有预防作用，能使血清胆固醇明显减少。

3. 洋葱

其降血脂效能与其所含的烯丙基二硫化物作用有关，健康人每天吃60g油煎洋葱，能有效预防因高脂食物引起的血胆固醇升高的现象。

4. 苹果

常年不间断地食用苹果，每天大约110g左右，可以防止血中胆固醇的增高。其原因是苹果中含有丰富的类黄酮。类黄酮是一种天然抗氧化剂，具有降低血脂的作用。

5. 山楂

山楂酸甜可口具有很多的医学价值，如具有散瘀、消积、化痰、解毒、活血、醒脑等功效。山楂主要含有山楂酸、柠檬酸、脂肪分解酸、维生素C、枸橼酸、黄酮、碳水化合物和蛋白质等多种成分，可促进胆固醇排泄而降低血脂的作用。

6. 鱼类

鱼类含有多不饱和脂肪酸，特别是二十碳五烯酸，可使血液中的三酰甘油和胆固醇显著降低，对于防止高脂血症大有益处。

7. 海带

海带中含有一种叫作海带多糖的有效成分，可以降低血清总胆固醇和三酰甘油的含量。在食用油腻过多的动物脂肪膳食中掺点海带，可以减少脂肪在体内的寄存，会使脂肪在人体内的蓄积趋向于皮下和肌肉组织中，同时会使血液中的胆固醇含量显著降低。海带中含有纤维素，纤维素可以和胆汁酸结合而排出体外，从而减少胆固醇的合成，防止动脉粥样硬化的发生。海带中含有丰富的维生素和矿物质。

8. 菌类食物

蘑菇、草菇、香菇、平菇等菌类食物，是一种高蛋白、低脂肪，富含天然维生素的健康食品，具有许多的保健作用。如香菇中含有纤维素，能促进胃肠蠕动，防止便秘，减少肠道对胆固醇的吸收；含有的香菇嘌呤等核酸物质，能促进胆固醇分解而排泄，防止血脂升高。

9. 牛奶

牛奶不仅营养价值高，而且含有羧基与甲基戊二酸，能够抑制人体内胆固醇合成酶的活性，从而抑制胆固醇的合成，降低血中胆固醇的含量。牛奶中含有丰富的钙，能降低人体对胆固醇的吸收。牛奶中含有的乳清酸能有效抑制胆固醇的生物合成与吸收，故能使人体内的胆固醇的含量降低。如果有条件喝脱脂的牛奶和酸奶对高脂血症或高胆固醇症者有益。

10. 燕麦

燕麦是世界上公认的高营养粮种之一，必需氨基酸的含量高于其他谷类粮食。燕麦有降低胆固醇的作用。每天适量食用燕麦粥，可使人体血清胆固醇水平降低。究其原因一是燕麦富含人体必需的亚油酸，另外燕麦中含有丰富的可溶性膳食纤维。

11. 植物油

食用植物油，包括菜油、豆油、麻油、花生油或玉米油等，由于其中含丰富的不饱和脂肪酸，有降低血中胆固醇的作用；但需注意油脂含有的热能较高，过量可引起体重的增加。

第二节 冠心病

冠心病的病理改变是动脉粥样硬化（atherosclerosis，AS），因此冠心病的预防也就是 AS 的预防。AS 是一种炎症性、多阶段的退行性的复合性病变。近年来的研究认为 AS 是在损伤因子的作用下导致的一个慢性炎症的过程，主要包括四期的病理变化：动脉血管内膜功能紊乱期，血管内膜脂质条纹期，典型斑块期和斑块破裂期。目前认为除了遗传、年龄、肥胖、吸烟、血脂异常、机体内氧化应激水平升高和缺乏体力活动等危险因素外，营养膳食因素在 AS 的发病中起着极为重要的作用。

一、膳食营养因素和冠心病

（一）热能、碳水化合物

过多的能量摄入在体内转化成脂肪，储存于皮下或身体各组织，形成肥胖。肥胖患者的脂肪细胞对胰岛素的敏感性降低，引起葡萄糖的利用受限，继而引起代谢紊乱，血浆三酰甘油升高。膳食中碳水化合物的种类和数量对血脂水平有较大的影响。蔗糖、果糖摄入过多容易引起血清三酰甘油含量升高，这是因为肝脏利用多余的碳水化合物变成三酰甘油所致。膳食纤维能够降低胆固醇和胆酸的吸收，并增加其从粪便的排出，具有降低血脂的作用。

（二）脂类

膳食脂肪酸、胆固醇对血脂水平有直接的影响。

（三）蛋白质与动脉粥样硬化

蛋白质与动脉硬化的关系尚未完全阐明。在动物实验中发现，高动物性蛋白（如酪蛋白）膳食可促进 AS 的形成。用大豆蛋白和其他植物性蛋白代替高脂血症患者膳食中的动物性蛋白能够降低血清胆固醇。研究还发现一些氨基酸可影响心血管的功能，如牛磺酸能减少氧自由基的产生，使还原性谷胱甘肽增加，保护细胞膜的稳定性，同时还具有降低血胆固醇和肝胆固醇的作用；目前高血浆同型半胱氨酸被认为是血管损伤或 AS 的独立危险因子，同型半胱氨酸在体内由必需氨基酸——蛋氨酸转变生成。蛋氨酸摄入增加引起血浆同型半胱氨酸升高，动物研究发现增加蛋氨酸摄入能引起动脉内膜的损伤。除了酶代谢因素外，同型半胱氨酸的升高不仅取决于膳食蛋氨酸的摄入，而且也取决于维生素 B_{12}、B_6 和叶酸的水平，因为维生素 B_{12}、B_6 和叶酸在同型半胱氨酸转化为蛋氨酸或胱氨酸的过程中起着重要的作用。

（四）维生素和微量元素

1. 维生素 E

人群观察性研究和动物实验干预研究已证实，维生素 E 有预防动脉粥样硬化和冠心病的作用，但人群干预研究中，维生素 E 是否具有抗动脉粥样硬化作用并不清楚。维生素 E 预防动脉粥样硬化作用的机制可能与其抗氧化作用有关，即减少脂质过氧化物质的形成。除了氧化-还原特性外，维生素 E 还可能通过抑制炎症因子的形成和分泌，以及抑制血小板凝集而发挥抗动脉粥样硬化的作用。

2. 维生素

C 维生素 C 在体内参与多种生物活性物质的羟化反应，包括参与肝脏胆固醇代谢成胆酸的羟化反应，促进胆固醇转变为胆汁酸而降低血中胆固醇的含量。维生素 C 参与体内胶原的合成，降低血管的脆性和血管的通透性；维生素 C 是体内重要的水溶性抗氧化物质，可降低血管内皮的氧化损伤；大剂量的维生素 C 可加快冠状动脉血流量，保护血管壁的结构和功能，从而有利于防治心血管疾病。

3. 其他维生素

血浆同型半胱氨酸是动脉粥样硬化的独立危险因素。同型半胱氨酸是蛋氨酸的中间代谢产物，同型半胱氨酸在转变成蛋氨酸和胱氨酸过程中需要叶酸、维生素 B_{12} 和维生素 B_6 作为辅酶。当叶酸、维生素 B_{12} 和维生素 B_6 缺乏时，血浆同型半胱氨酸浓度增加。膳食中补充叶酸、维生素 B_{12} 和维生素 B_6 可降低高血浆同型半胱氨酸对血管的损伤。烟酸在药用剂量下也有降低血清胆固醇和三酰甘油、升高 HDL、促进末梢血管扩张等作用。维生素 B_6 与构成动脉管壁的基质成分——酸性黏多糖的合成以及脂蛋白脂酶的活性有关，缺乏时可引起脂质代谢紊乱和动脉粥样硬化。

4. 微量元素

镁对心肌的结构、功能和代谢有重要作用，还能改善脂质代谢并有抗凝血功能。缺镁易发生血管硬化和心肌损害，软水地区居民心血管疾病发病率高于硬水地区，可能与软水中含镁较少有关。高钙饲料可降低动物血胆固醇。铬是葡萄糖耐量因子的组成成分，缺铬可引起糖代谢和脂类代谢的紊乱，增加动脉粥样硬化的危险性。而补充铬可降低血清胆固醇和 LDL，提高 HDL 的含量，防止粥样硬化斑块的形成。铜缺乏也可使血胆固醇含量升高，并影响弹性蛋白和胶原蛋白的交联而引起心血管损伤。过多的锌则降低血中 HDL 含量，膳食中锌/铜比值较高的地区冠心病发病率也较高。近年来的实验研究还发现，过量的铁可引起心肌损伤、心律失常和心衰等，应用铁螯合剂可促进心肌细胞功能和代谢的恢复。此外，碘可减少胆固醇在动脉壁的沉着；硒是体内抗氧化酶 - 谷胱甘肽过氧化物酶的核心成分。谷胱甘肽过氧化物酶使体内形成的过氧化物迅速分解，减少氧自由基对机体组织的损伤。缺硒也可减少前列腺素的合成，促进血小板的聚集和血管收缩，增加动脉粥样硬化的危险性。

(五) 其他膳食因素

1. 酒

少量饮酒可增加血 HDL 水平，而大量饮酒可引起肝脏的损伤和脂代谢的紊乱，主要是升高血三酰甘油和 LDL。

2. 茶

茶叶中含有茶多酚等化学物质，茶多酚具有抗氧化作用和降低胆固醇在动脉壁的聚集作用。

3. 大蒜和洋葱

大蒜和洋葱有降低血胆固醇水平和提高 HDL 的作用，其作用与大蒜和洋葱中的含硫化合物有关。

4. 富含植物化学物质的食物

植物性食物中含有大量的植物化学物质如黄酮、异黄酮、花青素类化合物和皂苷类化合物，这些化合物具有降低血浆胆固醇、抗氧化和抑制动脉粥样硬化性的血管炎性反应，及抗动脉粥样硬化形成的作用。

二、动脉粥样硬化及冠心病的营养防治

冠心病的临床分为隐匿型、心绞痛型、心肌梗死型、心力衰竭和心律失常型、猝死型。冠心病是在动脉粥样硬化的基础上逐步发展形成的，而动脉粥样硬化与血脂异常密切相关，在一般情况下，血脂异常、动脉粥样硬化和冠心病的营养膳食治疗的基本原则和措施是相同的。动脉粥样硬化或动脉粥样硬化冠心病的防治原则是在平衡膳食的基础上，控制总热能和总脂肪，限制膳食饱和脂肪酸和胆固醇，保证充足的膳食纤维和多种维生素，保证适量的矿物质和抗氧化营养素。但在发生心肌梗死或心力衰竭等危急情况时，营养膳食措施可作适当的调整。

1. 限制总热量摄入，保持理想体重

热能摄入过多是肥胖的重要原因，而后者是动脉粥样硬化的重要危险因素，故应该控制总能量的摄

入，并适当增加运动，保持理想体重。

2. 限制脂肪和胆固醇摄入

限制膳食中脂肪总量及饱和脂肪酸和胆固醇摄入量是防治高胆固醇血症和动脉粥样硬化，以及动脉粥样硬化性冠心病的重要措施。膳食中脂肪摄入量以占总热能 20%~25% 为宜，饱和脂肪酸摄入量应少于总热能的 10%，适当增加单不饱和脂肪酸和多不饱和脂肪酸的摄入。鱼类主要含 n-3 系列的多不饱和脂肪酸，对心血管有保护作用，可适当多吃。少吃含胆固醇高的食物，如猪脑和动物内脏等。胆固醇摄入量 <300mg/d。高胆固醇血症患者应进一步降低饱和脂肪酸摄入量使其低于总热能的 7%，胆固醇 <200mg/d。国际上对降低和控制血浆胆固醇已经进行过很多的研究，并在许多问题上已经取得了共识，相当多的方案都是一致的。

3. 提高植物性蛋白的摄入，少吃甜食蛋白质摄入

应占总能量的 15%，植物蛋白中的大豆有很好地降低血脂的作用，所以应提高大豆及大豆制品的摄入。碳水化合物应占总能量的 60% 左右，应限制单糖和双糖的摄入，少吃甜食和含糖饮料。

4. 保证充足的膳食纤维摄入

膳食纤维能明显降低血胆固醇，因此应多摄入含膳食纤维高的食物，如燕麦、玉米、蔬菜等。

5. 供给充足的维生素和矿物质

维生素 E 和很多水溶性维生素以及微量元素具有改善心血管功能的作用，特别是维生素 E 和维生素 C 具有抗氧化作用，应多食用新鲜蔬菜和水果。

6. 饮食清淡，少盐和少饮酒

高血压是动脉粥样硬化的重要危险因素，为预防高血压，每日盐的摄入应限制在 6g 以下。严禁酗酒，可少量饮酒。

7. 适当多吃保护性食品

非营养素的植物化学物质（phytochemicals）具有心血管健康促进作用，摄入富含这类物质的食物将助于心血管的健康和抑制动脉粥样硬化的形成。应鼓励多吃富含植物化学物质的植物性食物，如大豆、黑色或绿色食品、草莓、洋葱和香菇等。

三、心肌梗死的营养治疗

心肌梗死（myocardial infarction）是心肌的缺血性坏死。常见的是在冠状动脉粥样硬化病变的基础上，发生冠状动脉血供应急剧减少或中断，使相应的心肌严重而持久地急性缺血所致；可发生心律失常、休克或心力衰竭。

心肌梗死的饮食治疗包括以下几个方面：

1. 限制能量摄入

急性心肌梗死发病开始的 2~3d 内，能量摄入不宜过高，以减轻心脏负担。能量给予 500~800kcal/d，食物总容量 1 000~1 500mL，进食内容包括米汤、藕粉、去油肉汤、温果汁、菜汁、蜂蜜水等流质。此阶段应避免胀气或带刺激性的食物，如豆浆、牛奶、浓茶和咖啡。少量多餐，分 5 次，多次进食，以避免膈肌抬高加重心脏负担。食物不宜过冷和过热，以防引起心律失常，这阶段应完全卧床休息，进食由他人协助。

2. 注意水和电解质的平衡

要一并考虑食物中的饮水及输液的总量，以适应心脏的负荷能力。患者如伴有高血压或心力衰竭，应限制钠盐。临床上观察到急性心肌梗死发生后，有尿钠的丢失。高钾和低钾对心脏功能不利，故应该根据血液生化指标予以调整。

3. 注意饮食清淡、易消化且营养平衡

病情好转后，可选用低脂半流质，能量供给增至 1 000~1 500kcal/d。膳食宜清淡、富有营养和容易消化。可选用适量的瘦肉末，鱼类、家禽、蔬菜、水果、低脂奶和豆浆。保持胃肠道通畅，以防大便时过分用力，加重病情。病情稳定后（一般 3~4 周后），随着患者逐步恢复活动，饮食的限制也可逐渐放

松，但脂肪和胆固醇的摄入仍然应适当限制，以防止血脂升高、血液的黏度增加。另外，仍应少食多餐，避免过饱，以防心肌梗死再复发。另一方面，饮食不要过分限制，以免造成营养不良和增加患者的精神负担，影响患者的康复。

四、心力衰竭的营养治疗

心力衰竭系指在适量静脉回流情况下，心脏不能输出足够的血液来满足组织代谢需要的一种病理状态，临床上可分为左心、右心和全心衰竭。心力衰竭的常见诱因有：感染、心律不齐、心肌缺血、心脏负荷加重、电解质平衡紊乱和酸碱平衡紊乱等。心力衰竭期间的营养膳食应注意以下几个方面。

1. 适当限制能量和蛋白质的摄入

限制能量和蛋白质的摄入，以减轻心脏的负担。心力衰竭明显时，每天的能量摄入限制在600～1 000kcal，蛋白质为25～30g为宜，能量逐渐增加至1 000～1 500kcal/d，蛋白质逐渐增加至40～50g/d。病情稳定后，能量以低于理想体重，蛋白质以0.8g/kg为宜。

2. 控制钠盐

根据心力衰竭的程度，钠盐的摄入量每天限制在2 000mg、1 500mg或500mg。心力衰竭时水潴留常继发于钠潴留，在限钠的同时饮水量可不加严格限制，一般允许每天摄入1 500～2 000mL。

3. 注意电解质的平衡

心力衰竭最常见的电解质紊乱之一是钾的平衡失调。由于摄入不足、丢失增加或利尿剂的使用等可出现低钾血症。这时应摄入含钾高的食物。如并发肾功能减退，出现高钾血症，则注意选择低钾食物。

4. 维生素、无机盐充足

宜补充富含维生素的食物，尤其是B族维生素和维生素C。钙与心肌收缩密切相关，给予适量的钙或摄入含钙丰富的食物在心力衰竭的治疗中有积极的意义。

5. 少食多餐

减少胃胀，食物应易消化。

第三节　高血压

一、定　义

原发性高血压是一种以体循环动脉收缩压和（或）舒张期血压持续升高为主要特点的全身性疾病。

二、高血压诊断标准和分类

我国目前采用的高血压诊断标准和分类（表1-1），采用世界卫生组织和国际高血压学会给出的高血压诊断标准和分类。

表1-1　血压水平的分类和定义

类别	收缩压（mmHg）	舒张压（mmHg）
正常血压	< 120	< 80
正常高值	120～139	80～90
高血压	≥ 140	≥ 90
1级高血压（轻度）	140～159	90～99
2级高血压（中度）	160～179	100～109
单纯收缩期高血压	≥ 140	< 90

目前90%以上高血压原因不明，称为原发性高血压。如果高血压是由于某些疾病（如肾脏病、原发性醛固酮增多症、嗜铬细胞瘤等）引起的，称为继发性高血压。继发性高血压服药治疗效果差，应当针对病因治疗，去除病因后血压能有效降低甚至恢复正常。本节仅对原发性高血压加以介绍，简称高血压。

三、我国高血压流行现状

1959年我国成人高血压的患病率只有5.9%，2002年上升到18.8%，估计每年新增1 000万例患者，估算2012年15岁以上患病率达24%，全国高血压患者达2.66亿。可见，伴随着人口老龄化、城镇化进程，生活方式和膳食结构的改变，高血压的患病率呈增长趋势。同时注意，现在高血压越来越年轻化，儿童和中青年高血压的患病率呈持续上升趋势。然而，我国人群高血压知晓率、治疗率和控制率分别为30.2%、24.7%和6.1%。我国高血压患病率和流行存在地区、城乡和民族差异，随年龄增长而升高。北方高于南方，华北和东北属于高发区；沿海高于内地；城市高于农村；高原少数民族地区患病率较高。男、女性高血压总体患病率差别不大，青年期男性略高于女性，中年后女性略高于男性。高血压是导致其他心、脑血管疾病的主要基础病变之一，我国心脑血管疾病现患人数为2.9亿。每年约有350万人死于心脑血管疾病，占总死亡病因的首位（41%），平均每10s钟就有一人死于此病。我国现有脑卒中患者至少700万，心肌梗死250万，这些患者超过一半存在不同程度的残疾。在心脑血管病死亡人群中，一半以上与高血压有关。

四、高血压的病因和发病机制

高血压是一种由遗传多基因与环境多危险因子交互作用而形成的慢性全身性疾病。但是遗传和环境因素具体通过何种途径升高血压，至今尚无完整统一的认识，原因如下：高血压不是一种均匀同质性疾病，不同个体间病因和发病机制不尽相同；其次，高血压病程较长，进展一般较缓慢，不同阶段始动、维持和加速机制不同。因此，高血压是多因素、多环节、多阶段和个体差异性较大的疾病。

1. 遗传因素

高血压具有明显的家族聚集性。通过高血压患者家系调查发现，父母均患有高血压者，其子女今后患高血压概率高达46%；父母一方患高血压病者，子女患高血压的概率是28%；而双亲血压正常者其子女患高血压的概率仅为3%。约60%的高血压患者有高血压家族史。高血压的遗传可能存在主要基因显性遗传和多基因关联遗传两种方式。

2. 年龄

医学研究发现，中老年人即使不患高血压，其血压值也随年龄增长，从40岁开始，每增加10岁，收缩压就增高10mmHg。因此年龄增长与高血压是密切相关的。年龄和遗传因素是高血压不可逆的危险因素。

3. 超重和肥胖

大量研究已证实，肥胖或超重是血压升高的重要危险因素，特别是向心性肥胖是高血压危险性的重要指标。体质指数（BMI）与血压水平有着明显的正相关关系，BMI>24kg/m² 者，在4年内发生高血压的风险是BMI<24kg/m² 者的2～3倍，且随着BMI的增加，血压水平也相应增加。肥胖儿童高血压的患病率是正常体重儿童的2～3倍，成人肥胖者中也有较高的高血压患病率，超过理想体重20%者患高血压的危险性是低于理想体重20%者的8倍以上。高血压患者60%以上有肥胖或超重，肥胖的高血压患者更易发生心绞痛和猝死。此外，体脂水平也和高血压患病风险相关，体脂量每增加10%，收缩压和舒张压平均上升6mmHg和4mmHg。我国南北地区人群比较研究表明，尽管国人平均BMI明显低于西方国家，单因素与多因素分析一致显示BMI增高是血压升高的独立危险因素。减轻体重已成为降血压的重要措施，体重减轻9.2kg可引起收缩压降低6.3mmHg，舒张压降低3.1 mmHg。肥胖导致高血压的机制可能归于：肥胖引起高血脂，脂肪组织增加导致心输出量的增加，交感神经活动增加以及胰岛素抵抗增加。

4. 高钠低钾膳食

研究表明钠盐摄入与血压升高成正相关，严格控制钠盐摄入量能有效降低血压。钾能促钠排出，钾的摄入量与血压呈负相关，而我国居民的膳食特点是高钠低钾。我国南方人群食盐摄入量平均8～10g/d，北方人群12～15g/d，均远远超过WHO推荐的5g标准。我国人群钾的摄入量只有1.89g，远低于WHO推荐4.7g。高盐膳食不仅是高血压发生的主要危险因素，同时也是脑卒中、心脏病和肾脏病发生发展的危险因素。每日食盐的摄入量从9g降到6g，可使脑卒中的发生率下降22%，冠心病发生率降低16%。

5. 钙

膳食中钙摄入不足可使血压升高，膳食中增加钙可引起血压降低。美国全国健康和膳食调查结果显示，每日钙摄入量低于300mg者与摄入量为1 200mg者相比，高血压危险性高2～3倍。一般认为膳食中每天钙的摄入少于600mg就有可能导致血压升高。钙能促进钠从尿中的排泄可能是其降血压作用的机制之一。

6. 镁

镁与血压的研究较少。一般认为低镁与血压升高相关。摄入含镁高的膳食可降低血压。镁降低血压的机制可能包括：降低血管的紧张性和收缩性；减少细胞钙的摄取而引起细胞质的钙降低；促进产生具有舒血管作用的物质等。

7. 过量饮酒

高血压的患病率随着饮酒量增加而增加。高血压患者中，有5%～10%是因为过量饮酒造成的。少量饮酒后短时间内血压下降，但随后血压上升。大量饮酒刺激交感神经兴奋，心跳加快，血压升高及血压波动性增大。重度饮酒者脑卒中的死亡率是不常饮酒者的3倍。

8. 精神长期过度紧张

主要机制是：①情绪失调引起大脑皮层兴奋抑制机制失调，交感神经活动增强，血压升高；②神经内分泌功能失调，诱发心律失常；③血小板活性反应性升高；④诱发冠状动脉收缩、粥样斑块破裂而引起急性事件。有心血管病史的患者，心理压力增加会使病情复发或恶化。

9. 吸烟

烟草中含有2 000多种有害物质，会引起交感神经兴奋、氧化应激，损害血管内膜，致血管收缩、血管壁增厚、动脉硬化，不仅使血压增高，还增加冠心病、脑卒中、猝死和外周血管病发生的风险。被动吸烟同样有害，婴幼儿尤其容易受到二手烟的有毒物质的侵害。孕妇主动或被动吸烟，烟草中的有害物质可通过胎盘而损害胎儿的心血管系统，这种损害对下一代是永久性的。

10. 体力活动不足

我国城市居民（尤其是中青年）普遍缺乏体力活动，严重影响心血管健康。适量运动可舒缓交感神经紧张，增加扩血管物质，改善内皮舒张功能，促进糖脂代谢，降低高血压、心血管疾病风险。

五、高血压的营养防治

所有高血压患者都应坚持健康的生活方式，主要包括合理膳食、控制体重、戒烟限酒、适量运动、心理平衡。

1. 合理膳食

重点是限制钠盐摄入、限制总热量和饮食均衡。

（1）限制钠盐摄入：高血压的膳食疗法最主要的关键点是减盐，严格限盐可有效降低血压。中国营养学会推荐健康成人每日食盐摄入量不超过6g，高血压患者不超过3g。膳食中钠钾比值和血压呈正比，通过增加钾的摄入量也可起到降压效果。钾在蔬菜、水果含量较高，因此摄入充足的蔬菜（500g/d）、水果（1～2个/d）可起到降压作用，市场上出售的富钾低盐也可以起到补钾的作用。避免高盐摄入的措施包括：①使用限量盐勺，每人每餐不超过2g（即一个2g的标准盐勺），每人每天不超过6g。②尽量避免高盐的食物和调味品如榨菜、咸菜、腌菜、黄酱、辣酱、酱油、腌肉、咸肉、火腿肠、午餐肉、咸蛋、皮蛋、挂面等。利用佐料、食物本身的风味来调味，如葱、姜、蒜、醋、青椒、番茄、洋葱、香菇等。

（2）限制总热量：尤其要控制油脂的总量和种类。蛋白质、脂肪、碳水化合物三大产能营养素，如果摄入过多超过人体需要量，多余的能量就会转换成脂肪储存起来，久而久之就会造成肥胖。对于体重超重或肥胖的高血压患者，总热量在标准体重的基础上，按20～25kcal/（kg·d），或在正常能量需求[30kcal/（kg·d）]的基础上每天减300～500kcal。为增加饱腹感，可适量增加粗杂粮和蔬菜供给量。减重膳食也应该是平衡膳食，三大营养素要保持适当比例。

①减少动物油和胆固醇的摄入：来自动物性食物的饱和脂肪酸和胆固醇是导致血脂异常的确定性危险

因素。饱和脂肪酸主要存在于肥肉和动物内脏中。胆固醇主要存在于动物内脏、蟹黄、鱼子、蛋黄、鱿鱼。

②减少反式脂肪酸的摄入：反式脂肪酸主要来源为含人造奶油食品，包括西式糕点、巧克力派、咖啡伴侣、速食食品等。不饱和脂肪酸高温或反复加热会形成反式脂肪酸危害健康。

③适量选用橄榄油：橄榄油含有单不饱和脂肪酸，主要是油酸，对降低血胆固醇、三酰甘油、低密度脂蛋白有益。橄榄油可做凉拌菜也可以炒菜，但是油温控制在150℃以下。

④限制烹调用油：不论何种烹调油，烹调油的总量限制在25g以内（半两，2.5汤匙），家庭用餐建议用带刻度油壶控制用油量。

⑤控制烹调油温：油温越高，不饱和脂肪酸氧化越快，营养成分流失越多。

（3）营养均衡

①适量补充蛋白质：蛋白质摄入不足，影响血管细胞的代谢，血管老化加剧，加速高血压和动脉硬化的发生。富含蛋白质的食物包括：牛奶、鱼类、鸡蛋清、瘦肉、豆制品。成人蛋白质摄入量按1.0g/（kg·d）。

②适量增加新鲜蔬菜和水果：①蔬菜、水果含钾高，可促进体内钠的排出。②蔬菜水果能量密度低，避免摄入过多能量。增加水溶性维生素，特别是维生素C的摄入。③增加膳食纤维，特别是可溶性膳食纤维的摄入。高血压患者每天可摄入新鲜蔬菜400～500g，水果1～2个。对伴有糖尿病的高血压患者，可在血糖稳定的前提下选择一些低糖或中等糖度的水果，如苹果、猕猴桃、草莓、梨、橙子等。

③增加钙的摄入：低钙膳食易导致血压升高，钙摄入量<500mg/d人群，收缩压随年龄增加而上升得最为明显，钙摄入量500～1 200mg/d者次之，钙摄入量>1 200mg/d者最低。我国居民人均钙的摄入量为390.6mg/d，远低于中国营养学会的推荐量800mg/d。补钙最简单、安全、有效的方法是保证奶及奶制品的摄入，即低脂或脱脂奶250mL/d，对乳糖不耐受的可选用酸奶或去乳糖奶粉；其次大豆及其制品也是钙的良好来源，每天可摄入50～100g的豆制品。

④丰富的膳食纤维：膳食纤维丰富的食物饱腹感强，有助于控制体重。可溶性膳食纤维有助于降低胆固醇。富含膳食纤维的食物有：燕麦、薯类、粗杂粮、杂豆等。

2. 控制体重

控制体重避免超重肥胖。

在体重控制方面应注意以下几点：

（1）体质指数（BMI）：BMI=体重（kg）/身高^2（m^2）是国际上通用的评价人体胖瘦的指标，中国肥胖问题工作组推荐的BMI标准是：正常18.5～23.9kg/m^2；超重24～27.9kg/m^2；肥胖>28kg/m^2；消瘦<18.5kg/m^2。

（2）体脂：体脂超标将显著增加高血压的风险。目前主张，男性体脂不超过体质量的25%，女性体脂不超过体质量的30%。凡体脂超标即使体质量正常也认为是肥胖，应该减肥。

（3）腰围、腰臀比：腰臀比反映体脂在人体的分布。脂肪过多的分布在上半身或腹部称为中心性肥胖（即腹型、苹果型或内脏脂肪型肥胖）。脂肪过多地集中在下半身、臀部或四肢皮下称为周围型肥胖（即梨型肥胖或皮下脂肪型肥胖）。腹部脂肪积聚越多，发生高血压等疾病的风险越高。成年男性腰围>90cm或腰臀比>0.9，女性腰围>85cm或腰臀比>0.85为中心性肥胖。减肥的方法：适度的低热量膳食加适量运动，达到能量的负平衡，从而达到减重效果。减肥有益于高血压的治疗，可明显降低患者心血管的风险。每减少1kg体重，可降低4mmHg的收缩压。对很多超重/肥胖的中老年高血压患者，即使达不到理想体重，但是只要在原有的基础上有所降低，都能对高血压的控制和临床后果产生益处。减肥膳食应该是低能量的平衡膳食，在平衡膳食的基础上再加上适量的有氧运动，可以使体内脂肪燃烧分解而减肥。减肥应循序渐进，通常每周减0.5～1.0kg，在6个月至1年内减轻原体重的5%～10%为宜。不提倡快速减重。减慢进食速度有减少进食量的效果。

3. 戒烟限酒

戒烟可明显降低心血管、癌症等疾病的风险。戒烟不仅是一种生理矫正，更是一种行为心理矫正。烟草依赖是一种慢性成瘾性疾病，自行戒烟率低，复吸率高，必须将烟草依赖作为一种慢性病对待，进行长期评估并反复干预才能取得成效。复吸率高还与社会环境和风气有关。对戒烟成功者要不断进行随访和督促，使他们不再重蹈覆辙。教育青少年终身不吸烟是根本大计。长期过量饮酒是高血压、心血管病发生的危险因素。饮酒还可对抗降压药的作用使血压难以控制；戒酒后，除血压下降外，降压药的疗效也大为改善。高血压患者最好不要饮酒。如饮酒，建议少量，男性饮酒的酒精量不超过25g。按此计算，白酒<25~50mL（0.5~1两）或葡萄酒<100~150mL（2~3两）或啤酒<250~500mL（半斤至1斤）。女性减半，孕妇不饮酒。

4. 适量运动

运动中的收缩压随运动增加而升高，中等强度运动时收缩压比安静状态升高30~50mmHg，舒张压有轻微的变化或基本维持稳定。运动可降低安静时的血压，一次10min以上，中低强度运动的降压效果可维持10~22h，长期坚持规律运动，可以增强运动带来的降压效果。安静时血压未能很好控制或超过180/110mmHg的患者暂时禁止中度或以上强度的运动。

5. 运动强度

中低强度运动较高强度运动在降压方面更有效、更安全。可选用以下方法评价中等强度：①主观感觉：运动中心跳加快、微微出汗、自我感觉有点累；②客观表现：运动中呼吸频率加快、微喘，可以与人交谈，但是不能唱歌；③步行速度：每分钟120步左右；④运动中心率=170-年龄；⑤在休息10min后，呼吸频率增加明显缓解，心率也恢复到正常或接近正常，否则考虑运动强度过大。生活中的体力活动：高血压患者可适当做些家务、购物等活动，使每天的活动总步数达到或接近10 000步。

运动适宜时间：高血压患者清晨血压常处于比较高的水平，清晨也是心血管事件的高发时段，因此最好选下午或傍晚进行锻炼。

高血压患者适宜的运动方式包括有氧运动、力量练习、柔韧性练习和综合功能练习。

（1）有氧运动：是高血压患者最基本的健身方式，常见运动形式有快走、慢跑、骑自行车、秧歌舞、广播体操、有氧健身操、登山、爬楼梯。建议每周3~5次，每次30min以上中等强度的运动。注意循序渐进，量力而行，不可操之过急。

（2）力量训练：力量训练可以增加肌肉量、增强肌肉训练，减缓关节疼痛，增加人体平衡能力，防止跌倒。建议高血压患者每周2~3次力量训练，两次间隔48h以上。可采用多种运动方式和器械设备，针对每一组肌群进行力量练习，每组力量练习以10~15次为宜。生活中的推、拉、拽、举、压等动作都是力量练习方式。力量练习选择中低强度，练习时应保持正常呼吸状态，避免憋气。

（3）柔韧性练习：柔韧性练习可以改善关节活动度，增强人体的协调性和平衡能力，防止摔倒。建议每周进行2~3次柔韧性练习。

（4）综合功能练习：包括太极、瑜伽、太极柔力球、乒乓球、羽毛球等可以改善身体功能。

6. 心理平衡

预防和缓解心理压力主要方法如下。

（1）避免负性情绪，保持乐观和积极向上的态度。

（2）正视现实生活，正确对待自己和别人，大度为怀。

（3）有困难主动寻求帮助。

（4）处理好家庭和同事的关系。

（5）寻找适合自己的心理调节方式。

（6）增强承受心理压力的抵抗力，培养应对心理压力的能力。

（7）心理咨询是减轻心理压力的科学方法。

（8）避免和干预心理危机（一种严重的病态心理，一旦发生必须及时求医）。

第四节 营养与脑卒中

一、定 义

脑卒中（俗称脑中风），是一种突然起病的脑血液循环障碍性疾病。脑卒中分为缺血性脑卒中和出血性脑卒中。

二、脑卒中的流行现状

中是目前世界上导致人类死亡的第2位原因，我国2004-2005年完成的全国第3次死因回顾抽样调查报告显示，脑血管病已经跃升为国民死因的首位。卒中也是单病种致残率最高的疾病。本病的高发病率、高死亡率和高致残率，给社会、家庭和个人带来沉重的负担和巨大的痛苦。流行病学研究表明，我国每年150万~200万新发脑卒中病例，校正年龄后的年脑卒中发病率为（116~219）/10万人口，年脑卒中死亡率为（58~142）/10万人口。目前我国现存脑血管患者700余万人，其中70%为缺血性脑卒中，有相当的比例伴有多种危险因素，是复发性脑卒中的高危个体。随着人口老龄化和经济水平的快速发展及生活方式的变化，缺血性脑卒中发病率明显上升提示以动脉硬化为基础的缺血性脑血管病[包括短暂性脑缺血发作（transient cerebral ischemic attacks，TIA）]发病率正在增长。

三、脑卒中的危险因素

1. 年龄

随着年龄的增长，卒中的危险性持续增加，55岁以后每10年卒中的危险性增加1倍。

2. 性别

卒中的发病率男性高于女性，男女之比为（1.1~1.5）：1。

3. 高血压

国内外几乎所有的研究均证实，卒中发病率和死亡率的上升与血压升高有着十分密切的关系。这种关系是直接的、持续的、并且是独立的。在控制了其他危险因素后，收缩压每升高10mmHg，卒中发病的相对危险增加49%，舒张压每升高5mmHg，卒中发病的相对危险增加46%。

4. 吸烟

32项研究结果的荟萃分析显示，吸烟者与不吸烟者相比，缺血性卒中的相对危险度（RR值）为1.9，蛛网膜下隙出血的RR值是2.9。另有研究表明，吸烟可以使出血性卒中的风险升高2~4倍。长期被动吸烟同样是卒中的危险因素。在去除年龄、性别、心脏病、高血压和糖尿病的影响后，长期被动吸烟者比不暴露于吸烟环境者卒中发生的相对危险增加1.82倍，且在男性和女性中都有统计学意义。

5. 糖尿病

糖尿病是缺血性卒中的独立危险因素，数值在1.8~6.0之间。而针对糖尿病的多种危险因素进行有效干预治疗后，其卒中风险是会降低的。医疗研究委员会与英国心脏病基金会心脏保护研究（heart protection study，HPS）发现5 963例糖尿病患者在现有最佳治疗之外加用他汀类药物可使大血管事件发生率下降22%，卒中发生率降低24%。

6. 心房颤动

研究显示调整其他血管危险因素后，单独的心房颤动可以使卒中的风险增加3~4倍。我国14个省市共29 079人的流行病学调查资料显示，心房颤动的人群发病率为0.77%，男性略高于女性。心房颤动患者卒中的发生率达到12.1%，以缺血性为主，明显高于非心房颤动人群的2.3%（$P<0.01$）。

7. 其他心脏病

除了心房颤动外，其他类型的心脏病也可能增加血栓性卒中的危险。美国的一项前瞻性研究结果表明，无论血压水平如何，有心脏病者发生卒中的危险比无心脏病者高2倍以上。在年轻患者中，潜在性心源性栓塞与 40% 病因不明的卒中有关。另有研究显示，卒中的发病率与心脏射血分数成反比，射血分数 <2g% 的心肌梗死患者与射血分数 >35% 的患者相比较，RR 为 1.86（P=0.01，射血分数每降低 5%，卒中的危险度增加 18%）。

8. 血脂异常

血脂异常与缺血性脑卒中发生率有明显的相关性。亚太组织合作研究项目通过对 352 033 名受试者的研究发现，总胆固醇每升高 1mmol/L，卒中的发生率就会增加 25%。哥本哈根城市心脏病研究发现高密度脂蛋白每升高 1mmol/L，缺血性卒中的发生率可以减少 47%。

9. 缺乏体力活动

体力活动能够降低不同性别、种族和不同年龄层次人群的卒中风险。队列和病例对照研究的荟萃分析显示，与缺乏运动的人群相比，体力活动能降低卒中或死亡风险 27%；与不锻炼的人群相比，中等运动强度能够降低卒中风险 20%。

10. 肥胖

国内对 10 个人群的前瞻性研究表明，肥胖者缺血性卒中发病的 RR 值为 2.0。国外有研究显示男性腹部肥胖和女性 BMI 增高是卒中的独立危险因素。迄今为止，尚无临床研究检验体重减轻是否可以降低卒中的危险性。然而大量临床研究显示，无论是否高血压患者，体重减轻都可以引起血压水平下调。

11. 高同型半胱氨酸血症

大量研究支持高同型半胱氨酸水平与动脉粥样硬化性疾病存在联系。叶酸与维生素 B_6 和维生素 B_{12} 联合应用，可降低血浆同型半胱氨酸浓度，但对于降低卒中风险的研究结果不一致。

12. 饮酒过量

大多数研究表明，酒精消耗与卒中发生的危险度之间有一种 J 型关系。也就是说，轻、中度饮酒有保护作用，过量饮酒则会使卒中风险升高。饮酒与卒中相关性的 35 个观察研究荟萃分析，将饮酒分为戒酒、1drink/d、1～2drink/d、>2～5drink/d、>5drink/d 5 个等级（1drink 相当于 11～14g 乙醇含量），分别与戒酒者相比，结果显示每天饮酒 >5drink 者，其缺血性和出血性卒中风险分别升高 1.69 倍和 2.18 倍；每天饮酒 <1drink 者总体卒中和缺血性卒中的发生风险分别降低 17% 和 20%；每天饮酒 1～2drink 者，仅使缺血性卒中的发生降低 28%。

四、脑卒中的营养防治

1. 急性脑卒中的营养治疗

目前，关于急性脑卒中的营养治疗尚无一致的临床处置措施。一项由澳大利亚国家脑卒中基金会和营养师协会提供的研究结果认为：脑卒中伴吞咽障碍患者应尽早（7d 内）给予肠内喂养，如果肠内喂养需要持续 2～3 周则最好选择鼻胃管（naso-gastric tube，NGT）途径，除非具有很强的经皮内镜下胃造口（percutaneous endoscopic gastrostomy，PEC）指征。该结论是基于下述 FOOD（food or ordinary diet）临床研究的结果。

2005 年，FOOD 临床研究为急性脑卒中伴吞咽困难患者的肠内营养提供了有力的证据，这是项多中心、随机对照研究。2003 年 FOOD 试验第一阶段研究结果发布。该研究纳入急性脑卒中患者 3 012 人，追踪 2 955 人（98%）。入院时收集患者营养状况和其他临床结局指标，6 个月后对其生存和神经功能状态（改良 Rankin 评分，MRS）进行评估。结果脑卒中后营养正常者占 74%（2 194 人），其中 445 人（20%）死亡；营养不良患者占 9%（275 人），其中 102 人（37%）死亡，死亡率的比值比（OR）为 2.32，95% 可信区间（CI）为 1.78～3.02；调整年龄、既往卒中后功能状态以及本次卒中严重程度后，虽然数据稍有变化，但 OR 仍为 1.82，95% CI 为 1.34～2.47。提示脑卒中患者并发营养不良是导致不良结局的独立危险因素。此外，营养不良患者在住院期间更易并发肺炎或其他部位感染，以及胃肠道出血。2005 年 FOOD 临床研究第二阶段研究结果发布。该研究包括两个部分：脑卒中伴吞咽障碍患者早期（7d 内）肠内营养与延迟（7d 后）肠内营养（给予必要的肠外碳水化合物）随机对照研究（研究纳入 15 个中心、83 家医院的 859 名患者），6 个月后早期肠内喂养患者的绝对死亡危险比延迟肠内喂养患者减少 5.8%，95% CI 为

-0.8 ~ 12.5，P=0.09；死亡和不良结局（改良 Rankin 评分 3 ~ 5 分）的绝对死亡危险减少 1.2%，95% CI 为 -4.2 ~ 6.6，P=0.7。脑卒中伴吞咽障碍患者 PEG 途径喂养与 NGT 途径喂养的随机对照研究，研究纳入 11 个中心、47 家医院的 321 名患者，6 个月后发现 PEG 途径喂养的 117 例患者的绝对死亡危险比 NGT 喂养的 115 例患者增加了 1.0%，95% CI 为 -10 ~ 11.9，P=0.9；死亡或不良结局（改良 Rankin 评分为 3 ~ 5 分）的绝对死亡危险增加 7.8%，95% CI 为 0.0 ~ 15.5，P=0.05。第二阶段研究结果提示，脑卒中伴吞咽障碍患者进行早期肠内营养可能减少病死率，但因不良预后患者比例增加而费用增加，早期 PEG 喂养策略未得到支持，因其可能增加不良结局的危险。

2. 恢复期患者饮食治疗

脑卒中恢复期患者的饮食治疗原则和注意事项如下。

（1）多吃蔬菜、水果：蔬菜、水果含有丰富的抗氧化物质、钾、膳食纤维和叶酸。丰富的蔬菜（500g 以上）、水果（1 ~ 2 个）可降低脑卒中的风险。含钾高的食物有龙须菜、豌豆苗、莴苣、芹菜、丝瓜、茄子、绿叶蔬菜、大豆、马铃薯、蜂蜜、核桃、香蕉等，海带、紫菜也是钾的良好来源。

（2）常吃全谷类食物：包括燕麦、全麦、糙米、玉米、小米、荞麦、大麦、高粱等。

（3）多饮水：每天饮水量达到 1 500mL 以上。

（4）常吃奶类、豆类及制品：每天 250g 低脂奶制品，大豆每天 30g，相当于豆腐 150g 或豆腐干 45g。

（5）经常吃鱼、禽、蛋、瘦肉，保证蛋白质摄入，每天 100g 左右，少吃肥肉和荤油。

（6）清淡少盐，盐的食用量不超过 6g。

（7）烹调用油控制在 20 ~ 25g，尽量选择植物油。

（8）限制饮酒。

第二章

急性气道炎症和上气道阻塞

第一节 急性气管支气管炎

急性气管支气管炎是气管为主并可累及支气管的自限性急性气道炎症（1~3周），主要表现为咳嗽，诊断前提是临床和影像没有肺炎证据。中华医学会呼吸病学分会《咳嗽的诊断与治疗指南》内定义急性气管支气管炎是由于生物性或非生物性因素引起的气管支气管黏膜的急性炎症。2011年欧洲呼吸病学会将其定义为：急性气管支气管炎指没有慢性肺部疾病的患者出现以咳嗽为主的急性症状，可以伴有咳痰或其他临床征象提示是下呼吸道感染，而不能以其他原因来解释（如鼻窦炎和哮喘）。可以认为这是迄今对本病比较准确的界定。

一、病原体与流行病学

本病的病原体主要是病毒、细菌和非典型病原体。对初级保健机构就诊的下呼吸道感染患者的病原学研究显示，细菌（主要是肺炎链球菌）占26%，非典型病原体（主要是肺炎支原体）占24%，病毒（以流感病毒最重要）占19%，其他研究则表明病毒所占比例明显为高，非典型病原体比例要低。非典型病原体感染的发生率可能会受局部地区小流行的影响，1994年瑞典曾有研究报道，急性支气管炎有25%归因于衣原体感染。早年认为百日咳为儿童疾病，但20世纪80年代以来，本病在美国等国家的年长儿童和年轻人中增加，美国旧金山市的一项研究表明咳嗽≥2周的153例成人中有12%证明为百日咳杆菌感染。呼吸道感染的常见病原菌如肺炎链球菌、流感嗜血杆菌、金黄色葡萄球菌和卡他莫拉菌亦常怀疑为本病的致病菌，但除非在新生儿、人工气道或免疫抑制患者，至今没有"细菌性支气管炎"的确切证据。半数以上的患者检测不出病原体。非感染性因素如烟尘和过敏源也在急性气管支气管炎的发病中起重要作用，但确切比例尚不清楚。社区中具有急性下呼吸道症状的人群颇多，但就医者仅占10%。在西欧近十余年来初级保健机构中急性气管支气管炎的发病率从50人/1000人·年下降至22人/1000人·年，可能原因是下呼吸道感染就医减少，以及医生对以咳嗽为主要症状的患者诊断为哮喘或COPD较过去增多。

二、发病机制与病理

病理主要为气管支气管黏膜充血、水肿、分泌物增加；黏膜下层水肿，淋巴细胞和中性粒细胞浸润。一般仅限于气管、总支气管和肺叶支气管黏膜，严重者可蔓延至细支气管和肺泡，引起微血管坏死和出血。损害严重者黏膜纤毛功能降低，纤毛上皮细胞损伤、脱落。炎症消退后，黏膜的结构和功能多能恢复正常。

近年来有人注意到急性支气管炎与气道高反应性之间的关系。在复发性急性支气管炎的患者轻度支气管哮喘发作较正常人群为多。反之，急性支气管炎患者既往亦多有支气管哮喘史或特异质病史，提示支气管痉挛可能是急性支气管炎患者咳嗽迁延不愈的原因之一。

三、临床表现

起病往往先有上呼吸道感染的症状，如鼻塞、流涕、咽痛、声音嘶哑等。在成人，流感病毒、腺病毒和肺炎支原体感染可有发热，乏力、头痛、全身酸痛等全身症状，而鼻病毒、冠状病毒等引起的急性支气管炎常无这些表现。炎症累及支气管黏膜时，则出现咳嗽、咳痰。咳嗽是急性支气管炎的主要表现，开始为刺激性干咳，3~4d后鼻咽部症状减轻，咳嗽转为持续并成为突出症状，受惊、吸入冷空气、晨起晚睡或体力活动时咳嗽加剧。咳嗽为阵发性或持续性，剧咳时伴恶心、呕吐及胸、腹肌疼痛。咳嗽可持续2~3周，吸烟者则更长。半数患者有咳痰，痰呈黏液性，随病程发展可转为脓性痰，偶痰中带血。气管受累时，深呼吸及咳嗽时可有胸骨后疼痛。部分患者可出现支气管痉挛，表现为喘鸣、气急和程度不等的胸部紧缩感，长期随访此类患者可能演变为哮喘。有慢性阻塞性肺疾病及其他损害肺功能的基础疾病者可有发绀和呼吸困难。胸部体检，如黏液分泌物潴留于较大支气管时可闻及粗干性啰音，咳嗽后啰音消失。支气管痉挛时，可闻及哮鸣音。无并发症者不累及肺实质。胸部影像检查无异常或仅有肺纹理加深。

四、诊断与鉴别诊断

诊断并不困难，通常根据症状、体征、X线表现、血常规检查即可做出临床诊断。但急性气管支气管炎通常是一个临床诊断，对于没有慢性肺部疾病的患者来说，重要的是需要除外肺炎。但对于一个咳嗽1~3周而没有发热等其他症状的患者来说，是否需要胸片检查是一个很受争议的问题。这也就是欧洲呼吸病学会坚持用下呼吸道感染（lower respiratory tract infection，LRTI）这个名词的原因，建议只有出现如下一项表现（新出现局限性肺部体征、呼吸困难、气急、脉搏率>100次/分、发热>4d）需要怀疑肺炎的患者先测血清C反应蛋白（C-reactive protein，CRP），如果CRP<20mg/L则不考虑肺炎的诊断，如果CRP>100mg/L，需要怀疑肺炎而需进一步通过胸片来确认。因此在影像学检查以前，气管支气管炎的诊断是一个临床诊断，用LRTI则能避免影像学缺失导致诊断不正确。对于影像学没有异常的急性咳嗽患者，气管支气管的诊断通常也与上呼吸道感染、流感等诊断重叠在一起而难以区分，特别是当咳嗽正逐渐成为一个诊断名词的时候，急性气管支气管炎和急性咳嗽有时几乎成了一个同义词，如果咳嗽超过3周而成为亚急性咳嗽时，是否需要按照慢性咳嗽来诊断还是继续保留急性气管支气管炎的诊断也成了难题。事实上许多亚急性咳嗽甚至慢性咳嗽大多起源于急性的病毒感染，而感染不仅仅局限于上呼吸道，而是自上而下全呼吸道的炎症反应，导致气道的反应性升高。有学者认为对于急性气管支气管炎而言，病程和急性症状的把握可能是诊断的分水岭。对于有慢性气道疾病如COPD、哮喘、支气管扩张的患者来说，是否需要诊断急性气管支气管炎更是颇费踌躇的问题，理论上两者可以合并存在，但临床医生更倾向用原有疾病的急性加重，如COPD急性加重来诊断出现的情况，但并非每次出现急性气管支气管的炎症都会导致原有疾病的加重而需要改变原来的维持治疗，因此需要临床医生准则确把握两者的区别而避免过度诊断和治疗。许多影像学有异常的急慢性肺部疾病如肺炎、肺结核、肺脓肿、肺癌、肺间质纤维化，均可出现不同程度的咳嗽，为避免误诊，如果咳嗽超过3周，治疗效果不佳，或者出现其他症状不能解释，建议按照慢性咳嗽的流程，先行胸部X线检查。对于本身就有慢性肺部疾患的患者，需对照影像学的变化，区分是否是原有疾病的加重。

气管支气管炎的病原一般认为以病毒最为常见，其他肺炎支原体和百日咳杆菌等也有可能，但一般来说均无必要进行病原学检查。特殊情况下结核和曲霉可以引起单纯气管支气管的感染，但通常病程迁延，开始易被误诊，需要通过支气管镜检查来明确。

五、治 疗

一般患者无须住院治疗。有慢性心肺基础疾病者，流感病毒引起的支气管炎导致严重通气不足时，需住院接受呼吸支持和氧疗。

对症治疗主要是止咳祛痰，剧烈干咳患者可适当应用镇咳剂。伴支气管痉挛时可用茶碱或 β_2 受体激动药。以全身不适及发热为主要症状者应卧床休息，注意保暖，多饮水，服用解热药。急性气管支气管炎是抗生素治疗的滥觞,美国至少70%就诊的气管支气管炎接受了抗菌药物治疗,而通常认为其主要的病因是病毒。但由于病因诊断的不确定性,是否应用抗菌药物成为临床难题,建议在老年人、有心肺基础疾病者特别是出现脓痰的患者可以应用大环内酯类、β-内酰胺类或喹诺酮类口服抗菌药物。

六、预防

冬季注意保暖,避免上呼吸道感染;戒烟。做好环保工作,治理空气污染。改善劳动卫生条件,生产车间要防止有害气体、酸雾和粉尘的外逸。

第二节 上气道阻塞

上气道指鼻至气管隆突一段的传导性气道,通常以胸腔入口(体表标志为胸骨上切迹)为标志,分为胸腔外上气道和胸腔内上气道两部分。上气道疾病颇多,部分归入鼻咽喉科的诊治范围,也有不少就诊于呼吸内科,或者划界并不明确,如鼾症和睡眠呼吸暂停综合征。上气道疾病最常见和最具特征性的症状是上气道阻塞。本节用症状而不用疾病单独讨论旨在强调:①UAO有别于下气道(或弥散性气道)阻塞(如COPD、哮喘),需要注意鉴别,而临床常有将上气道阻塞长期误诊为哮喘者。②UAO又分为急性和慢性,前者需要紧急处理,不得丝毫延误。③UAO具有特征性的肺功能流量-容积环的变化,临床医师应当善于运用这项检查识别不同类型的UAO。

一、上气道阻塞的原因

按急性和慢性列于表2-1。

表2-1 上气道阻塞的原因

急性	异物吸入
	水肿:过敏性、血管神经性、烟霉吸入
	感染:扁桃体炎、咽炎、会厌炎、咽后壁脓肿、急性阻塞性喉气管支气管炎(croup)、免疫抑制患者喉念珠菌病
	声带:麻痹、功能障碍
慢性	气管异常:气管支气管软化、复发性多软骨炎、气管支气管扩大、骨质沉着性气管支气管病
	浆细胞病变:气管支气管淀粉样变
	肉芽肿性疾病:结节病(咽、气管/主支气管、纵隔淋巴结压迫)、结核(咽后壁脓肿,喉、气管/主支气管、纵隔淋巴结压迫)
	韦格纳肉芽肿(声门下狭窄、溃疡性气管支气管炎)
	气管狭窄:插管后、气管切开后、创伤、食管失弛缓症
	气管受压/受犯:甲状腺肿、甲状腺癌、食管癌、纵隔肿瘤(淋巴瘤、淋巴结转移性肿瘤)、主动脉瘤
	肿瘤:咽/喉/气管(乳头瘤病)
儿童上气道阻塞的附加原因	
急性	喉炎、免疫抑制儿童的喉部病变、白喉
慢性	唐氏综合(各种原因的多部位病变或狭窄)、小颌、先天性喉鸣、血管环(双主动脉弓畸形)压迫气管、先天性声门下狭窄、黏多糖病

二、病理生理与肺功能改变

胸外的上气道处于大气压下,胸内部分则在胸内压作用之下。气管内外两侧的压力差为跨壁压。当气管外压大于胸内压,跨壁压为正值,气道则趋于闭合;当跨壁压为负值时,即气管内压大于气管外压,气管通畅(图2-1)。上气道阻塞主要使患者肺泡通气减少,弥散功能则多属正常。上气道阻塞的位置、程度、性质(固定型或可变型)以及呼气或吸气相压力的变化,引起患者出现不同的病理生理改变,产生吸气气流受限、呼气气流受限,抑或两者均受限。临床上,根据呼吸气流受阻的不同可将上气道阻塞分为三种,即可变型胸外上气道阻塞、可变型胸内上气道阻塞和固定型上气道阻塞。

(一)可变型胸外上气道阻塞

可变型阻塞指梗阻部位气管内腔大小可因气管内外压力改变而变化的上气道阻塞,见于气管软化及声带麻痹等疾病的患者。正常情况下，胸外上气道外周的压力在整个呼吸周期均为大气压，吸气时由于气道内压降低，引起跨壁压增大，其作用方向为由管外向管内，导致胸外上气道倾向于缩小。存在可变型胸外上气道阻塞的患者，当其用力吸气时，由于Venturi效应和湍流导致阻塞远端的气道压力显著降低，跨壁压明显增大，引起阻塞部位气道口径进一步缩小，出现吸气气流严重受阻；相反，当其用力呼气时，气管内压力增加，由于跨壁压降低，其阻塞程度可有所减轻。动态流量－容积环表现为吸气流速受限而呈现吸气平台，但呼气流速受限较轻不出现平台，甚或呈现正常图形，50%肺活量用力呼气流速（FEF50%）与50%肺活量用力吸气流速（FIF50%）之比（FEF50%/FIF50%）>1.0（图2-2）。

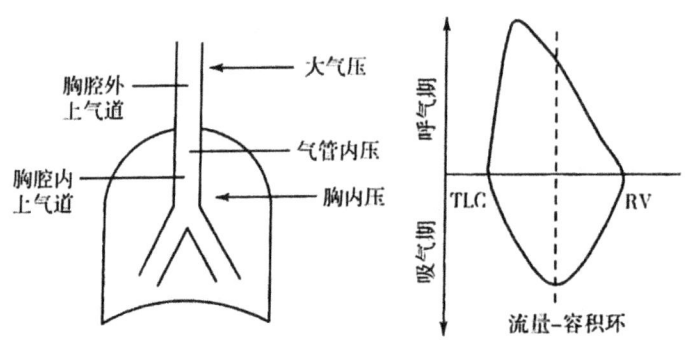

图2-1 与气道口径有关的压力及正常流量－容积环

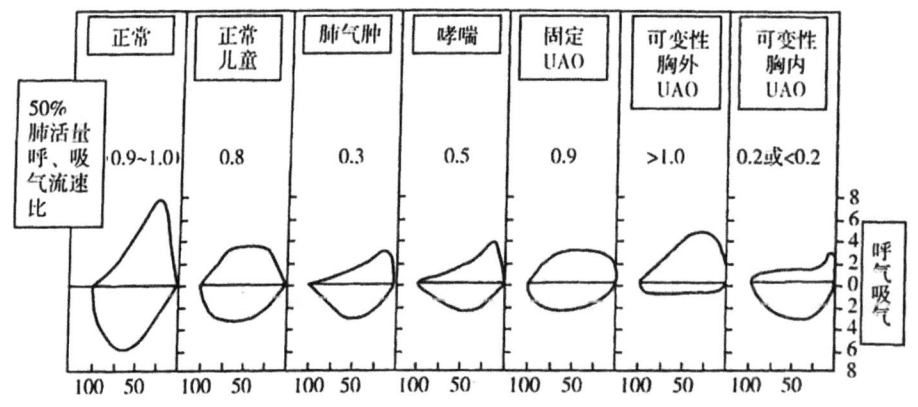

图2-2 正常人和阻塞性气道疾病患者的流量－容积曲线改变

（二）可变型胸内上气道阻塞

可变型胸内上气道阻塞，见于胸内气道的气管软化及肿瘤患者。由于胸内上气道周围的压力与胸内压接近，管腔外压（胸内压）与管腔内压相比为负压，跨壁压的作用方向由管腔内向管腔外，导致胸内气道倾向于扩张。当患者用力呼气时，Venturi效应和湍流可使阻塞近端的气道压力降低，亦引起阻塞部位气道口径进一步缩小，导致呼气气流严重受阻。动态流量－容积环描记FEF50%/FIF50% ≤ 0.2（参见图2-2）。

（三）固定型上气道阻塞

固定型上气道阻塞指上气道阻塞性病变部位僵硬固定，呼吸时跨壁压的改变不能引起梗阻部位的气道口径变化，见于气管狭窄和甲状腺肿瘤患者。这类患者，其吸气和呼气时气流均明显受限且程度相近，动态流量－容积环的吸气流速和呼气流速均呈现平台。多数学者认为，50%肺活量时呼气流速与吸气流速之比（EFF50%/FIF50%）等于1是固定型上气道阻塞的特征（参见图2-2）。但与阻塞病变邻近的正常气道可出现可变型阻塞，对FEF50%/FIF50%有一定的影响，应予以注意。

三、临床表现

急性上气道阻塞通常呈突发性严重呼吸困难，听诊可闻及喘鸣音。初起喘鸣音呈吸气性，随着病情进展可出现呼气鼾鸣声。严重者可有缺氧等急性呼吸衰竭的表现。慢性上气道阻塞早期症状不明显，逐渐出现刺激性干咳、气急。喘鸣音可以传导至胸，因而容易误判为肺部哮鸣音，误诊为哮喘或COPD。因病因不同可有相应的症状或体征，如肿瘤常有痰中带血，声带麻痹则有声嘶和犬吠样咳嗽。

四、诊断

基本要点和程序包括：①对可疑患者的搜寻。②肺功能检查，特别要描记流量-容积曲线。③影像学或鼻咽喉科检查，寻找阻塞及其定位。④必要时借助喉镜或纤维支气管镜进行活组织检查，确立病理学诊断。

五、呼吸内科涉及UAO的主要疾病与治疗

从定位而言呼吸内科涉及的UAO指气管疾病，即胸内上气道阻塞。以下简要叙述除外肿瘤和感染的另几种重要气管疾病。

（一）气管支气管软化

病因和病理生理不清楚。临床见于气管切开术后（尤其是儿童）、黏多糖综合征（黏多糖在气管壁沉积），其他可能的原因有吸烟、老年性退化、过高气道压（可能继发于慢性下气道阻塞）、纤维组织先天性脆弱。气道软骨变软，弹力纤维丧失。肉眼观可分为两类，即"新月"型（后气道壁陷入管腔）和"刀鞘"型（侧壁塌陷）。主要症状是气急、咳嗽、咳痰、反复呼吸道感染和咯血。治疗方法主要有3种，即持续气道正压通气、气管切开和气管支架置入，可按病情严重程度参考其他相关因素进行选择。

（二）复发性多软骨炎

是一种累及全身软骨的自身免疫性结缔组织病，1923年Jackson Wartenhorst首先描述。主要引起鼻、耳、呼吸道软骨的反复炎症与破坏，亦有关节炎、巩膜炎以及主动脉、心脏、肾脏受累的报道。约50%的患者病变发生在气管和主支气管，与气管支气管软化非常相似，有作者认为RP是气管支气管软化的原因之一。临床表现咳嗽、声嘶、气急和喘鸣等。诊断的关键是医生在气急和喘鸣患者的临诊中熟悉和警惕本病。

肺功能流量-容积环描记、胸部CT均有助于发现上气道狭窄，最直接的诊断证据是纤支镜检查显示气管软骨环消失和气道壁塌陷、狭窄。本病缺少实验室诊断标准。糖皮质激素、氨苯砜和非激素类抗炎药可能有一定治疗作用。威胁生命时需要气管切开。气管支架置入可能在一定时期内获益。

（三）气管支气管淀粉样变

原发性淀粉样变累及气管支气管树比较少见。Thompson和Citron将其分为3种类型：①气管支气管型（影响上气道或中心性气道）。②小结节性肺实质型（肺内单发或多发性小结节）。③弥散性肺泡间隔型。后两型常误诊为肺肿瘤，经手术或尸检病理确诊。气管支气管淀粉样变表现为大气道肿块或弥散性黏膜下斑块。支气管镜下可见气管支气管壁呈鹅卵石状，管壁显著增厚，可延及数级较小的支气管。临床症状无特异性。诊断有赖于纤支镜活检、标本镜检和刚果红阳性染色。本病预后不良，但进展可以相当缓慢，少数患者可生存数十年。病变弥散累及较小支气管者约30%在4~6年内死亡。治疗困难，激光凝灼、支架置入如果指征选择恰当可以有一定效果。局部放疗偶尔亦有帮助。有人提出可试用抗肿瘤化疗药物，但治疗反应很慢（6~12个月）。

（四）气管狭窄

气管狭窄相对常见，医源性（气管切开）为最常见原因，其他原因包括创伤、气道灼伤等。气管扩张术、支架置入和切除重建术可根据病情进行选择。气道灼伤引起的广泛狭窄治疗困难。

（五）气管支气管扩大

一种先天性异常，表现为气管和主支气管萎缩、弹力纤维缺乏和气道肌层减少，气管和支气管变软，导致吸气时显著扩张，而呼气时狭窄陷闭。置入支架似乎是最好和唯一的治疗选择。

(六)骨质沉着性气管支气管病

是老年人气管支气管的退行性病变,表现为气管支气管黏膜下软骨性或骨性小结节,如息肉样。轻者无症状,严重和广泛病变者可出现咳嗽、咯血、气急、反复呼吸道感染,以及肺不张等。气管镜下摘除气道块状病灶可获益。

第三章

病毒性肺炎

病毒是引起呼吸道感染的常见病原体，通常是自限性病程。病毒可以引起普通感冒、鼻窦炎、咽炎、喉炎、气管炎、支气管炎和肺炎。病毒性呼吸道感染以上呼吸道感染最常见。肺炎常是上呼吸道感染向下蔓延的结果。病毒性肺炎患者多为婴幼儿、免疫功能缺陷患者和老年人，健康成人少见。引起病毒性肺炎的病毒包括原发性引起呼吸道感染的病毒（如：流感病毒、呼吸道合胞病毒、副流感病毒、麻疹病毒、鼻病毒、冠状病毒和腺病毒）和机会性引起呼吸道感染的病毒（如：巨细胞病毒、水痘-带状疱疹病毒、单纯疱疹病毒和EB病毒）。本病一年四季均有发生，但以冬春季多见。

第一节　流感病毒性肺炎

流感病毒属黏病毒科，根据病毒核蛋白和基质蛋白的抗原性分为甲、乙、丙型。甲型和乙型流感病毒组成一个属，丙型流感病毒归另一个属。流感病毒是有包膜的单股RNA病毒。包膜上有血凝素（HA）和神经氨酸酶（NA），据此分亚型。按照病毒来源地，分离株编号，分离年份和亚型命名分离株，例如甲型流感病毒/香港/68H_3N_2，乙型和丙型也按此命名。血凝素有H_1、H_2、H_3三种，神经氨酸酶有N_1、N_2两种。血凝素是病毒与细胞受体结合的位点，神经氨酸酶使受体降解，复制开始后有将病毒颗粒与细胞分离的作用。针对血凝素的抗体在免疫中起主要作用，是中和抗体。神经氨酶抗体能限制病毒释放，缩短感染过程。流行性感冒每年都有不同程度的流行。自1918—1919年大流行以来，已发生多次全球性大流行。甲型流感病毒的变异是很常见的自然现象，血凝素和神经氨酸酶均可发生变异。流感病毒的基因组是节段性的，因此感染过程中，基因重排的概率很高，在流行过程中很容易发生变异。由病毒间基因段重排引起的抗原性变异称抗原更换（antigen shifts）。由点突变引起的抗原性变异称抗原漂移（antigen drifts）。抗原更换仅限于甲型流感病毒。病毒抗原性发生改变常引起不同程度大流行。如1957年甲型流感病毒由H_1N_1变成H_2N_2时在美国导致严重大流行，造成7万多人死亡。流行性感冒几乎都发生在冬季，流行突然发生，2~3周达到高峰，一般持续2~3个月，流行情况常迅速消退。与普通感冒不同，流行性感冒流行期间肺炎、心力衰竭和原发性肺病恶化的病例增多，其病死率也明显升高。

乙型流感病毒的血凝素和神经氨酸酶的变异少，致病力较甲型流感病毒弱，病情轻。丙型流感病毒是否导致人类疾病尚存疑问。流感病毒主要通过咳嗽和喷嚏所形成的气溶胶传播，也可通过手或手与物接触的方式传播。流行性感冒常表现为突然发生的全身症状，如发热、头痛、畏寒、周身疼痛，伴有呼吸道症状如咳嗽、咽痛。症状的严重程度不等。轻症患者与普通感冒的表现相似，无法鉴别，重症患者可出现严重并发症。绝大多数患者都有发热，在发病的24小时内迅速升高，通常持续2~3d，个别患者可持续一周，体温逐渐降至正常。体温恢复正常后，多数患者仍会有咽痛和咳嗽，可以持续1周以上。多数患者一周内可恢复体力，然而老年人虚弱和无力的症状可持续数周。流行性感冒的常见并发症有：肺炎、Reye's综合征、横纹肌溶解、脑炎、急性脊髓炎、吉兰-巴雷综合征等。

流行性感冒并发的肺炎有三种：原发性病毒性肺炎，继发性细菌性肺炎和病毒与细菌混合性肺炎。单纯的原发性病毒性肺炎最少见，是最严重的肺部并发症，病死率高。原发性病毒性肺炎特别易累及有心脏病的患者，尤其是二尖瓣狭窄患者。常表现为持续高热，进行性呼吸困难，肺部可闻及湿性啰音。X线显示双肺弥散性间质性渗出性病变。尸检病理表现为肺泡间隔明显炎症反应，有淋巴细胞、单核细胞和中性粒细胞浸润，肺泡内透明膜形成。常伴有严重的低氧血症。痰液中可分离出流感病毒，血及痰培养无细菌生长。抗生素治疗无效。患者常因心力衰竭或呼吸衰竭死亡。继发性细菌性肺炎是指在病程中继发了细菌性肺部感染。表现为流感起病2d后，症状有所改善，但随后症状加重，出现细菌性肺炎的症状和体征。痰中不易分离出流感病毒。常见的致病菌为肺炎链球菌、金黄色葡萄球菌和流感杆菌。继发性细菌性肺炎常发生在有慢性肺部和心脏病患者以及老年人。病毒和细菌混合性肺炎是流行性感冒流行期间最常见的肺部感染。其临床表现具有前两者的特点，但混合性肺炎的患者肺部受累范围没有原发性病毒感染广泛。在流行性感冒的流行季节，根据当地防疫部门的疫情通报，短时间内出现大量相似病例以及典型的临床表现，可以临床诊断流感。但是在非流行区和非流行季节的散发病例无法与普通感冒鉴别。只能通过病毒分离来鉴别，但临床实际工作中常无法做到。盐酸金刚烷胺可以防止流感病毒进入细胞内，在起病48小时内给药，可以减轻症状，缩短病程。成人剂量为100~200mg，分2次服用。1~9岁儿童的剂量为4.4~8.8mg/kg，分2次口服，疗程5~7d。也可选用金刚乙胺。这两种药物在流行性感冒的早期使用有效，晚期使用没有疗效。口服利巴韦林对流感病毒无效，雾化吸入有效。奥司他韦能特异性抑制甲型和乙型流感病毒的神经氨酸酶活性，抑制流感病毒的复制，减轻病情，缩短病程。该药具有高度的特异性，对其他病毒、细菌和人类的神经氨酸酶没有抑制作用。可用于流感的治疗和预防。起病后越早服用效果越好，治疗流感时应在出现流感症状2d内开始用药。治疗流感时的剂量为75mg，每日2次，服5d。预防流感的推荐剂量为75mg，每日1次，至少要服7d，流感流行期间应服6周。

目前已经有流感病毒的灭活疫苗。该疫苗是根据已经流行过的甲型和乙型流感病毒制备，若疫苗与流行的病毒密切相关，具有50%~80%的保护作用。下列情况推荐接种疫苗：①6月以上的幼儿；②65岁以上的老人。③护理慢性疾病患者的医护人员。④慢性心肺疾病患者。⑤在未来一年内需要规律随诊或住院的慢性病患者（例如糖尿病、慢性肾功能不全、血红蛋白病和免疫抑制患者）。⑥需长期服用阿司匹林的6个月~18岁的儿童和青少年；⑦妊娠2~3.5个月时正好处于流感流行季节的妇女。甲型流感病毒流行期间，金刚烷胺和金刚乙胺可以预防流感，有效率为70%~90%。

第二节 呼吸道合胞病毒性肺炎

呼吸道合胞病毒（respiratory syncytial virus，RSV）是儿童下呼吸道感染的主要病原，偶尔可引起成人下呼吸道感染。呼吸道合胞病毒属副黏病毒科，是有包膜的单股RNA病毒。根据细胞膜表面糖蛋白G的抗体，该病毒分为A和B两型，两型所致感染相似。血浆IgG水平或分泌IgA具有持续性保护作用，细胞免疫的保护作用尚不清楚。

呼吸道合胞病毒感染呈全球性分布，每年冬春季均有暴发流行。由于感染后免疫不完全，重复感染常见。在流行季节，医院内传播也很重要，20%~45%的住院婴幼儿会获得RSV感染，其中20%~50%会造成下呼吸道感染。RSV感染主要经呼吸道飞沫传播，常见于6个月内的婴儿。健康婴儿RSV感染的病死率<1%，而有先天性心脏病或支气管肺发育不全的婴儿RSV感染的病死率超过30%。有免疫功能缺陷成人患RSV肺炎的报道。

病变主要侵犯毛细支气管和肺泡，支气管炎的病理改变有支气管壁和周围组织水肿以及淋巴细胞浸润，支气管壁上皮细胞增生和坏死，小气道因脱落的上皮细胞和黏液栓造成梗阻。发生肺炎时，肺间质和肺泡内有单核细胞浸润，胞质内可见包涵体。

本病的潜伏期2~8d。幼儿的原发感染通常有症状，常以发热、鼻充血、咳嗽起病，有时可引起咽炎。几天后出现呼吸困难、呼吸急促、肋间肌辅助呼吸，提示下呼吸道受累。支气管炎的典型表现是喘鸣和过度换气，肺炎常同时合并细支气管炎，表现为喘鸣、啰音和低氧血症。胸部X线可见双下肺纹理增厚，支气管周围阴影，气套征，发生肺炎时常见右上肺叶和中叶实变。有研究表明病毒性细支管炎可以影响以后的肺功能。3岁以上儿童和成人感染常表现为上呼吸道感染，表现为发热、鼻部充血、犬吠样咳嗽、咽痛和声音嘶哑。较普通感冒病情重，病程长。成人的严重肺炎可导致成人呼吸窘迫综合征。冬春季婴幼儿发生细支管炎和肺炎时，必须考虑RSV感染，免疫缺陷的成人出现发热和肺部浸润时也必须考虑RSV肺炎。病毒分离较血清学诊断迅速而且敏感性高，在发病3~5d，取呼吸道分泌物作培养分离病毒，标本立即送检接种，不能冻存．3~7d后感染细胞内形成包涵体。也可用免疫荧光试验（IFT）和ELISA测定病毒抗原，也能做出早期诊断。下呼吸道感染患者应常规给予氧疗。支气管扩张剂和皮质激素的应用尚有争议。现已证实利巴韦林对RSV感染临床有效。利巴韦林持续雾化吸入能改善患儿的临床情况和氧合状况，缩短排毒时间。推荐利巴韦林每天持续雾化吸入12~18小时，应用3~7d。

第三节　副流感病毒性肺炎

副流感病毒是婴儿和低龄儿喉炎和下呼吸道感染的主要病原，可引起各年龄段人群的普通感冒，在老年人可引起机会性肺炎。

副流感病毒属副黏病毒科，是有包膜的RNA病毒。RNA呈负极性单链，包膜表面的一种糖蛋白具有红细胞凝集素和神经氨酸酶活性。目前有4个型。分泌型IgA和干扰素对控制感染起重要作用。由于免疫持续时间短，重复感染常见。

副流感病毒遍及全球，1型和2型流行发生在秋季，由于来自母体的被动免疫，1型和2型很少致4个月内婴儿严重感染。3型流行全年可见，尽管有来自母体的被动免疫，3型可致婴儿严重的下呼吸道感染。4型较少致病，病情轻，为局限于上呼吸道的轻症感染。近50%的喉气管支气管炎的病因是1型和3型病毒，10%~15%的儿童肺炎和支气管炎是由3型副流感病毒所致。1型和3型也可引起老年人的呼吸道感染。在严重免疫功能缺陷的患者，3型可引起致命的巨细胞肺炎。

副流感病毒通过直接接触和飞沫传播。副流感病毒主要侵犯呼吸道的表层组织，在上皮细胞内增殖，损伤较轻，在成人仅引起轻度呼吸道感染。但在5岁以下婴幼儿，病毒侵犯呼吸道柱状纤毛上皮细胞，引起细胞变性、坏死、糜烂和增生，当侵犯肺组织时，引起间质性肺炎。

本病的潜伏期3~8d。多数副流感病毒感染没有症状。在儿童和成人最常见的表现是普通感冒，但是在低龄儿童，4个血清型引起的临床表现差异较大。1型和2型是喉炎支气管炎的最主要病原，1型主要见于6个月~3岁幼儿，2型见于8~36个月婴幼儿。表现为鼻塞、流涕、咽痛、痉挛性咳嗽、声音嘶哑，伴有不同程度的上呼吸道梗阻表现。3型病毒在1岁以内的婴儿表现为细支气管炎和肺炎。与呼吸道合胞病毒性肺炎类似，1~3岁幼儿表现为喉气管支气管炎，年长儿表现为支气管炎和气管炎。4型病毒感染仅有轻度呼吸道症状。副流感病毒在老年人可引起肺炎。当地有副流感病毒流行，有助于诊断。散发病例诊断困难，需进行病原学检查方能确诊。在感染的3d内，留取鼻咽分泌物接种易感染细胞进行病毒分离，通常10d内可分离出病毒。采用免疫荧光酶联免疫吸附法或放免法快速检查呼吸道分泌物中脱落上皮细胞中的病毒抗原，可做到快速诊断。留取发病初期和恢复期双份血清，应用中和试验，血凝抑制试验和补体结合试验测定特异性IgG抗体，特异性IgG抗体效价4倍以上升高可做出血清学诊断。目前无有效的抗副流感病毒感染的药物，临床治疗以对症治疗和支持治疗为主。要注意预防和治疗继发性细菌感染。目前尚无副流感病毒疫苗。

第四节　麻疹病毒性肺炎

麻疹是麻疹病毒引起的急性呼吸道传染病，除引起典型的发热、皮疹等表现外，还可引起肺炎、脑炎等表现。自从减毒活疫苗列入计划免疫后，麻疹的发病率与病死率已明显下降。麻疹病毒属副黏病毒科，是有包膜的单链RNA病毒。其包膜表面具有血凝素，无神经氨酸酶。T细胞感染麻疹病毒后会出现一过性细胞免疫功能缺陷。麻疹的免疫是终生免疫。在发达国家，麻疹相关的病死率约0.1%，在发展中国家接近2%，主要死于肺炎和脑炎，与营养不良、低龄和免疫功能缺陷有关。麻疹病毒在呼吸道和眼结膜上皮细胞内繁殖，向局部淋巴组织扩散并侵入血流，出现第一次病毒血症，病毒随淋巴细胞扩散到肝、脾、骨髓、淋巴结等网状内皮系统内进一步繁殖，并再次侵入血流，出现第二次病毒血症，病毒经血循环到达呼吸道黏膜、眼结膜、皮肤、肠道、心脏、肝脏等靶器官，引起靶器官的病变及炎症反应。

麻疹病毒感染最典型的病理改变是形成多核巨细胞，可见于淋巴结、肝、脾等网状内皮系统，也见于呼吸道、肠道黏膜和皮肤。麻疹病毒性肺炎的病理改变是支气管和细支气管黏膜急性炎症、变性、坏死和增生改变，以单核细胞浸润为主的间质性肺炎。在支气管黏膜和肺泡壁内可形成多核巨细胞，称巨细胞肺炎，多见于细胞免疫功能缺陷者。当合并细菌感染时会出现肺实变和化脓性改变。在儿童，麻疹的潜伏期是 10~14d，成人的潜伏期略长。前驱期主要表现为上呼吸道症状，咳嗽、流涕、流泪、咽痛、体温逐渐升高，在前驱期末，会出现特异的麻疹黏膜斑（Koplik 斑），有早期诊断价值。出现麻疹黏膜斑后 1~2d 进入出疹期，皮疹始发于耳后，渐发展至颜面，继而由上自下，由肢体近端向远端扩展，直至手心、脚掌。皮疹为粟粒样鲜红斑丘疹，疹间皮肤正常，可融合成片。出疹高峰时全身中毒症状也随之加重，高热不退。皮疹出齐后 1~2d，全身症状迅速好转，体温下降，皮疹按出疹顺序隐退，伴有细糠样脱屑，2~3 周内皮疹完全消退。

麻疹病毒性肺炎是最常见引起病情恶化的并发症，多见于婴幼儿，主要发生在出疹前和出疹期。表现为高热持续不退、咳嗽加剧、呼吸困难、发绀。体征有三凹征，肺部干湿啰音。约 1/3 的患者合并细菌感染，以肺炎球菌、链球菌、金黄色葡萄球菌和流感杆菌多见，少数患者还可合并腺病毒和巨细胞病毒感染，使病情更为严重。

接种灭活麻疹疫苗后，由于灭活疫苗只引起宿主产生抗 H 蛋白的血凝抑制抗体，不产生抗 F 蛋白的血溶抑制抗体，经过 4~6 年，血凝抑制抗体效价下降，再次接触麻疹病毒，会出现不典型麻疹综合征（atypical measles syndrome，AMS），临床表现不典型，多无 Koplik 斑，皮疹始于四肢，向心性发展至躯干，但病情严重，常合并肺炎，肺部可闻及干湿啰音，自接种减毒活疫苗后，AMS 已极少见。麻疹病毒性肺炎的 X 线表现为肺纹理增粗和网状结节阴影，主要累及下叶。合并细菌性感染和 AMS 时，会出现肺实变和胸腔积液。

麻疹有特征性口腔黏膜斑和典型皮疹的表现，结合流行病学史，呼吸道分泌物、结膜分泌物或尿沉渣经瑞氏染色，显微镜下观察到多核巨细胞，血凝抑制试验、中和试验或酶联免疫吸附试验检测到麻疹病毒抗体可以确诊。病毒分离费时，临床价值不大。

目前麻疹病毒尚无有效的抗病毒药物，麻疹的治疗以对症支持治疗为主。麻疹病毒性肺炎时可适当选用抗生素预防细菌感染，当合并细菌性肺炎时，应尽可能做出病原学诊断，针对致病病菌选用敏感的抗生素治疗。

自从麻疹病毒减毒活疫苗列入计划免疫以来，麻疹的发病率明显下降。因疫苗在体内引起感染的潜伏期与自然麻疹感染的潜伏期相仿，因此接触麻疹后 1~2d 紧急接种麻疹疫苗，仍有可能预防发病。2d 后接种疫苗则不能预防发病，但可以减轻症状，减少并发症。有麻疹接触史的易感者，特别是年龄在 1 岁以内的婴幼儿、孕妇和免疫功能缺陷者，应在接触的 6d 内紧急被动免疫，可以预防或减轻发病，常用丙种球蛋白 0.25mL/kg，免疫功能缺陷者用 0.5mL/kg，最大剂量为 15mL。6d 后采用被动免疫，仍能起到减轻病情的作用。

第四章

消化系统疾病

第一节 急性胃炎

急性胃炎（acute gastritis）是由各种有害因素引起的胃黏膜的急性炎症，病因多种多样，有人将其分为急性外因性与急性内因性两类，凡致病因子经口进入胃内引起的胃炎称外因性胃炎，包括细菌性胃炎、中毒性胃炎、腐蚀性胃炎、药物性胃炎等；凡有害因子通过血循环到达胃黏膜而引起的胃炎，称内因性胃炎，包括急性传染病并发胃炎、全身性疾病（如尿毒症、肝硬化、肺心病、呼吸衰竭等）并发胃炎，化脓性胃炎、过敏性胃炎和应激性病变。近年来由于内镜的广泛应用，发现应激性病变很常见，是急性上消化道出血的常见病因之一。

一、细菌引起的胃炎

进食污染细菌或细菌毒素的食物常于进食数小时或24小时内发病，常伴有发冷发热、腹痛、恶心呕吐、继而腹部绞痛，出现腹泻，一日内可达数次至十数次，严重者出现脱水、电解质紊乱、酸中毒或休克等。

实验室检查周围血白细胞增加，中性粒细胞增多。内镜检查可见黏膜充血水肿糜烂，有出血点及脓性分泌物，病原学检查是诊断本病的依据，同桌共餐者常同时发病是诊断本病的有力证据。治疗方面，口服电解质溶液，纠正脱水，止吐，解痉止痛，不能口服者给予静脉补液。此外应给予抗生素如氨基糖苷类药物包括庆大霉素、丁胺卡那霉素等以及喹诺酮类药物如环丙沙星、氧氟沙星等。此外，针刺足三里穴也可缓解症状。

二、药物性胃炎

用某些药物治疗疾病时可发生胃的刺激症状。能引起胃黏膜损伤的药物常见的有非甾体类消炎药（non-steroid anti-inflammatory drug，NSAID）如阿司匹林、保泰松、吲哚美辛（消炎痛）、扑热息痛等及含有这类药物的各类感冒药等，激素类、乙醇、抗生素类、组胺类、咖啡因、奎宁、抗肿瘤化疗药、洋地黄、氯化钾、铁剂等。这些药物不但可以引起急性胃炎，同时也可使慢性胃炎加重。有人指出规律性应用阿司匹林者较之不用阿司匹林者胃溃疡的患病率约高三倍，阿司匹林至少通过两个主要的机制损害胃黏膜：①破坏胃黏膜屏障；②抑制前列腺素的合成，已经证明前列腺素可以保护胃黏膜免遭受许多外源性因素的损害。临床表现为用药后出现上腹痛、上腹不适，有些患者可出现黑便、呕血等上消化道出血的表现。根据不同的损害程度内镜下可表现为黏膜充血、水肿、糜烂甚至多发浅表溃疡。对于长期服用阿司匹林等药物的患者应加用施维舒、硫糖铝等胃黏膜保护剂预防。对仅有上腹部症状而无上消化道出血的患者可用质子泵制酸剂或胃黏膜保护剂。对于有上消化道出血的患者应停药，应给予质子泵抑制剂（proton pump inhibitor，PPI）抑酸等治疗。

三、急性腐蚀性胃炎（acute corrosive gastritis）

急性腐蚀性胃炎是由于吞服强酸、强碱或其他腐蚀剂引起。盐酸、硫酸、硝酸、氢氧化钠、氢氧化钾、来苏、过氧乙酸、氯化汞、砷、磷及盘状电池等均可引起腐蚀性胃炎。常伴有食管的损伤。1989年，美国中毒救治中心协会报道的25 026例食入强碱患者中，9 603例就诊，7例死亡，1 890例为中重度损伤。损伤的严重程度取决于所吞食的腐蚀性物质的性质和浓度，如盘状电池含有高浓度的氢氧化钠或氢氧化钾；同时，食入的量也很重要，有自杀意图的患者中严重损伤率高于意外食入者。

病理变化的轻重取决于腐蚀剂的性质、浓度、剂量、空腹与否、有无呕吐及是否得到及时抢救等因素。一般来讲，碱对食管的危害性大于胃，而强酸对胃的损伤大于食管，食入碱性物质引起食管损伤者中，20%的患者伴有胃损伤，而且胃穿孔者也并不少见。主要病理变化为黏膜充血水肿和黏液增多，严重者可发生糜烂、溃疡、坏死，甚至穿孔。

临床表现最早出现的症状为口腔、咽喉、胸骨后及中上腹剧烈疼痛，常伴有吞咽疼痛、咽下困难、频繁的恶心呕吐。严重者可发生呕血、休克，甚至发生食管或胃穿孔。黏膜与腐蚀剂接触后，可产生颜色不同的灼痂。如与硫酸接触后呈黑色痂。盐酸结灰棕色痂，硝酸结深黄色痂，醋酸或草酸结白色痂，强碱使黏膜透明水肿。腐蚀剂吸收后可引起全身中毒症状，如甲酚皂液吸收后可引起肾小管损害，导致肾衰竭；酸类吸收后可致酸中毒引起呼吸困难。在急性后期可逐渐形成食管、贲门或幽门瘢痕性狭窄，并形成萎缩性胃炎。

诊断该病需要详细询问病史，观察唇与口腔黏膜痂的色泽，检测呕吐物的色味及酸碱反应，重要的是收集剩下的腐蚀剂做化学分析，对于鉴定其性质最为可靠。在急性期内禁止做X线钡餐检查，以避免食管、胃穿孔。一个月后可进行X线钡餐检查，了解食管和胃损伤的程度。胃镜检查是一个有争议的问题，主要是上消化道管壁的穿孔，国外有学者认为可在吞服腐蚀剂12～24小时进行，5d后不应再行胃镜检查，因为此时食管壁最薄，有增加穿孔的危险。大多数报道指出，穿孔与使用硬式胃镜有关，胃镜检查的禁忌证是休克、严重的咽喉部水肿和坏死、会厌坏死、严重的呼吸困难、腹膜炎、膈下游离气体和纵隔炎。胃镜检查的优点是为临床治疗和预后估计提供重要的依据，内镜下表现为：黏膜水肿、充血、变色、渗出、糜烂和溃疡。

腐蚀性胃炎是一种严重的急性中毒，必须积极抢救。吞服强酸、强碱者可服牛奶、蛋清或植物油，以期保护黏膜，但强碱或强酸对黏膜的破坏作用常常发生在瞬间；对中和剂的作用尚有疑问，如不能用碳酸氢钠中和强酸，以免产生二氧化碳导致腹胀，甚至胃穿孔，同时，中和作用可释放热量，在化学烧伤的基础上增加热烧伤；中和剂还可引起呕吐，进一步损伤食管和气道。洗胃是有争议的方法，如诱发恶心和呕吐，以及导致食管、胃的穿孔。休克时应首先抢救休克，剧痛时可用吗啡、杜冷丁镇痛。吞服强酸强碱者严禁洗胃。若有继发感染，应选用抗生素。在病情好转后可施行食管探条或气囊扩张术，以预防食管狭窄。食管严重狭窄而不能进食者，可放置支架或行胃造瘘术。

四、化脓性胃炎（acute suppurative gastritis）

化脓性胃炎是由化脓菌引起的胃壁黏膜下层的蜂窝织炎，故又称急性蜂窝组织胃炎（acute phlegmonous gastritis），其病情危重，属于临床少见病。男性多见，发病年龄多在30～60岁。约70%的致病菌是溶血性链球菌，其次为金黄色葡萄球菌、肺炎球菌、大肠杆菌及产气荚膜杆菌等。大量饮酒、营养不良、年老体弱、低胃酸或无胃酸，常为此病的诱因。临床表现通常为急性上腹部疼痛、高热、寒战、恶心，呕吐物常有胆汁，也可吐出脓血样物，虽不多见，但具有诊断价值。患者腹痛较重，多不放射，坐位或前倾体位时疼痛减轻或缓解（Deininger征），为本病的特异症状，与胃穿孔有鉴别意义。查体多有上腹部压痛和肌紧张可并发胃穿孔、腹膜炎、血栓性门静脉炎及肝脓肿。周围血白细胞增多，以中性粒细胞为主，粪潜血试验可为阳性。典型的腹部X线平片检查可见呈斑点状阴影的胃壁内有不规则分布的气泡串。CT扫描可见有胃壁增厚或胃壁内液体集聚，也可在门静脉内见到气体。内镜检查可见胃黏膜充血或成紫色，由于黏膜下肿块而致胃腔狭窄或呈卵石样。还可见因凝固性坏死而产生的白色渗出液。常规活检组织革兰染色和细菌培养可阳性。

急性化脓性胃炎诊断困难，治疗成功的关键在于早期诊断。应及早给予大剂量抗生素控制感染，纠正休克、水与电解质紊乱等。如病变局限而形成脓肿者，药物治疗无效，当患者全身情况允许时，可行胃部分切除术。

五、中毒性胃炎

能引起胃炎的化学毒物有几十种，常遇到的是DDV、DDT、砷、汞等，多为误服或自杀。根据毒物的性质与摄入量，可有不同的临床症状，如上腹痛、恶心、呕吐、腹泻、流涎、出汗或头晕，甚至有失水、谵妄、肌肉痉挛及昏迷。根据病史进行诊断，检查患者用过的物品，必要时进行毒物鉴定。治疗原则：立即清除胃内毒物，充分洗胃；给予解毒剂；辅助治疗为补液、吸氧、给予兴奋剂或镇静剂等。

六、应激性糜烂和溃疡

本病的临床表现为起病较急，多在原发病的病程初期或急性期时，突发上消化道出血，表现为呕血或胃管内引流出鲜血，有黑便。出血常为间歇性，大量出血可引起晕厥或休克，伴贫血。有中上腹隐痛不适或有触痛。发病24～48小时检查内镜可发现胃黏膜糜烂、出血或多发的浅表溃疡，尤以胃体上部多见，亦可在食管、十二指肠见到，结肠出血极为罕见。

七、酒精性胃炎

饮酒过量可以引起胃黏膜充血水肿糜烂出血，患者表现为上腹痛、上腹不适、烧心、反酸、恶心、呕吐、黑便，症状轻者多在短期内恢复。可以用H_2受体阻滞剂或胃黏膜保护剂。伴有酒中毒者应进行洗胃等治疗。

八、过敏性胃炎

过敏性胃炎是过敏性疾病在胃的一种表现，除胃部症状如恶心、呕吐、上腹痛、食欲不振甚至幽门梗阻及胃出血外，常伴有其他过敏现象，如荨麻疹、神经性水肿、头晕及发热等。Cherair曾用胃镜观察过一些过敏患者的胃黏膜表现，血管通透性增强，胃黏膜明显水肿，可有糜烂出血。可给予抗过敏药物及对症治疗。

九、急性幽门螺杆菌胃炎

急性幽门螺杆菌胃炎是幽门螺杆菌原发感染引起的急性胃黏膜炎症，临床症状轻微或无症状。少数患者表现急性的上腹痛、恶心、呕吐及腹胀，胃镜检查胃窦部有显著异常，很像胃癌所见改变，组织学检查见有明显的嗜中性粒细胞的浸润、水肿及充血等。患者的症状于数日或数周内消失，经有效的抗生素治疗后，随着幽门螺杆菌的清除，胃炎也得以恢复。

第二节 慢性胃炎

慢性胃炎（chronic gastritis）是由各种病因引起的胃黏膜慢性炎症。根据新悉尼胃炎系统和我国2006年颁布的《中国慢性胃炎共识意见》标准，由内镜及病理组织学变化，将慢性胃炎分为非萎缩性（浅表性）胃炎及萎缩性胃炎两大基本类型和一些特殊类型胃炎。

一、流行病学

因为幽门螺旋杆菌（Hp）感染为慢性非萎缩性胃炎的主要病因。大致上说来，慢性非萎缩性胃炎发病率与Hp感染情况相平行，慢性非萎缩性胃炎流行情况因不同国家、不同地区Hp感染情况而异。一般Hp感染率发展中国家高于发达国家，感染率随年龄增加而升高。我国属Hp高感染率国家，估计人群中Hp感染率为40%～70%。慢性萎缩性胃炎是原因不明的慢性胃炎，在我国是一种常见病、多发病，在慢性胃炎中占 10%~20%。

二、病　因

（一）慢性非萎缩性胃炎的常见病因

1. Hp 感染

Hp 感染是慢性非萎缩性胃炎最主要的病因，二者的关系符合 Koch 提出的确定病原体为感染性疾病病因的 4 项基本要求（Koch's postulates），即该病原体存在于该病的患者中，病原体的分布与体内病变分布一致，清除病原体后疾病可好转，在动物模型中该病原体可诱发与人相似的疾病。研究表明，80%~95% 的慢性活动性胃炎患者胃黏膜中有 Hp 感染，5%~20% 的 Hp 阴性率反映了慢性胃炎病因的多样性；Hp 相关胃炎者，Hp 胃内分布与炎症分布一致；根除 Hp 可使胃黏膜炎症消退，一般中性粒细胞消退较快，但淋巴细胞、浆细胞消退需要较长时间；志愿者和动物模型中已证实 Hp 感染可引起胃炎。Hp 其感染引起的慢性非萎缩性胃炎中胃窦为主全胃炎患者胃酸分泌可增加，十二指肠溃疡发生的危险度较高；而以胃体为主全胃炎患者胃溃疡和胃癌发生的危险性增加。

2. 胆汁和其他碱性肠液反流

幽门括约肌功能不全时含胆汁和胰液的十二指肠液反流入胃，可削弱胃黏膜屏障功能，使胃黏膜遭到消化液作用，产生炎症、糜烂、出血和上皮化生等病变。

3. 其他外源因素

酗酒、服用 NSAID 等药物、某些刺激性食物等均可反复损伤胃黏膜。这类因素均可各自或与 Hp 感染协同作用而引起或加重胃黏膜慢性炎症。

（二）慢性萎缩性胃炎的主要病因

1973 年 Strickland 将慢性萎缩性胃炎分为 A、B 两型，A 型是胃体弥漫萎缩，导致胃酸分泌下降，影响维生素 B_{12} 及内因子的吸收，因此常并发恶性贫血，与自身免疫有关；B 型在胃窦部，少数人可发展成胃癌，与幽门螺杆菌、化学损伤（胆汁反流、非皮质激素消炎药、吸烟、酗酒等）有关，我国 80% 以上的属于第二类。

胃内攻击因子与防御修复因子失衡是慢性萎缩性胃炎发生的根本原因。具体病因与慢性非萎缩性胃炎相似。包括 Hp 感染；长期饮浓茶、烈酒、咖啡、过热、过冷、过于粗糙的食物，可导致胃黏膜的反复损伤；长期大量服用非甾体类消炎药如阿司匹林、吲哚美辛等可抑制胃黏膜前列腺素的合成，破坏黏膜屏障；烟草中的尼古丁不仅影响胃黏膜的血液循环，还可导致幽门括约肌功能紊乱，造成胆汁反流；各种原因的胆汁反流均可破坏黏膜屏障造成胃黏膜慢性炎症改变。比较特殊的是壁细胞抗原和抗体结合形成免疫复合体在补体参与下，破坏壁细胞；胃黏膜营养因子（如胃泌素、表皮生长因子等）缺乏；心力衰竭、动脉硬化、肝硬化并发门脉高压、糖尿病、甲状腺病、慢性肾上腺皮质功能减退、尿毒症、干燥综合征、胃血流量不足以及精神因素等均可导致胃黏膜萎缩。

三、病理生理学和病理学

（一）病理生理学

1. Hp 感染

Hp 感染途径为粪–口或口–口途径，其外壁靠黏附素而紧贴胃上皮细胞。

Hp 感染的持续存在，致使腺体破坏，最终发展成为萎缩性胃炎。而感染 Hp 后胃炎的严重程度则除了与细菌本身有关外，还决定与患者机体情况和外界环境。如带有空泡毒素（VacA）和细胞毒相关基因（CagA）者，胃黏膜损伤明显较重。患者的免疫应答反应强弱、其胃酸的分泌情况、血型、民族和年龄差异等也影响胃黏膜炎症程度。此外患者饮食情况也有一定作用。

2. 自身免疫机制

研究早已证明，以胃体萎缩为主的 A 型萎缩性胃炎患者血清中，存在壁细胞抗体（parietal cell antibody, PCA）和内因子抗体（intrinsic factor antibody, IFA）。前者的抗原是壁细胞分泌小管微绒毛膜上

的质子泵 H^+-K^+-ATP 酶，它破坏壁细胞而使胃酸分泌减少。而 IFA 则对抗内因子（壁细胞分泌的一种糖蛋白），使食物中的维生素 B_{12} 无法与后者结合被末端回肠吸收，最后引起维生素 B_{12} 吸收不良，甚至导致恶性贫血。IFA 具有特异性，几乎仅见于胃萎缩伴恶性贫血者。造成胃酸和内因子分泌减少或丧失，恶性贫血是 A 型萎缩性胃炎的终末阶段，是自身免疫性胃炎最严重的标志。当泌酸腺完全萎缩时称为胃萎缩。另外，近年发现 Hp 感染者中也存在着自身免疫反应，其血清抗体能与宿主胃黏膜上皮以及黏液起交叉反应，如菌体 Lewis X 和 LeWis Y 抗原。

3. 外源损伤因素破坏胃黏膜屏障

碱性十二指肠液反流等，可减弱胃黏膜屏障功能。致使胃腔内 H^+ 通过损害的屏障，反弥散入胃黏膜内，使炎症不易消散。长期慢性炎症，又加重屏障功能的减退，如此恶性循环使慢性胃炎久治不愈。

4. 生理因素和胃黏膜营养因子缺乏

萎缩性变化和肠化生等皆与衰老相关，而炎症细胞浸润程度与年龄关系不大。这主要是老龄者的退行性变——胃黏膜小血管扭曲，小动脉壁玻璃样变性，管腔狭窄导致黏膜营养不良、分泌功能下降。新近研究证明，某些胃黏膜营养因子（胃泌素、表皮生长因子等）缺乏或胃黏膜感觉神经终器（endorgan）对这些因子不敏感可引起胃黏膜萎缩。如手术后残胃炎原因之一是 G 细胞数量减少，而引起胃泌素营养作用减弱。

5. 遗传因素

萎缩性胃炎、低酸或无酸、维生素 B_{12} 吸收不良的患病率和 PCA、IFA 的阳性率很高，提示可能有遗传因素的影响。

（二）病理学

慢性胃炎病理变化是由胃黏膜损伤和修复过程所引起。病理组织学的描述包括活动性慢性炎症、萎缩和化生及异型增生等。此外，在慢性炎症过程中，胃黏膜也有反应性增生变化，如胃小凹上皮过形成、黏膜肌增厚、淋巴滤泡形成、纤维组织和腺管增生等。近几年对于慢性胃炎尤其是慢性萎缩性胃炎的病理组织学，有不少新的进展。以下结合 2006 年 9 月中华医学会消化病学分会的《全国第二次慢性胃炎共识会议》中制订的慢性胃炎诊治的共识意见，论述以下关键进展问题。

1. 萎缩的定义

1996 年新悉尼系统把萎缩定义为"腺体的丧失"，这是模糊而易歧义的定义，反映了当时肠化是否属于萎缩，病理学家间有不同认识。其后国际上一个病理学家的自由组织——萎缩联谊会（Atrophy Club 2000）进行了 3 次研讨会，并在 2002 年发表了对萎缩的新分类，12 位作者中有 8 位也曾是悉尼系统的执笔者，故此意见可认为是悉尼系统的补充和发展，有很高权威性。萎缩联谊会把萎缩新定义为"萎缩是胃固有腺体的丧失"，将萎缩分为三种情况：无萎缩、未确定萎缩和萎缩，进而将萎缩分两个类型：非化生性萎缩和化生性萎缩。前者特点是腺体丧失伴有黏膜固有层中的纤维化或纤维肌增生；后者是胃黏膜腺体被化生的腺体所替换。这两类萎缩的程度分级仍用最初悉尼系统标准和新悉尼系统的模拟评分图，分为 4 级，即无、轻度、中度和重度萎缩。国际的萎缩新定义对我国来说不是新的，我国学者早年就认为"肠化或假幽门腺化生不是胃固有腺体，因此尽管胃腺体数量未减少，但也属萎缩"，并在全国第一届慢性胃炎共识会议做了说明。对于上述第二个问题，答案显然是肯定的。这是因为多灶性萎缩性胃炎的胃黏膜萎缩呈灶状分布，即使活检块数少，只要病理活检发现有萎缩，就可诊断为萎缩性胃炎。在此次全国慢性胃炎共识意见中强调，需注意取材于糜烂或溃疡边缘的组织易存在萎缩，但不能简单地视为萎缩性胃炎。此外，活检组织太浅、组织包埋方向不当等因素均可影响萎缩的判断。"未确定萎缩"是国际新提出的观点，认为黏膜层炎症很明显时，单核细胞密集浸润造成腺体被取代、移置或隐匿，以致难以判断这些"看来似乎丧失"的腺体是否真正丧失，此时暂先诊断为"未确定萎缩"，最后诊断延期到炎症明显消退（大部分在 Hp 根除治疗 3～6 个月后），再取活检时做出。对萎缩的诊断采取了比较谨慎的态度。

目前，我国共识意见并未采用此概念。因为：①炎症明显时腺体被破坏、数量减少，在这个时点上，病理按照萎缩的定义可以诊断为萎缩，非病理不能。②一般临床希望活检后有病理结论，病理如不作诊断，会出现临床难出诊断、对治疗效果无法评价的情况。尤其在临床研究上，设立此诊断项会使治疗前或后失去相当一部分统计资料。慢性胃炎是个动态过程，炎症可以有两个结局：完全修复和不完全修复（纤维化和肠化），炎症明显期病理无责任预言今后趋向哪个结局。可以预料对萎缩采用的诊断标准不一，治疗有效率也不一，采用"未确定萎缩"的研究课题，因为事先去除了一部分可逆的萎缩，萎缩的可逆性就低。

2. 肠化分型的临床意义与价值

用 AB－PAS 和 HID－AB 黏液染色能区分肠化亚型，然而，肠化分型的意义并未明了。传统观念认为，肠化亚型中的小肠型和完全型肠化无明显癌前病变意义，而大肠型肠化的胃癌发生危险性增高，从而引起临床的重视。支持肠化分型有意义的学者认为化生是细胞表型的一种非肿瘤性改变，通常在长期不利环境作用下出现。这种表型改变可以是干细胞内出现体细胞突变的结果，或是表观遗传修饰的变化导致后代细胞向不同方向分化的结果。胃内肠化生部位发现很多遗传改变，这些改变甚至可出现在异型增生前。他们认为肠化生中不完全型结肠型者，具有大多数遗传学改变，有发生胃癌的危险性。但近年越来越多的临床资料显示其 预测胃癌价值有限而更强调重视肠化范围，肠化分布范围越广，其发生胃癌的危险性越高。10 多年来罕有从大肠型肠化随访发展成癌的报道。另方面，从病理检测的实际情况看，肠化以混合型多见，大肠型肠化的检出率与活检块数有密切关系，即活检块数越多，大肠型肠化检出率越高。客观地讲，该型肠化生的遗传学改变和胃不典型增生（上皮内瘤）的改变相似。因此，对肠化分型的临床意义和价值的争论仍未有定论。

3. 关于异型增生

异型增生（上皮内瘤变）是重要的胃癌癌前病变。分为轻度和重度（或低级别和高级别）两级。异型增生（dysplasia）和上皮内瘤变（intraepithelial neoplasia）是同义词，后者是 WHO 国际癌症研究协会推荐使用的术语。

4. 萎缩和肠化发生过程是否存在不可逆转点

胃黏膜萎缩的产生主要有两种途径：一是干细胞区室（stem cell compartment）和（或）腺体被破坏；二是选择性破坏特定的上皮细胞而保留干细胞。这两种途径在慢性 Hp 感染中均可发生。萎缩与肠化的逆转报道已经不在少数，但是否所有病患均有逆转可能？是否在萎缩的发生与发展过程中存在某一不可逆转点（the point of no return）？这一转折点是否可能为肠化生？已明确 Hp 感染可诱发慢性胃炎，经历慢性炎症－萎缩－肠化－异型增生等多个步骤最终发展至胃癌（Correa 模式）。可否通过根除 Hp 来降低胃癌发生危险性始终是近年来关注的热点。多数研究表明，根除 Hp 可防止胃黏膜萎缩和肠化的进一步发展，但萎缩、肠化是否能得到逆转尚待更多研究证实。Mera 和 Correa 等最新报道了一项长达 12 年的大型前瞻性随机对照研究，纳入 795 例具有胃癌前病变的成人患者，随机给予他们抗 Hp 治疗和（或）抗氧化治疗。他们观察到萎缩黏膜在 Hp 根除后持续保持阴性 12 年后可以完全消退，而肠化黏膜也有逐渐消退的趋向，但可能需要随访更为长时间。他们认为通过抗 Hp 治疗来进行胃癌的化学预防是可行的策略。但是，部分学者认为在考虑萎缩的可逆性时，需区分缺失腺体的恢复和腺体内特定细胞的再生。在后一种情况下，干细胞区室被保留，去除有害因素可使壁细胞和主细胞再生，并完全恢复腺体功能。当腺体及干细胞被完全破坏后，腺体的恢复只能由周围未被破坏的腺窝单元（pit gland units）来完成。当萎缩伴有肠化生时，逆转机会进一步减小。如果肠化生是对不利因素的适应性反应，而且不利因素可以被确定和去除，此时肠化生有可能逆转。但是，肠化生还有很多其他原因，如胆汁反流、高盐饮食、乙醇。这意味着即使在 Hp 感染个体，感染以外的其他因素亦可以引发或加速化生的发生。如果肠化生是稳定的干细胞内体细胞突变的结果，则改变黏膜的环境也许不能使肠化生逆转。1992—2002 年文献 34 篇，根治 Hp 后萎缩可逆和无好转的基本各占一半，主要由于萎缩诊断标准、随访时间和间隔长短、活检取材部位和数量不统一所造成。建议今后制定统一随访方案，联合各医疗单位合作研究，使能得到大宗病例的统计资料。根治 Hp 可以产生某些有益效应，如消除炎症，消除活性氧所致的 DNA 损伤，缩短细胞更新周期，提高低胃酸者的泌酸量，并逐步恢复胃液维生素 C 的分泌。在预防胃癌方面，这些已被证实的结果可能比希望萎缩和肠化生逆转重要得多。

实际上，国际著名学者对有否此不可逆转点也有争论。如美国的 Cjorrea 教授并不认同它的存在，而英国 Aberdeen 大学的 Emad Munir Elomar 教授则强烈认为在异型增生发展至胃癌的过程中有某个节点，越过此则基本处于不可逆转阶段，但至今为止尚未明确此点的确切位置。

四、临床表现

流行病学研究表明，多数慢性非萎缩性胃炎患者无任何症状。少数患者可有上腹痛或不适、上腹胀、早饱、嗳气、恶心等非特异性消化不良症状。某些慢性萎缩性胃炎患者可有上腹部灼痛、胀痛、钝痛或胀闷且以餐后为著，食欲缺乏、恶心、嗳气、便秘或腹泻等症状。内镜检查和胃黏膜组织学检查结果与慢性胃炎患者症状的相关分析表明，患者的症状缺乏特异性，且症状之有无及严重程度与内镜所见及组织学分级并无肯定的相关性。伴有胃黏膜糜烂者，可有少量或大量上消化道出血，长期少量出血可引起缺铁性贫血。胃体萎缩性胃炎可出现恶性贫血，常有全身衰弱、疲软、神情淡漠、隐性黄疸，消化道症状一般较少。体征多不明显，有时上腹轻压痛，胃体胃炎严重时可有舌炎和贫血。慢性萎缩性胃炎的临床表现不仅缺乏特异性，而且与病变程度并不完全一致。

五、辅助检查

（一）胃镜及活组织检查

1. 胃镜检查

随着内镜器械的长足发展，内镜观察更加清晰。内镜下慢性非萎缩性胃炎可见红斑（点状、片状、条状），黏膜粗糙不平，出血点（斑），黏膜水肿及渗出等基本表现，尚可见糜烂及胆汁反流。萎缩性胃炎则主要表现为黏膜色泽白，不同程度的皱襞变平或消失。在不过度充气状态下，可透见血管纹，轻度萎缩时见到模糊的血管，重度时看到明显血管分支。内镜下肠化黏膜呈灰白色颗粒状小隆起，重者贴近观察有绒毛状变化。肠化也可以呈平坦或凹陷外观的。如果喷撒亚甲蓝色素，肠化区可能出现被染上蓝色，非肠化黏膜不着色。

胃黏膜血管脆性增加可致黏膜下出血，谓之壁内出血，表现为水肿或充血胃黏膜上见点状、斑状或线状出血，可多发、新鲜和陈旧性出血相混杂。如观察到黑色附着物常提示糜烂等致出血。值得注意的是，少数 Hp 感染性胃炎可有胃体部皱襞肥厚，甚至宽度达到 5mm 以上，且在适当充气后皱襞不能展平，用活检钳将黏膜提起时，可见帐篷征（tent sign），这是和恶性浸润性病变鉴别点之一。

2. 病理组织学检查

萎缩的确诊依赖于病理组织学检查。萎缩的肉眼与病理之符合率仅为 38%～78%，这与萎缩或肠化甚至 Hp 的分布都是非均匀的，或者说多灶性萎缩性胃炎的胃黏膜萎缩呈灶状分布有关。当然，只要病理活检发现有萎缩，就可诊断为萎缩性胃炎。但如果未能发现萎缩，却不能轻易排除之。如果不取足够多的标本或者内镜医生并未在病变最重部位（这也需要内镜医生的经验）活检，则势必可能遗漏病灶。反之，当在糜烂或溃疡边缘的组织活检时，即使病理发现了萎缩，却不能简单地视为萎缩性胃炎，这是因为活检组织太浅、组织包埋方向不当等因素均可影响萎缩的判断。还有，根除 Hp 可使胃黏膜活动性炎症消退，慢性炎症程度减轻。一些因素可影响结果的判断，如：①活检部位的差异；② Hp 感染时胃黏膜大量炎症细胞浸润，形如萎缩；但根除 Hp 后胃黏膜炎症细胞消退，黏膜萎缩、肠化可望恢复。然而在胃镜活检取材多少问题上，病理学家的要求与内镜医生出现了矛盾。从病理组织学观点来看，5 块或更多则有利于组织学的准确判断；然而，就内镜医生而言，考虑的医疗费用，主张 2～3 块即可。

（二）Hp 检测

活组织病理学检查时可同时检测 Hp，并可在内镜检查时多取 1 块组织做快速尿素酶检查以增加诊断的可靠性。其他检查 Hp 的方法包括：①胃黏膜直接涂片或组织切片，然后以 Gram 或 Giemsa 或 War-thin – Starry 染色（经典方法），甚至 HE 染色；免疫组化染色则有助于检测球形 Hp。②细菌培养：为金标准；需特殊培养基和微需氧环境，培养时间 3～7d，阳性率可能不高但特异性高，且可做药物敏感试验。③血清 Hp 抗体测定：多在流行病学调查时用。④尿素呼吸试验：是一种非侵入性诊断法，口服 ^{13}C 或 ^{14}C 标记的尿素后，检测患者呼气中的 $^{13}CO_2$ 或 $^{14}CO_2$ 量，结果准确。⑤多聚酶联反应法（PCR 法）：能特异地检出不同来源标本中的 Hp。根除 Hp 治疗后，可在胃镜复查时重复上述检查，亦可采用非侵入性检查手段，如 ^{13}C 或 ^{14}C 尿素呼气试验、粪便 Hp 抗原检测及血清学检查。应注意，近期使用抗生素、质子泵抑制药、铋剂等药物，因有暂时抑制 Hp 作用，会使上述检查（血清学检查除外）呈假阴性。

（三）X 线钡剂检查

主要是很好地显示胃黏膜相的气钡双重造影。对于萎缩性胃炎，常常可见胃皱襞相对平坦和减少。但依靠 X 线诊断慢性胃炎价值不如胃镜和病理组织学。

（四）实验室检查

1. 胃酸分泌功能测定

非萎缩性胃炎胃酸分泌常正常，有时可以增高。萎缩性胃炎病变局限于胃窦时，胃酸可正常或低酸，低酸是由于泌酸细胞数量减少和 H^+ 向胃壁反弥散所致。测定基础胃液分泌量（BAO）及注射组胺或五肽胃泌素后测定最大泌酸量（MAO）和高峰泌酸量（PAO）以判断胃泌酸功能，有助于萎缩性胃炎的诊断及指导临床治疗。A 型慢性萎缩性胃炎患者多无酸或低酸，B 型慢性萎缩性胃炎患者可正常或低酸，往往在给予酸分泌刺激药后，亦不见胃液和胃酸分泌。

2. 胃蛋白酶原（pepsinogen，PG）测定

胃体黏膜萎缩时血清 PGI 水平及 PGI/Ⅱ 比例下降，严重时可伴餐后血清 G-17 水平升高；胃窦黏膜萎缩时餐后血清 G-17 水平下降，严重时可伴 PGI 水平及 PGI/Ⅱ 比例下降。然而，这主要是一种统计学上的差异（图 4-1）。

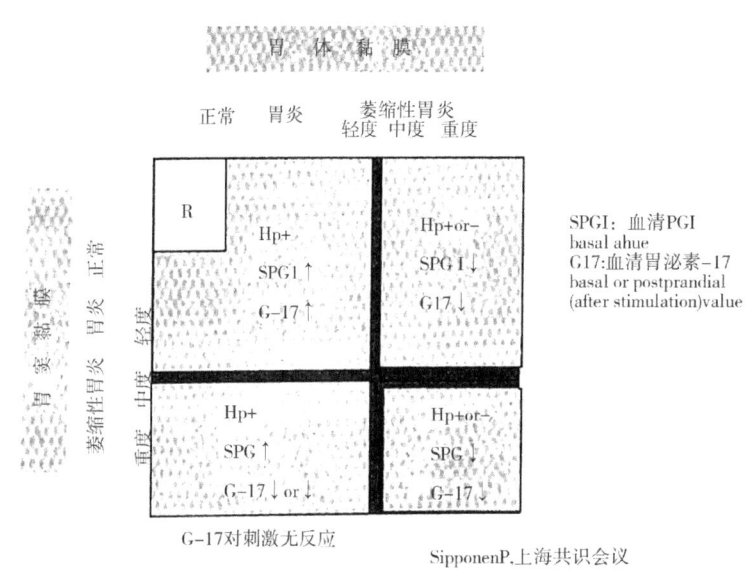

图 4-1 胃蛋白酶原测定

日本学者发现无症状胃癌患者，本法 85% 阳性，PGI 或比值降低者，推荐进一步胃镜检查，以检出伴有萎缩性胃炎的胃癌。该试剂盒用于诊断萎缩性胃炎和判断胃癌倾向在欧洲国家应用要多于我国。

3. 血清胃泌素测定

如果以放射免疫法检测血清胃泌素，则正常值应 < 100pg/ml。慢性萎缩性胃炎胃体为主者，因壁细胞分泌胃酸缺乏、反馈性地 G 细胞分泌胃泌素增多，致胃泌素中度升高。特别是当伴有恶性贫血时，该值可达 1 000pg/ml 或更高。注意此时要与胃泌素瘤相鉴别，后者是高胃酸分泌。慢性萎缩性胃炎以胃窦为主时，空腹血清胃泌素正常或降低。

4. 自身抗体

血清 PCA 和 IFA 阳性对诊断慢性胃体萎缩性胃炎有帮助，尽管血清 IFA 阳性率较低，但胃液中 IFA 的阳性，则十分有助于恶性贫血的诊断。

5. 血清维生素 B_{12} 浓度和维生素 B_{12} 吸收试验

慢性胃体萎缩性胃炎时，维生素 B_{12} 缺乏，常低于 200ng/L。维生素 B_{12} 吸收试验（Schilling 试验）能检测维生素 B_{12} 在末端回肠吸收情况且可与回盲部疾病和严重肾功能障碍相鉴别。同时服用 ^{58}CO 和 ^{57}CO（加有内因子）标记的氰钴素胶囊。此后收集 24h 尿液。如两者排出率均大于 10% 则正常，若尿中 ^{58}CO 排出率低于 10%，而 ^{57}CO 的排出率正常则常提示恶性贫血；而二者均降低的常常是回盲部疾病或者肾功能衰竭者。

六、诊断和鉴别诊断

（一）诊断

鉴于多数慢性胃炎患者无任何症状，或即使有症状也缺乏特异性，且缺乏特异性体征，因此根据症状和体征难以做出慢性胃炎的正确诊断。慢性胃炎的确诊主要依赖于内镜检查和胃黏膜活检组织学检查，尤其是后者的诊断价值更大。按照悉尼胃炎标准要求，完整的诊断应包括病因、部位和形态学 3 方面。例如诊断为"胃窦为主慢性活动性 Hp 胃炎" "NSAID 相关性胃炎"。当胃窦和胃体炎症程度相差 2 级或以上时，加上"为主"修饰词，如"慢性（活动性）胃炎，胃窦显著"。当然这些诊断结论最好是在病理报告后给出，实际的临床工作中，胃镜医生可根据胃镜下表现给予初步诊断。病理诊断则主要根据新悉尼胃炎系统如下图（图 4-2）。

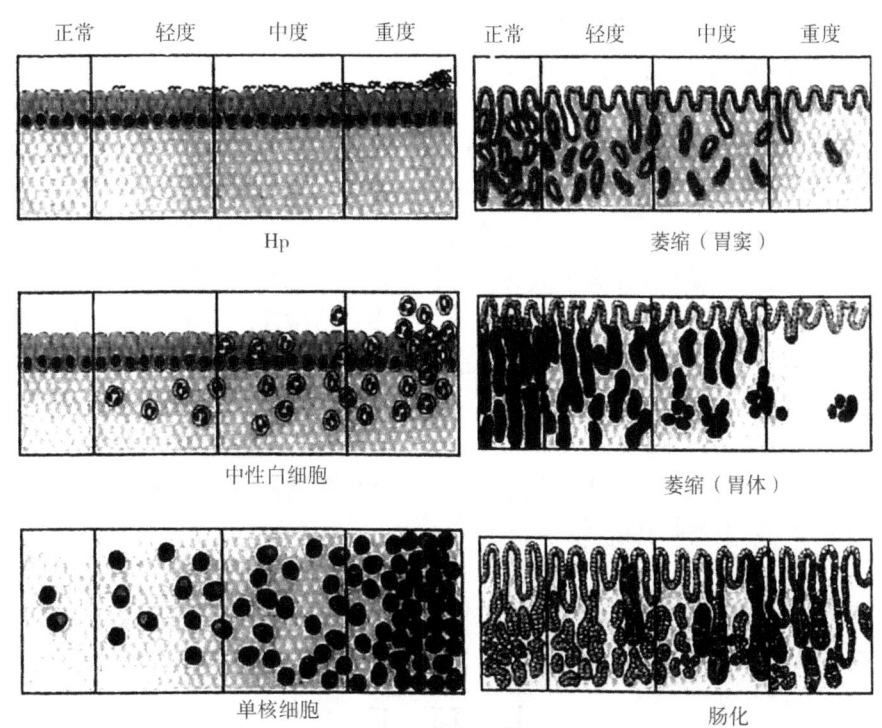

图 4-2 新悉尼胃炎系统

对于自身免疫性胃炎诊断，要予以足够的重视。因为胃体活检者甚少，或者很少开展 PCA 和 IFA 的检测，诊断该病者很少。为此，如果遇到以全身衰弱和贫血为主要表现，而上消化道症状往往不明显者，应做血清胃泌素测定和（或）胃液分析，异常者进一步做维生素 B_{12} 吸收试验，血清维生素 B_{12} 浓度测定可获确诊。注意不能仅仅凭活检组织学诊断本病，特别标本数少时，这是因为 Hp 感染性胃炎后期，胃窦肠化，Hp 上移，胃体炎症变得显著，可与自身免疫性胃炎表现相重叠，但后者胃窦黏膜的变化很轻微。另外淋巴细胞性胃炎也可出现类似情况，而其并无泌酸腺萎缩。

A 型、B 型萎缩性胃炎特点如下表（表 4-1）。

表 4-1　A 型和 B 型慢性萎缩性胃炎的鉴别

项目		A 型慢性萎缩性胃炎	B 型慢性萎缩性胃炎
部位	胃窦	正常	萎缩
	胃体	弥漫性萎缩	多灶性
血清胃泌素		明显升高	不定，可以降低或不变
胃酸分泌		降低	降低或正常
自身免疫抗体（内因子抗体和壁细胞抗体）阳性率		90%	10%
恶性贫血发生率		90%	10%
可能的病因		自身免疫，遗传因素	幽门螺杆菌、化学损伤

（二）鉴别诊断

1. 功能性消化不良

2006 年《我国慢性胃炎共识意见》将消化不良症状与慢性胃炎作了对比，一方面慢性胃炎患者可有消化不良的各种症状，另一方面，一部分有消化不良症状者如果胃镜和病理检查无明显阳性发现，可能仅仅为功能性消化不良。当然，少数功能性消化不良患者可同时伴有慢性胃炎。这样在慢性胃炎—消化不良症状—功能性消化不良之间形成较为错综复杂的关系。但一般说来，消化不良症状的有无和严重程度与慢性胃炎的内镜所见或组织学分级并无明显相关性。

2. 早期胃癌和胃溃疡

几种疾病的症状有重叠或类似，但胃镜及病理检查可鉴别。重要的是，如遇到黏膜糜烂，尤其是隆起性糜烂，要多取活检和及时复查，以排除早期胃癌。这是因为即使是病理组织学诊断，恐也有一定局限性。原因为主要是：①胃黏膜组织学变化易受胃镜检查前夜的食物（如某些刺激性食物加重黏膜充血）性质、被检查者近日是否吸烟、胃镜操作者手法的熟练程度、患者恶心反应等诸种因素影响。②活检是点的调查，而慢性胃炎病变程度在整个黏膜面上并非一致，要多点活检才能作出全面估计，判断治疗效果时，尽量在黏膜病变较重的区域或部位活检。如系治疗前后比较，则应在相同或相近部位活检。③病理诊断易受病理医师主观经验的影响。

3. 慢性胆囊炎与胆石症

其与慢性胃炎症状十分相似，同时并存者亦较多。对于中年女性诊断慢性胃炎时，要仔细询问病史，必要时行胆囊 B 超检查，以了解胆囊情况。

4. 其他

慢性肝炎和慢性胰腺疾病等，也可出现与慢性胃炎类似症状，在详询病史后，行必要的影像学检查和特异的实验室检查。

七、预　后

慢性萎缩性胃炎常并发肠上皮化生。慢性萎缩性胃炎绝大多数预后良好，少数可癌变，其癌变率为 1%～3%。目前认为慢性萎缩性胃炎若早期发现，及时积极治疗，病变部位萎缩的腺体是可以恢复的，其可转化为非萎缩性胃炎或被治愈，改变了以往人们对慢性萎缩性胃炎不可逆转的认识。根据萎缩性胃炎每年的癌变率为 0.5%～1%，那么，胃镜和病理检查的随访间期定位多长才既提高早期胃癌的诊断率，又方便患者和符合医药经济学要求？这也一直是不同地区和不同学者分歧较大的问题。在我国，城市和乡村由不同胃癌发生率和医疗条件差异。如果纯粹从疾病进展和预防角度考虑，一般认为，不伴有肠化和异型增生的萎缩性胃炎可 1～2 年做内镜和病理随访 1 次；活检中有中一重度萎缩伴有肠化的萎缩性胃炎 1 年左右随访 1 次。伴有轻度异型增生并剔除取于癌旁者，根据内镜和临床情况缩短至 6～12 个月随访 1 次；而重度异型增生者需立即复查胃镜和病理，必要时手术治疗或内镜下局部治疗

八、治 疗

慢性非萎缩性胃炎的治疗目的是缓解消化不良症状和改善胃黏膜炎症。治疗应尽可能针对病因，遵循个体化原则。消化不良症状的处理与功能性消化不良相同。无症状、Hp 阴性的非萎缩性胃炎无须特殊治疗。

（一）一般治疗

慢性萎缩性胃炎患者，不论其病因如何，均应戒烟、忌酒，避免使用损害胃黏膜的药物如 NSAID 等，以及避免对胃黏膜有刺激性的食物和饮品，如过于酸、甜、咸、辛辣和过热、过冷食物，浓茶、咖啡等，饮食宜规律，少吃油炸、烟熏、腌制食物，不食腐烂变质的食物，多吃新鲜蔬菜和水果，所食食品要新鲜并富于营养，保证有足够的蛋白质、维生素（如维生素 C 和叶酸等）及铁质摄入，精神上乐观，生活要规律。

（二）针对病因或发病机制的治疗

1. 根除 Hp

具体方法和药物参见有关专门章节，慢性非萎缩性胃炎的主要症状为消化不良，其症状应归属于功能性消化不良范畴。目前国内、外均推荐对 Hp 阳性的功能性消化不良行根除治疗。因此，有消化不良症状的 Hp 阳性慢性非萎缩性胃炎患者均应根除 Hp。另外，如果伴有胃黏膜糜烂，也该根除 Hp。大量研究结果表明，根除 Hp 可使胃黏膜组织学得到改善；对预防消化性溃疡和胃癌等有重要意义；对改善或消除消化不良症状具有费用—疗效比优势。

2. 保护胃黏膜

关于胃黏膜屏障功能的研究由来已久。1964 年美国密歇根大学 Horace Willard Dav-enport 博士首次提出"胃黏膜具有阻止 H^+ 自胃腔向黏膜内扩散的屏障作用"。1975 年，美国密歇根州 Upjohn 公司的 A. Robert 博士发现前列腺素可明显防止或减轻 NSAID 和应激等对胃黏膜的损伤，其效果呈剂量依赖性。从而提出细胞保护（Cytoprotection）的概念。1996 年加拿大的 Wallace 教授较全面阐述胃黏膜屏障，根据解剖和功能将胃黏膜的防御修复分为五个层次 – 黏液 – HCO_3^- 屏障、单层柱状上皮屏障、胃黏膜血流量、免疫细胞—炎症反应和修复重建因子作用等。至关重要的上皮屏障主要包括胃上皮细胞顶膜能抵御高浓度酸、胃上皮细胞之间紧密连接、胃上皮抗原递呈，免疫探及并限制潜在有害物质，并且它们大约每 72h 完全更新一次。这说明它起着关键作用。近年来，有关前列腺素和胃黏膜血流量等成为胃黏膜保护领域的研究热点。这与 NSAID 药物的广泛应用带来的不良反应日益引起学者的重视有关。美国加州大学戴维斯分校的 Tarnawski 教授的研究显示，前列腺素保护胃黏膜抵抗致溃疡及致坏死因素损害的机制不仅是抑制胃酸分泌。当然表皮生长因子（EGF）、成纤维生长因子（bFGF）和血管内皮生长因子（VEGF）及热休克蛋白等都是重要的黏膜保护因子，在抵御黏膜损害中起重要作用。

然而，当机体遇到有害因素强烈攻击时，仅依靠自身的防御修复能力是不够的，强化黏膜防卫能力，促进黏膜的修复是治疗胃黏膜损伤的重要环节之一。具有保护和增强胃黏膜防御功能或者防止胃黏膜屏障受到损害的一类药物统称为胃黏膜保护药。包括铝碳酸镁、硫糖铝、胶体铋剂、地诺前列酮（喜克溃）、替普瑞酮（又名施维舒）、吉法酯（又名惠加强-G）、谷氨酰胺类（麦滋林-S）、瑞巴派特（膜固思达）等药物。另外，合欢香叶酯能增加胃黏膜更新，提高细胞再生能力，增强胃黏膜对胃酸的抵抗能力，达到保护胃黏膜作用。

3. 抑制胆汁反流

促动力药如多潘立酮可防止或减少胆汁反流；胃黏膜保护药，特别是有结合胆酸作用的铝碳酸镁制剂，可增强胃黏膜屏障、结合胆酸，从而减轻或消除胆汁反流所致的胃黏膜损害。考来烯胺可络合反流至胃内的胆盐，防止胆汁酸破坏胃黏膜屏障，方法为每次 3~4g，1d3~4 次。

（三）对症处理

消化不良症状的治疗由于临床症状与慢性非萎缩性胃炎之间并不存在明确关系，因此症状治疗事实上属于功能性消化不良的经验性治疗。慢性胃炎伴胆汁反流者可应用促动力药（如多潘立酮）和（或）有结合胆酸作用的胃黏膜保护药（如铝碳酸镁制剂）。

（1）有胃黏膜糜烂和（或）以反酸、上腹痛等症状为主者，可根据病情或症状严重程度选用抗酸药、H_2 受体拮抗药或质子泵抑制药（PPI）。

（2）促动力药：如多潘立酮、马来酸曲美布汀、莫沙必利、盐酸伊托必利主要用于上腹饱胀、恶心或呕吐等为主要症状者。

（3）胃黏膜保护药：如硫糖铝、瑞巴派特、替普瑞酮、吉法酯、依卡倍特适用于有胆汁反流、胃黏膜损害和（或）症状明显者。

（4）抗抑郁药或抗焦虑治疗：可用于有明显精神因素的慢性胃炎伴消化不良症状患者，同时应予耐心解释或心理治疗。

（5）助消化治疗：对于伴有腹胀、食欲缺乏等消化不良症而无明显上述烧心、反酸、上腹饥饿痛症状者，可选用含有胃酶、胰酶和肠酶等复合酶制剂治疗。

（6）其他对症治疗：包括解痉止痛、止吐、改善贫血等。

（7）对于贫血，若为缺铁，应补充铁剂。大细胞贫血者根据维生素 B_{12} 或叶酸缺乏分别给予补充。

（四）中药治疗

可拓宽慢性胃炎的治疗途径。常用的中成药有温胃舒胶囊、阴虚胃痛冲剂、养胃舒胶囊、虚寒胃痛冲剂、三九胃泰、猴菇菌片、胃乃安胶囊、胃康灵胶囊、养胃冲剂、复方胃乐舒口服液。上述药物除具对症治疗作用外，对胃黏膜上皮修复及炎症也可能具有一定作用。

（五）治疗慢性萎缩性胃炎而预防其癌变

诚然，迄今为止尚缺乏公认的、十分有效的逆转萎缩、肠化和异型增生的药物，但是一些饮食方法或药物已经显示具有诱人的前景。

1. 根除 Hp 是否可逆转胃黏膜萎缩和肠化

根除 Hp 治疗后萎缩可逆性的临床报告结果很不一致，1992—2002 年文献 34 篇，萎缩可逆和无好转的基本各占一半，主要由于萎缩诊断标准、随访时间和间隔长短、活检取材部位和数量不统一所造成。但是，根除 Hp 后炎症的消除、萎缩甚至肠化的好转却是不争的事实。

2. COX-2 抑制药的化学预防

环氧化酶（cyclooxygenase，COX）是前列腺素（PGs）合成过程中的限速酶，它将花生四烯酸代谢成各种前列腺素产物，后者参与维持机体的各种生理和病理功能。COX 是膜结合蛋白，存在于核膜和微粒体膜。胃上皮壁细胞、肠黏膜细胞、单核－巨噬细胞、平滑肌细胞、血管内皮细胞、滑膜细胞和成纤维细胞可表达 COX-2。COX-2 与炎症及肿瘤的发生、发展有密切关系，并且可作为预防、治疗炎症和肿瘤的靶分子，因而具有重要的临床意义。

3. 生物活性食物成分

除了满足人体必需的营养成分外，同时具有预防疾病、增强体质或延缓衰老等生理功能的食物与膳食成分称之为生物活性食物成分。近年来的研究显示饮食中的一些天然食物成分有一定的预防胃癌作用。

（1）叶酸：一种 B 族维生素。主要存在于蔬菜和水果，人体自身不能合成叶酸，必须从膳食获取，若蔬菜和水果摄入不足，极易造成叶酸缺乏，而叶酸缺乏将导致 DNA 甲基化紊乱和 DNA 修复机制减弱，并与人类肿瘤的发生有关。具有较高叶酸水平者发生贲门癌和非贲门胃癌的概率是低叶酸含量人群的 27% 和 33%。Mayne 等在美国进行的一项关于饮食营养素摄入与食管癌及胃癌发病风险的研究中发现，叶酸摄入量最低的人群患食管腺癌、食管鳞癌、贲门癌及胃癌的相对危险度比叶酸摄入量最高的人群分别高出 2.08 倍、1.72 倍、1.37 倍和 1.49 倍。萎缩性胃炎和胃癌发生中不仅有叶酸水平的降低，更有总基因组 DNA 和癌基因低甲基化的发生。有学者实施的动物实验表明叶酸可预防犬胃癌的发生率。也曾进行了叶酸预防慢性萎缩性胃炎癌变的随机对照的临床研究，显示叶酸具有预防胃癌等消化道肿瘤的作用。也有研究者提出在肿瘤发展的不同阶段，叶酸可能具有双重调节作用：在正常上皮组织，叶酸缺乏可使其向肿瘤发展；适当补充叶酸则抑制其转变为肿瘤；而对进展期的肿瘤，补充叶酸则有可能促进其发展。因此补充叶酸需严格控制其干预剂量及时间，以便提供安全有效的肿瘤预防而不是盲目补充叶酸。

（2）维生素 C：传统的亚硝胺致癌假说和其他的研究结果提示，维生素 C 具有预防胃癌的作用，机制之一可能与纠正由 Hp 引起的高胺环境有关。维生素 C 是一种较好的抗氧化剂，能清除体内的自由基，提高机体的免疫力，对抗多种致癌物质，此外维生素 C 也具有抗炎和恢复细胞间交通的作用。有人曾给胃癌高发区居民补充足够的维生素 C，一定时间后发现这些居民体内及尿中致癌物亚硝胺类含量明显降低。胃病患者进行血清学检测和胃液分析，发现萎缩性胃炎和胃癌患者的胃液内维生素 C 水平都普遍低于其他胃病患者，并伴有 pH 和亚硝酸盐水平异常升高。当然，该方面也有一些矛盾之处：对 51 例多病灶萎缩性胃炎患者进行抗 Hp 及大剂量维生素 C（1g/d）治疗 3 个月后，发现鸟氨酸脱羧酶（ODC）和 COX-2 的表达明显减弱，并抑制了致炎细胞因子（IL-Ibeta, IL-8, TNF-alpha）的释放，同时增加了表皮生长因子和转化生长因子的产物，明显改善了胃黏膜内外分泌活性。该研究显示维生素 C 不具备抗 Hp 的作用。但胃液维生素 C 预防胃癌的疗效在 Hp 感染时显著降低。如果 Hp 感染患者的维生素 C 浓度降低，则对胃癌细胞的抑制作用消失。值得注意的是，维生素 C 对胃癌的保护作用主要发生在肿瘤形成的起始阶段，这种保护作用在吸烟或酗酒者中无效。

（3）维生素 E：预防胃癌的作用目前仍有争议，且多认为无效。

（4）维生素 A 类衍生物：对胃癌可能有一定预防作用。不同的维生素 A 衍生物对胃癌的影响不同，其最佳剂量与肿瘤抑制的相关性还需进一步实验证明。

（5）茶多酚：富含茶多酚（如表没食子儿茶素没食子酸脂，又简称 EGCG）的绿茶有降低萎缩性胃炎发展为胃癌的危险性。饮茶可以减缓胃黏膜炎症的发生，从而降低慢性胃炎的发病。目前认为茶叶对胃癌的保护作用主要发生在那些大量饮茶者中。在一项国内的报道中，每年饮茶 3kg 以上者的胃癌发病率呈显著下降趋势。绿茶和红茶中的儿茶素可以诱导胃癌细胞凋亡，而对正常细胞影响较小。其中高分子量成分可以引起 G2/M 期阻滞，并伴随 p21Waft 的上调。

（6）大蒜素：可减少 Hp 引起的萎缩性胃炎的胃癌发病率，可能与其影响代谢酶的活性及抑制肿瘤细胞增殖和诱导凋亡有关。研究显示大蒜素具有极强和广泛的杀菌能力，从而阻止 Hp 引起的胃炎，最终降低胃癌的发生。流行病学研究显示种大蒜以及素有吃大蒜习惯的地区和人群，胃癌的发病率较低，并且长期吃生大蒜者胃内亚硝酸盐的含量远低于其他人群。最近研究还发现大蒜的主要成分大蒜素可以抑制胃癌细胞 BGC823 的增殖，诱导其发生分化和凋亡。大蒜素可以在胃癌细胞中激发一系列与细胞凋亡通路相关蛋白质的表达响应，进一步抑制胃癌细胞。

（7）微量元素硒：对胃癌的预防有一定的作用，但过量应用（如 3 200μg/d，1 年）却有一定的肝、肾毒性。其合适的剂量与疗程，尚待研究。一般认为，无机硒（亚硒酸钠）毒性大，其吸收前必须先与肠道中的有机配体结合才能被机体吸收利用，而肠道中存在着多种元素与硒竞争有限配体，从而大大影响无机硒的吸收。有机硒是以主动运输机制通过肠壁被机体吸收利用，其吸收率高于无机硒；被人体吸收后可迅速地被人体利用，且安全较高。近年，有学者认为纳米硒的生物活性比有机硒、无机硒高且具有更高的安全性。以上问题值得重视和须深入研究。

（六）手术问题

中年以上的慢性萎缩性胃炎患者，如在治疗或随访过程中出现溃疡、息肉、出血，或即使未见明显病灶，但胃镜活检病理中出现中、重度异型增生者，结合患者临床情况可以考虑做部分胃切除，从这类患者的胃切除标本中可能检出早期胃癌。但要严格掌握指征，尤其是年轻患者。胃窦部重度萎缩性胃炎和肠化并不是手术的绝对指征，因为手术后残胃也很容易发生慢性萎缩性胃炎、肠化和癌变。

第三节 消化性溃疡

一、病因与发病机制

消化性溃疡（peptic ulcer）或消化性溃疡病（peptic ulcer disease）泛指胃肠道黏膜在某种情况下被胃酸/胃蛋白酶消化而造成的溃疡，因溃疡形成与胃酸/胃蛋白酶的消化作用有关而得名。可发生于食管、胃或十二指肠，也可发生于胃—空肠吻合口附近或含有胃黏膜的 Meckel 憩室内。因为胃溃疡（gastric ulcer，CU）和十二指肠溃疡（duodenal ulcer，DU）最常见，故一般所谓的消化性溃疡，是指 CU 和 DU。溃疡的黏膜缺损超过黏膜肌层，不同于糜烂。幽门螺杆菌感染和非甾体抗炎药摄入，特别是前者，是消化性溃疡最主要的病因。

（一）流行病学

消化性溃疡是全球性常见病。但在不同国家、不同地区，其患病率存在很大差异。西方国家资料显示，自 20 世纪 50 年代以后，消化性溃疡发病率呈下降趋势。我国临床统计资料提示，消化性溃疡患病率在近十年来亦开始呈下降趋势。本病可发生于任何年龄，但中年最为常见，DU 多见于青壮年，而 GU 多见于中老年，后者发病高峰比前者迟 10~20 年。自 20 世纪 80 年代以来，消化性溃疡者中老年人的比率呈增高趋势。北京医科大学第三医院消化科的资料显示，1985-1989 年与 1960-1964 年相比，消化性溃疡患者中 60 岁以上老人的比率增高了近 5.6 倍，胃溃疡增高 4.0 倍，这与国外文献报道相似。男性患病比女性较多。临床上 DL 比 GU 为多见，两者之比为（2~3）：1，但有地区差异，在胃癌高发区 GU 所占的比例有所增加。绝大多数西方国家中也以十二指肠溃疡多见；但日本的调查报告表明，胃溃疡多于十二指肠溃疡。消化性溃疡的发生与季节有一定关系，秋末至春初的发病率远比夏季为高。

（二）病因和发病机制

1. 幽门螺杆菌（Helicobacter pylon，HP）

现已确认幽门螺杆菌为消化性溃疡的重要病因。主要基于两方面的证据：①消化性溃疡患者的幽门螺杆菌检出率显著高于对照组的普通人群。在 DU 的检出率约为 90%，GU 为 70%~80%，而幽门螺杆菌阴性的消化性溃疡患者往往能找到 NSAIDs 服用史等其他原因。② H. pylori 不但在消化性溃疡患者中有很高的感染率，在非溃疡性消化不良患者中的感染率亦达 50%~80%。因此，单凭消化性溃疡患者中 H. pylori 高感染率不足以证明 H. pylori 是消化性溃疡的主要病因。根除 H. pylori 治疗后观察溃疡的转归，可能是证明其作用的更有力证据，现已明确，根除 H. pylori 感染可促进溃疡愈合、降低复发率和并发症。大量临床研究肯定，成功根除幽门螺杆菌后溃疡复发率明显下降，用常规抑酸治疗后愈合的溃疡年复发率为 50%~70%，而根除幽门螺杆菌可使溃疡复发率降至 5% 以下，这就表明去除病因后消化性溃疡可获治愈。

2. 非甾体抗炎药（non-steroidal anti-inflammatory drug，NSAIDs）

NSAIDs 是引起消化性溃疡的另一个常见病因。大量研究资料显示，服用 NSAIDs 患者发生消化性溃疡及其并发症的危险性显著高于普通人群。长期摄入 NSAIDs 可诱发消化性溃疡、妨碍溃疡愈合、增加溃疡复发率和出血、穿孔等并发症的发生率。临床研究报道，在长期服用 NSAIDs 患者中 10%~25% 可发现胃或十二指肠溃疡，有 1%~4% 患者发生出血、穿孔等溃疡并发症。NSAIDs 引起的溃疡以 GU 较 DU 多见。溃疡形成及其并发症发生的危险性除与服用 NSAIDs 种类、剂量、疗程有关外，尚与高龄、同时服用抗凝血药、糖皮质激素等因素有关。NSAIDs 通过削弱黏膜的防御和修复功能而导致消化性溃疡发病，损害作用包括局部作用和系统作用两方面，阿司匹林和绝大多数 NSAIDs 在酸性胃液中呈非离子状态，可透过黏膜上皮细胞膜弥散入细胞内；细胞内较高的 pH 环境使药物离子化而在细胞内积聚；细胞内高浓度 NSAIDs 产生毒性作用损伤细胞膜，增加氢离子逆扩散，后者进一步损伤细胞，使更多的药物进入细胞内，从而造成恶性循环。NSAIDs 的肠溶制剂可在很大程度上克服药物的局部作用：提示局部作用不是其主要的致溃疡机制。系统作用致溃疡机制，主要是通过抑制环氧合酶（COX）而起作用。COX 是花生四烯酸合成前列腺素的关键限速酶，COX 有两种异构体，即结构型 COX-1 和诱生型 COX-2。COX-1 在组织细胞中恒量表达，催化生理性前列腺素合成而参与机体生理功能调节；COX-2 主要在病理情况下由炎症刺激诱导产生，促进炎症部位前列腺素的合成。传统的 NSAIDs 如阿司匹林、吲哚美辛等旨在抑制 COX-2 而减轻炎症反应，但特异性差，同时抑制了 COX-1，导致胃肠黏膜生理性前列腺素 E 合成不足。前列腺素 E 通过增加黏液和碳酸氢盐分泌、促进黏膜血流增加、细胞保护等作用在维持黏膜防御和修复功能中起重要作用。同时服用合成的 PCE，类似物米索前列醇可预防 NSAIDs 引发溃疡是有力的佐证。目前国人中长期服用 NSAIDs 的比例不高，因而这一因素在消化性溃疡的病因作用可能远较西方国家为小。NSAIDs 和幽门螺杆菌是引起消化性溃疡发病的两个独立因素，至于两者是否有协同作用则尚无定论。

3. 胃酸和胃蛋白酶

消化性溃疡的最终形成是由于胃酸/胃蛋白酶对黏膜自身消化所致。消化性溃疡发生的这一概念在"H. pylori 时代"仍未改变。胃蛋白酶是主细胞分泌的胃蛋白酶原经 H^+ 激活转变而来，它能降解蛋白质分子，所以对黏膜有侵袭作用。因胃蛋白酶活性是 pH 依赖性的，其生物活性取决于胃液的 pH，在 pH >4 时便失去活性，因此在探讨消化性溃疡发病机制和治疗措施时主要考虑胃酸。无酸情况下罕有溃疡发生，以及抑制胃酸分泌药物能促进溃疡愈合的事实均确证胃酸在溃疡形成过程中的决定性作用，是溃疡形成的直接原因。胃酸的这一损害作用一般只有在正常黏膜防御和修复功能遭受破坏时才能发生。在"H. pylori 时代"提出的"无酸、无 H. pylori，便无溃疡"的观点，也未否定胃酸的作用。

GU 患者基础酸排量（BAO）及 MAO 多属正常或偏低，对此，可能解释为 CL 患者伴多灶萎缩性胃炎，因而胃体壁细胞泌酸功能已受影响，而 DU 患者多为慢性胃窦炎，胃体黏膜未受损或受损轻微因而仍能保持旺盛的泌酸能力。近年来非幽门螺杆菌、非 NSAIDs（也非胃泌素瘤）相关的消化性溃疡报道有所增加，这类患者病因未明，是否与高酸分泌有关尚有待研究。十二指肠溃疡患者胃酸分泌增多，主要与以下因素有关：

（1）壁细胞数量增多：正常人胃黏膜内平均大约有 10 亿个壁细胞，而十二指肠溃疡患者的壁细胞数量平均约 19 亿，比正常人高出约一倍。然而，个体间的壁细胞数量有很大差异，十二指肠溃疡患者与正常人之间有显著的重叠。壁细胞数量的增加可能是由于遗传因素和（或）胃泌素长期作用的结果。

（2）壁细胞对刺激物质的敏感性增强：十二指肠溃疡患者对食物或五肽胃泌素刺激后的胃酸分泌反应多大于正常人，这可能是患者壁细胞上胃泌素受体的亲和力增加或患者体内对胃泌素刺激胃酸分泌有抑制作用的物质如生长抑素减少所致。

（3）胃酸分泌的正常反馈抑制机制发生缺陷：正常人胃窦部 G 细胞分泌胃泌素的功能受到胃液 pH 的负反馈调节，当胃窦部的 pH 降至 2.5 以下时，G 细胞分泌胃泌素的功能就受到明显的抑制。此外，当食糜进入十二指肠后，胃酸和食糜刺激十二指肠和小肠黏膜释放胰泌素、缩胆囊肽、肠抑胃肽和血管活性肠肽等，这些激素具有抑制胃酸分泌的作用。所以正常情况下，胃酸分泌具有自身调节作用。H. pylori 感染后通过多种机制影响胃泌素和胃酸分泌的生理调节。

（4）迷走神经张力增高：迷走神经释放乙酰胆碱，后者兼有直接刺激壁细胞分泌盐酸和刺激 G 细胞分泌胃泌素的作用。部分 BAO/PAO 比值增加的十二指肠溃疡患者对假食所致的胃酸分泌几无反应，提示这些患者已处于最大的迷走张力之下。

4. 其他因素

（1）吸烟：吸烟者消化性溃疡发生率比不吸烟者高，且与吸烟量成比例；吸烟影响溃疡的愈合，促进溃疡复发和增加溃疡并发症的发生率。吸烟影响溃疡形成和愈合的确切机制未明，可能与吸烟增加胃酸分泌、减少十二指肠及胰腺碳酸氢盐分泌、影响胃十二指肠协调运动、降低幽门括约肌张力和黏膜损害性氧自由基增加等因素有关。

（2）遗传：遗传因素曾一度被认为是消化性溃疡发病的重要因素，但随着幽门螺杆菌在消化性溃疡发病中的重要作用得到认识，遗传因素的重要性受到挑战。因此，遗传因素的作用有有待进一步研究。

（3）胃、十二指肠运动异常：研究发现部分 DU 患者胃排空增快，这可使十二指肠球部对酸的负荷增大；部分 GU 患者有胃排空延迟，这可增加十二指肠液反流入胃，加重胃黏膜屏障损害。但目前认为，胃肠运动障碍不大可能是原发病因，但可加重幽门螺杆菌或 NSAIDs 对黏膜的损害。

（4）饮食：饮食与消化性溃疡的关系不十分明确。酒、浓茶、咖啡和某些饮料能刺激胃酸分泌，摄入后易产生消化不良症状，但尚无充分证据表明长期应用会增加溃疡发生的危险性。据称，脂肪酸摄入增多与消化性溃疡发病率下降有关，脂肪酸通过增加胃、十二指肠黏膜中前列腺素前体成分而促进前列腺素合成。高盐饮食被认为可增加 GU 发生的危险性，这与高浓度盐损伤胃黏膜有关。

5. 与消化性溃疡相关的疾病

消化性溃疡，特别是 DU 的发病率在一些疾病患者中明显升高（表 4-2），对其机制的研究或许有助于阐明消化性溃疡的发病机制。

表4-2 几种与消化性溃疡相关的疾病

病名	溃疡发生率（%）	可能机制
慢性肺部疾病	最高达30	黏膜缺氧、吸烟
肝硬化	8~14	胃酸分泌刺激物不能被肝脏灭活，胃十二指肠黏膜血流改变
慢性肾衰竭或肾移植	升高	高胃泌素血症，病毒感染

综上所述，消化性溃疡的发生是一种多因素作用的结果，其中幽门螺杆菌感染和服用NSAIDs是已知的主要病因，由于黏膜侵袭因素和防御因素失平衡导致溃疡的发生，而胃酸在溃疡形成中起到关键作用。

二、临床表现与诊断

（一）临床表现

本病患者临床表现不一，多数表现为中上腹反复发作性节律性疼痛，少数患者无症状，或以出血、穿孔等并发症的发生作为首发症状。

1. 疼痛

（1）部位：大多数患者以中上腹疼痛为主要症状。少部分患者无疼痛表现，特别是老年人溃疡、维持治疗中复发性溃疡和NSAIDs相关性溃疡。疼痛的机制尚不十分清楚，食物或制酸药能稀释或中和胃酸，呕吐或抽出胃液均可使疼痛缓解，提示疼痛的发生与胃酸有关。十二指肠溃疡的疼痛多位于中上腹部，或在脐上方，或在脐上方偏右处；胃溃疡疼痛多位于中上腹稍偏高处，或在剑突下和剑突下偏左处。胃或十二指肠后壁溃疡，特别是穿透性溃疡可放射至背部。

（2）疼痛程度和性质：多呈隐痛、钝痛、刺痛、灼痛或饥饿样痛，一般较轻而能耐受，偶尔电有疼痛较重者。持续性剧痛提示溃疡穿孔或穿透。

（3）疼痛节律性：溃疡疼痛与饮食之间可有明显的相关性和节律性。十二指肠溃疡疼痛好发于两餐之间，持续不减直至下餐进食或服制酸药物后缓解。一部分十二指肠溃疡患者，由子夜间的胃酸较高，可发生半夜疼痛。胃溃疡疼痛的发生较不规则，常在餐后1小时内发生，经1~2小时后逐渐缓解，直至下餐进食后再次出现。

（4）疼痛周期性：反复周期性发作是消化性溃疡的特征之一，尤以十二指肠溃疡更为突出。上腹疼痛发作可持续几天、几周或更长，继以较长时间的缓解。以秋末至春初较冷的季节更为常见。有些患者经过反复发作进入慢性病程后，可失去疼痛的节律性和周期性特征。

（5）影响因素：疼痛常因精神刺激、过度疲劳、饮食不慎、药物影响、气候变化等因素诱发或加重；可因休息、进食、服制酸药、以手按压疼痛部位、呕吐等方法而使疼痛得到减轻或缓解。

2. 其他症状

本病除中上腹疼痛外，尚可有唾液分泌增多、烧心、反胃、嗳酸、嗳气、恶心、呕吐等其他胃肠道症状。但这些症状均缺乏特异性。部分症状可能与伴随的慢性胃炎有关。病程较长者可因疼痛或其他消化不良症状影响摄食而出现体重减轻；但亦有少数十二指肠球部溃疡患者因进食可使疼痛暂时减轻，频繁进食而致体重增加。

3. 体征

消化性溃疡缺乏特异性体征。溃疡发作期，中上腹部可有局限性压痛，DU压痛点常偏右。程度不同，其压痛部位多与溃疡的位置基本相符。有消化道出血者可有贫血和营养不良的体征。部分GU患者的体质较瘦弱。

（二）特殊类型的消化性溃疡

1. 胃、十二指肠复合溃疡

指胃和十二指肠同时发生的溃疡，这两个解剖部位溃疡的病期可以相同，但亦可不同。DU往往先于GU出现，本病约占消化性溃疡的7%，多见于男性。复合性溃疡幽门梗阻发生率较单独胃溃疡或十二指肠溃疡为高。一般认为，胃溃疡如伴随十二指肠溃疡，则其恶性的机会较少，但这只是相对而言。

2. 幽门管溃疡

幽门管位于胃远端，与十二指肠交界，长约2cm。幽门管溃疡与DU相似，胃酸分泌一般较高，餐后可立即出现中上腹疼痛，其程度较为剧烈而无节律性，制酸治疗疗效不如十二指肠溃疡。由于幽门管易痉挛和形成瘢痕，易引起梗阻而呕吐，也可出现出血和穿孔等并发症。

3. 十二指肠球后溃疡

DU大多发生在十二指肠球部，发生在球部远端十二指肠的溃疡称球后溃疡。多发生在十二指肠乳头的近端，约占消化性溃疡的5%。常为慢性，穿孔时易穿透至浆膜腔进入胰腺及周围脏器。其午夜痛及背部放射痛多见，对药物治疗反应较差，较易并发出血。

4. 巨大溃疡

指直径大于2cm的溃疡，并非都属于恶性，但应与胃癌相鉴别。疼痛常不典型，可出现呕吐与体重减轻，并发致命性出血。对药物治疗反应较差、愈合时间较慢，易发生慢性穿透或穿孔。病程长的巨大溃疡往往需要外科手术治疗。

5. 老年人消化性溃疡

近年老年人发生消化性溃疡的报道增多。胃溃疡多见，也可发生十二指肠溃疡。临床表现多不典型，GU多位于胃体上部甚至胃底部、溃疡常较大，易误诊为胃癌。

6. 无症状性溃疡

指无明显症状的消化性溃疡者，因其他疾病做胃镜或X线钡餐检查时偶然被发现；或以出血、穿孔等并发症为首发症状，甚至于尸体解剖时始被发现。这类消化性溃疡可见于任何年龄，但以老年人尤为多见。NSAIDs引起的溃疡近半数无症状。

7. 食管溃疡

与酸性胃液接触的结果。溃疡常发生于食管下段多为单发，约为10%为多发，大小不一。本病多伴有反流性食管炎和滑动性食管裂孔疝的患者。也可发生于食管胃吻合术或食管空肠吻合术以后，由于胆汁和胰腺分泌物反流的结果。主要症状是胸骨下段后方或高位上腹部疼痛，常在进食或饮水后出现，卧位时加重。

8. 难治性溃疡

难治性溃疡诊断尚无统一标准，通常指经正规治疗无效，仍有腹痛，呕吐和体重减轻等症状的消化性溃疡。因素可能有：①穿透性溃疡、有幽门梗阻等并发；②特殊部位的溃疡，如球后、幽门管溃疡等；③病因未去除（如焦虑、紧张等精神因素）以及饮食不洁治疗不当等；④引起难治性溃疡的疾病，如胃泌素瘤、甲状腺功能亢进引起胃酸高分泌状态。随着质子泵抑制剂的问世及对消化性溃疡发病机制的不断认识，难治性溃疡已减少。

（三）实验室检查和特殊检查

1. 胃镜检查

是确诊消化性溃疡首选的检查方法。胃镜检查不仅可对胃、十二黏膜直接观察、摄像，还可在直视下取活组织作病理学检查及幽门螺杆菌检测，因此，胃镜检查对消化化性溃疡的诊断及胃良、恶性溃疡鉴别诊断的准确性高于X线钡餐检查。例如，在溃疡较小或较浅时钡餐检查有可能漏诊；钡餐检查发现十二指肠球部畸形可有多种解释；活动性上消化道出血是钡餐检查的禁忌证；胃的良、恶性溃疡鉴别必须由活组织检查来确定；另外，胃镜还可以根据内镜表现判断溃疡的分期。

2. X线钡餐检查

适用于对胃镜检查有禁忌或不愿接受胃镜检查者。溃疡的X线征象有直接和间接两种：钡剂填充溃疡的凹陷部分所造成的龛影是诊断溃疡的直接征象，对溃疡有确诊价值。在正面观，龛影呈圆形或椭圆形，边缘整齐。因溃疡纤维组织的收缩，四周黏膜皱襞呈放射状向壁龛集中，直达壁龛边缘。在切面观，壁龛突出胃壁轮廓以外，呈半圆形或长方形，四壁一般光滑完整。胃溃疡的龛影多见于胃小弯。十二指肠溃疡的龛影常见于球部；局部压痛、十二指肠球部激惹和球部畸形、胃大弯侧痉挛性切迹均为间接征象，仅提示可能有溃疡。

3. 幽门螺杆菌检测

检测并治疗幽门螺杆菌感染的明确适应证是经证实的慢性胃炎、胃或十二指肠溃疡以及胃MALT淋巴瘤。在早期胃癌切除术后，检测幽门螺杆菌感染以及随后进行治疗也常被推荐。应当注意，近期应用抗生素、质子泵抑制剂、铋剂等药物，因有暂时抑制幽门螺杆菌作用，会使上述检查（血清学检查除外）呈假阴性。

4. 胃液分析和血清胃泌素测定

一般仅在疑有胃泌素瘤时作鉴别诊断之用。

（四）诊断和鉴别诊断

慢性病程、周期性发作的节律性上腹疼痛，且上腹痛可为进食或抗酸药所缓解的临床表现是诊断消化性溃疡的重要临床线索。但应注意，一方面有典型溃疡样上腹痛症状者不一定是消化性溃疡，另一方面部分消化性溃疡患者症状可不典型甚至无症状，因此，单纯依靠病史难以做出可靠诊断。确诊有赖于胃镜检查。X线钡餐检查发现龛影亦有确诊价值。

1. 内镜检查

内镜检查不仅可对胃、十二指肠黏膜直接观察、摄影，还可在直视下活检做病理检查。它对消化性溃疡的诊断和良、恶性溃疡鉴别诊断的准确性高于钡餐检查。内镜下溃疡可分为三个病期，即A期、H期和S期。

2. X线钡餐检查

①胃肠道钡餐：是溃疡病最常见的影像学检查方法，可显示溃疡的直接征象和间接X线征象，显示黏膜的浅小、细微病变，了解胃、十二指肠的排空功能，但不如胃肠内镜直观和准确。胃肠道溃疡穿孔可改用碘水造影或CT检查。②胃溃疡的钡餐造影表现：良性溃疡的直接表现为良性龛影（胃腔轮廓外、边界清楚），龛影口部的黏膜水肿带（黏膜线、项圈征、狭颈征）、无明显中断的黏膜纠集和其他间接征象（痉挛切迹、空腹潴留液、胃排空加快或减慢和由于溃疡瘢痕收缩所致的胃变形或狭窄）。③胃溃疡恶变的X线征象：溃疡周围出现小结节状充盈缺损，指压征或尖角征；龛影周围黏膜皱襞杵状增粗、中断、破坏；治疗中龛影增大，变得不规则；出现溃疡型胃癌的X线表现（如半月综合征、指压征）。④十二指肠溃疡的钡餐造影表现：球部的良性龛影，在充盈加压相可见龛影周围的水肿带或见放射状黏膜纠集；由瘢痕收缩、黏膜水肿、痉挛所致的球部变形（三叶草、花瓣状、葫芦状、山字形等）；间接征象（激惹征、钡剂反流征、球部固定压痛、并发出血、穿孔、梗阻或瘘管形成）。

3. 鉴别诊断

胃镜检查如见胃、十二指肠溃疡，应注意与引起胃、十二指肠溃疡的少见特殊病因或以溃疡为主要表现的胃、十二指肠肿瘤鉴别。本病与下列疾病的鉴别要点如下：

（1）胃癌：内镜或X线检查见到胃的溃疡，必须进行良性溃疡（胃溃疡）与恶性溃疡（胃癌）的鉴别。Ⅲ型（溃疡型）早期胃癌单凭内镜所见与良性溃疡鉴别有困难，放大内镜和染色内镜对鉴别有帮助，但最终必须依靠直视下取活组织检查进行鉴别。恶性溃疡的内镜特点为：①溃疡形状不规则，一般较大。②底凹凸不平、苔污秽。③边缘呈结节状隆起。④周围皱襞中断。⑤胃壁僵硬、蠕动减弱（X线钡餐检查亦可见上述相应的X线征）。活组织检查可以确诊，但必须强调，对于怀疑胃癌而一次活检阴性者，必须在短期内复查胃镜进行再次活检；即使内镜下诊断为良性溃疡且活检阴性，仍有漏诊胃癌的可能，因此对初诊为胃溃疡者，必须在完成正规治疗的疗程后进行胃镜复查，胃镜复查溃疡缩小或愈合不是鉴别良、恶性溃疡的最终依据，必须重复活检加以证实，尽可能地不把胃癌漏诊。

（2）胃泌素瘤：亦称Zollinger-Ellison综合征，是胰腺非β细胞瘤分泌大量胃泌素所致。肿瘤往往很小（<1cm），生长缓慢，半数为恶性。大量胃泌素可刺激壁细胞增生，分泌大量胃酸，使上消化道经常处于高酸环境，导致胃、十二指肠球部和不典型部位（十二指肠降段、横段、甚或空肠近端）发生多发性溃疡。胃泌素瘤与普通消化性溃疡的鉴别要点是该病溃疡发生于不典型部位，具难治性特点，有过高胃酸分泌（BAO和MAO均明显升高，且BAO/MAO>60%）及高空腹血清胃泌素（>200pg/ml，常>500pg/ml）。

（3）功能性消化不良：患者常表现为上腹疼痛、反酸、嗳气、烧心、上腹饱胀、恶心、呕吐、食欲减退等，部分患者症状可酷似消化性溃疡，易与消化性溃疡诊断相混淆。内镜检查则示完全正常或仅有轻度胃炎。

（4）慢性胆囊炎和胆石症：对疼痛与进食油腻有关、位于右上腹，并放射至背部，伴发热、黄疸的典型病例不难与消化性溃疡相鉴别。对不典型的患者，鉴别需借助腹部超声或内镜下逆行行胆管造影检查方能确诊。

（五）并发症

1. 上消化道出血

溃疡侵蚀周围血管可引起出血。上消化道出血是消化性溃疡最常见的并发症，也是上消化道大出血最常见的病因（占所有病因的30%～50%）。DU并发出血的发生率比GU高，十二指肠球部后壁溃疡和球后溃疡更易发生出血。有10%～20%的消化性溃疡患者以出血为首发症状，在NSAIDs相关溃疡患者中这一比率更高。出血量的多少与被溃疡侵蚀的血管的大小有关。溃疡出血的临床表现取决于出血的速度和量的多少。消化性溃疡患者在发生出血前常有上腹痛加重的现象，但一旦出血后，上腹疼痛多随之缓解。部分患者，尤其是老年患者，并发出血前可无症状。根据消化性溃疡患者的病史和上消化道出血的临床表现，诊断一般不难确立。但需与急性糜烂性胃炎、食管或胃底静脉曲张破裂出血、食管贲门黏膜撕裂症和胃癌等所致的出血鉴别。对既往无溃疡病史者，临床表现不典型而诊断困难者，应争取在出血24～48小时进行急诊内镜检查。内镜检查的确诊率高，不仅能观察到出血的部位，而且能见到出血的状态。此外，还可在内镜下采用激光、微波、热电极、注射或喷洒止血药物、止血夹钳夹等方法止血。

2. 穿孔

溃疡病灶向深部发展穿透浆膜层则称并发穿孔。溃疡穿孔在临床上可分为急性、亚急性和慢性三种类型，其中以第一种常见。急性穿孔的溃疡常位于十二指肠前壁或胃前壁，发生穿孔后胃肠的内容物漏入腹腔而引起急性腹膜炎。穿孔时胃肠内容物不流入腹腔，称为慢性穿孔，又称为穿透性溃疡。这种穿透性溃疡改变了腹痛规律，变得顽固而持续，疼痛常放射至背部。邻近后壁的穿孔或穿孔较小，只引起局限性腹膜炎时称亚急性穿孔，症状较急性穿孔轻而体征较局限，且易于漏诊，溃疡急性穿孔主要出现急性腹膜炎的表现。临床上突然出现剧烈腹痛，腹痛常起始于中上腹或右上腹，呈持续性，可蔓延到全腹。GU穿孔，尤其是餐后穿孔，漏入腹腔的内容物量往往比DU穿孔者多，所以腹膜炎常较重。消化性溃疡穿孔需与急性阑尾炎、急性胰腺炎、宫外孕破裂、缺血性肠病等急腹症相鉴别。

3. 幽门梗阻

主要是由DU或幽门管溃疡引起。溃疡急性发作时可因炎症水肿和幽门部痉挛而引起暂时性梗阻，可随炎症的好转而缓解；慢性梗阻主要由于瘢痕收缩而呈持久性。幽门梗阻引起胃滞留，临床表现主要为餐后上腹饱胀、上腹疼痛加重，伴有恶心、呕吐，大量呕吐后症状可以改善，呕吐物含发酵酸性宿食。严重呕吐可致失水和低氯低钾性碱中毒。久病后可发生营养不良和体重减轻。体检时可见胃型和胃逆蠕动波，清晨空腹时检查胃内有振水声，胃管抽液量>200ml，即提示有胃滞留。进一步做胃镜或X线钡剂检查可确诊。

4. 癌变

少数GU可发生癌变，DU则不发生癌变。GU癌变发生于溃疡边缘，据报道癌变率在1%左右。长期慢性GU病史、年龄在45岁以上、溃疡顽固不愈者应提高警惕。对可疑癌变者，在胃镜下取多点活检做病理检查；在积极治疗后复查胃镜，直到溃疡完全愈合；必要时定期随访复查。

三、治 疗

治疗的目的是消除病因、缓解症状、愈合溃疡、防止复发和防治并发症发生。消化性溃疡在不同患者的病因不尽相同，发病机制亦各异，所以对每一病例应分析其可能涉及的致病因素及病理生理，给予恰当的处理。针对病因的治疗如根除幽门螺杆菌，有可能彻底治愈溃疡病，是近年消化性溃疡治疗的一大进展。

（一）一般治疗

生活要有规律，工作宜劳逸结合，避免过度劳累和精神紧张，如有焦虑不安，应予开导，必要时给予镇静剂。原则上需强调进餐要定时，注意饮食规律，避免辛辣、过咸食物及浓茶、咖啡等饮料，如有烟酒嗜好而确认与溃疡的发病有关者应戒烟、酒。牛乳和豆浆能稀释胃酸于一时，但其所含钙和蛋白质能刺激胃酸分泌，故不宜多饮。服用 NSAIDs 者尽可能停用，即使未用亦要告诫患者今后慎用。

（二）治疗消化性溃疡的药物及其应用

治疗消化性溃疡的药物可分为抑制胃酸分泌的药物和保护胃黏膜的药物两大类，主要起缓解症状和促进溃疡愈合的作用，常与根除幽门螺杆菌治疗配合使用。现就这些药物的作用机制及临床应用分别简述如下：

1. 抑制胃酸药物

溃疡的愈合特别是 DU 的愈合与抑酸治疗的强度和时间成正比，药物治疗中 24 小时胃内 pH >3 总时间可预测溃疡愈合率。碱性抗酸药物（如氢氧化铝、氢氧化镁和其他复方制剂）具有中和胃酸作用，可迅速缓解疼痛症状，但一般剂量难以促进溃疡愈合，目前已很少单一应用碱性抗酸剂来治疗溃疡，仅作为加强止痛的辅助治疗。常用的抗酸分泌药有 H_2 受体拮抗剂（H_2 - RAs）和 PPIs 两大类（表 4-3）。壁细胞通过受体（M_1、H_2 受体、胃泌素受体）、第二信使和 H^+ - K^+ - ATP 酶三个环节分泌胃酸。H^+ - K^+ - ATP 酶（H^+ 泵、质子泵）位于壁细胞小管膜上，它能将 H^+ 从壁细胞内转运到胃腔中，将 K^+ 从胃腔中转运到壁细胞内进行 H^+-K^+ 交换。胃腔中的 H^+ 与 Cl^- 结合，形成盐酸。抑制 H^+ - K^+ - ATP 酶，就能抑制胃酸形成的最后环节，发挥治疗作用。PPIs 作用于壁细胞胃酸分泌终末步骤中的关键酶 H^+ - K^+ - ATP 酶，抑制胃酸分泌作用比 H_2 受体拮抗剂更强，且作用持久。一般疗程为 DU 治疗 4～6 周，GU 治疗 6～8 周，溃疡愈合率用 H_2 受体拮抗剂为 65%～85%，PPIs 为 80%～100%。质子泵抑制剂（PPIs）作用于壁细胞胃酸分泌终末步骤中的关键酶 H^+ - K^+ - ATP 酶，使其不可逆失活，因此抑酸作用比 H_2 - RAs 更强且作用持久。与 H_2 - RAs 相比，PPIs 促进溃疡愈合的速度较快、溃疡愈合率较高，因此特别适用于难治性溃疡或 NSAIDs 溃疡患者不能停用 NSAIDs 时的治疗。对根除幽门螺杆菌治疗，PPIs 与抗生素的协同作用较 H_2 - RAs 好，因此是根除幽门螺杆菌治疗方案中最常用的基础药物。使用推荐剂量的各种 PPIs，对消化性溃疡的疗效相仿，不良反应较少，不良反应率为 1.1%～2.8%。主要有头痛、头昏、口干、恶心、腹胀、失眠。偶有皮疹、外周神经炎、血清氨基转移酶或胆红素增高等。长期持续抑制胃酸分泌，可致胃内细菌滋长。早期研究曾发现，长期应用奥美拉唑可使大鼠产生高胃泌素血症，并引起胃肠嗜铬样细胞增生或类癌。现认为这是种属特异现象，也可见于 H_2 受体阻断剂等基础胃酸抑制后。在临床应用 6 年以上的患者，血清胃泌素升高 1.5 倍，但未见壁细胞密度增加。

研究表明，PPIs 常规剂量（奥美拉唑 20mg/d、兰索拉唑 30mg/d、泮托拉唑 40mg/d，雷贝拉唑 20mg/d）治疗十二指肠溃疡（DU）和胃溃疡（GU）均能取得满意的效果，明显优于 H_2 受体拮抗剂，且 5 种 PPI 的疗效相当。对于 DU，疗程一般为 2～4 周，2 周愈合率平均为 70% 左右，4 周愈合率平均为 90% 左右；对于 GU，疗程一般为 4～8 周，4 周愈合率平均为 70% 左右，8 周愈合率平均为 90% 左右。其中雷贝拉唑在减轻消化性溃疡疼痛方面优于奥美拉唑且耐受性好。雷贝拉唑在第 4 周对 DU 和第 8 周对 GU 的治愈率与奥美拉唑相同，但雷贝拉唑对 24 小时胃内 pH >3 的时间明显长于奥美拉唑 20mg/d 治疗的患者，能够更快、更明显地改善症状，6 周时疼痛频率和夜间疼痛完全缓解更持久且有很好的耐受性。埃索美拉唑是奥美拉做的 S-异构体，相对于奥美拉唑，具有更高的生物利用度，给药后吸收迅速，1～2 小时即可达血药峰值，5d 胃内 pH >4 的平均时间为 14 小时，较奥美拉唑、兰索拉唑、泮托拉唑、雷贝拉唑明显增加。且持续抑酸作用时间更长，因此能够快速、持久缓解症状。研究表明，与奥美拉唑相比，埃索美拉唑治疗 DU 4 周的愈合率相当，但在缓解胃肠道症状方面（如上腹痛、反酸、烧心感）明显优于奥美拉唑。最新上市艾普拉唑与其他 5 种 PPIs 相比在结构上新添了一个吡咯环，吸电子能力强，与酶结合容易。相对于前 5 种 PPIs，艾普拉唑经 CYP3A4 代谢而不是经 CYP2C19 代谢，因此完全避免了 CYP2C19 基因多态性对其疗效的影响。PPIs 可抑制胃酸分泌，提高胃内 pH 值，有助于上消化道出血的预防和治疗。奥美拉唑可广泛用于胃、十二指肠病变所致的上消化道出血，泮托拉唑静脉滴注也常用于急性上消化道出血。消化性溃疡并发出血时，迅速有效地提高胃内 pH 值是治疗成功的关键。血小板在低 pH 值时不能聚集，血凝块可被胃蛋白酶溶解，其他凝血机制在低 pH 值时也受损，而 pH 值为 7.0 时胃蛋白酶不能溶解血凝块，故胃内 pH 值 7.0 时最佳。另外，静脉内使用 PPI 可使胃内 pH 值达到 6.0 以上，能有效改善上消化道出血的预后，并使再出血率、输血需要量和紧急手术率下降，质子泵抑制剂可以降低消化性溃疡再出血的风险，并可减少接受手术治疗的概率，但对于总死亡率的降低并无多少意义。消化性溃疡并发出血时静脉注射 PPIs 制剂的选择：推荐大剂量 PPIs 治疗，如埃索美拉唑 80mg 静脉推注后，以 8mg/h 速度持续输注 72 小时，适用于大量出血患者；常规剂量 PPIs 治疗，如埃索美拉唑 40mg 静脉输注，每 12 小时 1 次，实用性强，适于基层医院开展。

目前国内上市的 PPIs 有奥美拉唑（omeprazole）、兰索拉唑（lansoprazole）、泮托拉唑（pantoprazole）、雷贝拉唑（rabeprazole）、埃索美拉唑（esomeprazole），以及最近上市的艾普拉唑（ilaprazole）。第一代 PPIs（奥美拉唑、泮托拉唑和兰索拉唑）依赖肝细胞色素 P450 同工酶（CYP2C19 和 CYP3A4）进行代谢和清除，因此，与其他经该同工酶进行代谢和清除的药物有明显的相互作用。由于 CYP2C19 的基因多态性，导致该同工酶的活性及第一代 PPIs 的代谢表型发生了变异，使不同个体间的 CYP2C19 表现型存在着强代谢型（EM）和弱代谢型（PM）之分。另外，抑酸的不稳定性、发挥作用需要浓聚和酶的活性、半衰期短等局限性影响了临床的应用；影响疗效因素多（如易受进餐和给药时间、给药途径的影响）；起效慢、治愈率和缓解率不稳定，甚至一些患者出现奥美拉唑耐药或失败；不能克服夜间酸突破等，由此可见，第一代 PPIs 的药效发挥受代谢影响极大，使疗效存在显著的个体差异。第二代 PPIs（雷贝拉唑、埃索美拉唑、艾普拉唑）则有共同的优点，起效更快，抑酸效果更好，能 24 小时持续抑酸，个体差异少，与其他药物相互作用少。新一代 PPIs 的进步首先是药效更强，这和化学结构改变有关，如埃索美拉唑是奥美拉唑中作用强的 S-异构体，把药效差的 L-异构体剔除后，其抑酸作用大大增强。而艾普拉唑结构上新添的吡咯环吸电子能力强，与酶结合容易，艾普拉唑对质子泵的抑制活性是奥美拉唑的 16 倍，雷贝拉唑的 2 倍；其次新一代 PPI 有药代动力学方面优势，如雷贝拉唑的解离常数（pKa）值较高，因此在壁细胞中能更快聚积，更快和更好地发挥作用。再次，新一代 PPIs 较少依赖肝 P450 酶系列中的 CYP2C19 酶代谢。另外，第二代 PPIs 半衰期相对较长，因此保持有效血药浓度时间较长，抑酸作用更持久，尤其是新上市的艾普拉唑，半衰期为 3.0~4.0 小时，为所有 PPIs 中最长的，因而作用也最持久（表 4-3）。

2. **保护胃黏膜药物**

替普瑞酮、铝碳酸镁、硫糖铝、胶体枸橼酸铋、马来酸伊索拉定（盖世龙）、蒙托石、麦滋林、谷氨酰胺胶囊等均有不同程度制酸、促进溃疡愈合作用。

表 4-3 常用抗酸分泌药物（剂量 mg）

药物	每次剂量	治疗溃疡标准剂量	根除 H.pylori 标准剂量
PPIs			
奥美拉唑	20	20qd	20bid
兰索拉唑	30	30qd	30bid
泮托拉唑	40	40qd	40bid
雷贝拉唑	10	10qd	10bid
埃索美拉唑	20	20qd	20bid
H_2-RAs			
西咪替丁	400 或 800	400bid 或 800qn	
雷尼替丁	150	150bid 或 300qn	
法莫替丁	20	20bid 或 40qn	

（三）根除幽门螺杆菌治疗

对幽门螺杆菌感染引起的消化性溃疡，根除幽门螺杆菌不但可促进溃疡愈合，而且可以预防溃疡复发，从而彻底治愈溃疡。因此，凡有幽门螺杆菌感染的消化性溃疡，无论初发或复发、活动或静止、有无并发症，均应予以根除幽门螺杆菌治疗。在根除幽门螺杆菌疗程结束后，继续给予一个常规疗程的抗溃疡治疗，如 DU 患者予 PPIs 常规剂量、每日 1 次、总疗程 2～4 周，CU 患者 PPk 常规剂量、每日 1 次、总疗程 4～6 周，是最理想的。这在有并发症或溃疡面积大的患者尤为必要，但对无并发症且根除治疗结束时症状已得到完全缓解者，也可考虑停药。

（四）NSAID 溃疡的治疗、复发预防及初始预防

对服用 NSAIDs 后出现的溃疡，如情况允许应立即停用 NSAIDs，如病情不允许可换用对黏膜损伤少的 NSAIDs 如特异性 COX-2 抑制剂（如塞来昔布）。对停用 NSAIDs 者，可予常规剂量常规疗程的 H_2-RA 或 PPIs 治疗；对不能停用 NSAIDs 者，应选用 PPIs 治疗运载能力（H_2-RA 疗效差）。因幽门螺杆菌和 NSAIDs 是引起溃疡的两个独立因素，因此应同时检测幽门螺杆菌，如有幽门螺杆菌感染应同时根除幽门螺杆菌。溃疡愈合后，如不能停用 NSAIDs，无论幽门螺杆菌阳性还是阴性都必须继续 PPIs 或米索前列醇长程维持治疗以预防溃疡复发。对初始使用 NSAIDs 的患者是否应常规给药预防溃疡的发生仍有争论。已明确的是，对于发生 NSAIDs 溃疡并发症的高危患者，如既往有溃疡病史、高龄、同时应用抗凝血药（包括低剂量的阿司匹林）或糖皮质激素者，应常规给予抗溃疡药物预防，目前认为 PPIs 或米索前列醇预防效果较好。

（五）难治性溃疡的治疗

首先须做临床和内镜评估，证实溃疡未愈，明确是否 H. pyLori 感染、服用 NSAIDs 和胃泌素瘤的可能性，排除类似消化性溃疡的恶性溃疡及其他病因如克罗恩病等所致的良性溃疡。明确原因者应做相应处理，如根除 H. pylori、停用 NSAIDs。加倍剂量的 PPIs 可使多数非 H.pylori 非 NSAIDs 相关的难治性溃疡愈合。对少数疗效差者，可做胃内 24 小时 pH 检测，如 24 小时中半数以上时间的 pH 小于 2，则需调整抗酸药分泌治疗药物的剂量。

（六）溃疡复发的预防

有效根除幽门螺杆菌及彻底停服 NSAIDs，可消除消化性溃疡的两大常见病因，因而能大大减少溃疡复发。对溃疡复发的同时伴有幽门螺杆菌感染复发（再感染或复燃）者，可予根除幽门螺杆菌再治疗。下列情况则需用长程维持治疗来预防溃疡复发：①不能停用 NSAIDs 的溃疡患者，无论幽门螺杆菌阳性还是阴性（如前述）；②幽门螺杆菌相关溃疡，幽门螺杆菌感染未能被根除；③幽门螺杆菌阴性的溃疡（非幽门螺杆菌、非 NSAIDs 溃疡）；④幽门螺杆菌相关溃疡，幽门螺杆菌虽已被根除，但曾有严重并发症的高龄或有严重伴随病的患者。长程维持治疗一般以 PPIs 常规剂量的半量维持，而 NSAIDs 溃疡复发的预防多用 PPIs 或米索前列醇，已如前述。半量维持疗效差者或有多项危险因素共存者，也可采用全量分两次口服维持。也可用奥美拉唑 10mg/d 或 20mg 每周 2～3 次口服维持。对维持治疗中复发的溃疡应积极寻找可除去的病因，半量维持者应改为全量，全量维持者则需改换成 PPI 治疗。维持治疗的时间长短，需根据具体病情决定，短者 3～6 月，长者 1～2 年，甚至更长时间。无并发症且溃疡复发率低的患者也可用间歇维持疗法，有间歇全量治疗和症状性自我疗法（symptomatic self control, SSc）两种服法，前者指出现典型溃疡症状时给予 4～8 周全量 PPIs 治疗，后者指出现典型溃疡症状时立即自我服药，症状消失后停药。

（七）消化性溃疡治疗的策略

对内镜或 X 线检查诊断明确的 DU 或 GU，首先要区分有无 H. pylori 感染。H. pylori 感染阳性者应首先抗 H. pylori 治疗，必要时在抗 H. pylori 治疗结束后再给予 2～4 周抗酸分泌治疗。对 H. pylori 感染阴性者包括 NSAIDs 相关性溃疡，可按过去的常规治疗，即服用任何一种 PPIs，DU 疗程为 4～6 周，CU 为 6～8 周。也可用胃黏膜保护剂替代抗酸分泌剂治疗 GU。至于是否进行维持治疗，应根据溃疡复发频率、患者年龄、服用 NSAIDs、吸烟、并发其他严重疾病、溃疡并发症等危险因素的有无，综合考虑后决定。由于内科治疗的进展，目前外科手术主要限于少数有并发症者，包括：①大量出血经内科治疗无效；②急性穿孔；③瘢痕性幽门梗阻；④胃溃疡癌变；⑤严格内科治疗无效的顽固性溃疡。

（八）预后

由于内科有效治疗的发展，预后远较过去为佳，死亡率显著下降。死亡主要见于高龄患者，死亡的主要原因是并发症，特别是大出血和急性穿孔。

第五章

肝脏疾病

第一节 肝硬化

肝硬化（hepatic cirrhosis）是一种由不同病因长期作用于肝脏引起的慢性、进行性、弥漫性肝病的终末阶段。是在肝细胞广泛坏死基础上产生肝脏纤维组织弥漫性增生，并形成再生结节和假小叶，导致肝小叶正常结构和血液供应遭到破坏。病变逐渐进展，晚期出现肝功能衰竭、门静脉高压和多种并发症，死亡率高。在我国肝硬化是消化系统常见病，也是后果严重的疾病。年发病率17/10万，主要累及20~50岁男性。城市男性50~60岁肝硬化患者的病死率高达112/10万。

一、病因

（一）病毒性肝炎

乙型、丙型和丁型肝炎病毒引起的肝炎均可进展为肝硬化，大多数患者经过慢性肝炎阶段。急性或亚急性肝炎如有大量肝细胞坏死和纤维化可以直接演变为肝硬化。我国的肝硬化患者有一半以上是由乙肝病毒引起。慢性乙型肝炎演变为肝硬化的年发生率为0.4%~14.2%。病毒的持续存在、中到重度的肝脏坏死炎症以及纤维化是演变为肝硬化的主要原因。乙型和丙型或丁型肝炎的重叠感染常可加速肝硬化的发展。

（二）慢性酒精性肝病

在欧美国家慢性酒精中毒为肝硬化最常见的原因（约50%~90%），我国较为少见（约10%），但近年来有升高趋势。长期大量饮酒可导致肝硬化。如并发乙型和丙型肝炎的感染，可加速病情的进展。

（三）非酒精性脂肪性肝病

是仅次于上述两种病因的最为常见的肝硬化前期病变。危险因素有肥胖、糖尿病、高三酰甘油血症、空回肠分流术、药物、全胃肠外营养、体重极度下降等。

（四）长期胆汁淤积

包括原发性胆汁性肝硬化和继发性胆汁性肝硬化。后者是由各种原因引起的肝外胆道长期梗阻所致。高浓度胆酸和胆红素对肝细胞的毒性作用可导致肝细胞变性、坏死、纤维化，进而发展为肝硬化。

（五）药物或毒物

长期服用对肝脏有损害的药物如对乙酰氨基酚、甲基多巴等或长期反复接触化学毒物如砷、四氯化碳等，均可引起药物性或中毒性肝炎，最后演变为肝硬化。

（六）肝脏血液循环障碍

慢性右心衰竭、慢性缩窄性心包炎和各种病因引起的肝静脉阻塞综合征（布-加综合征）、肝窦阻塞综合征（hepatic sinusoidal obstruction syndrome，HSOS）（亦称肝小静脉闭塞病，hepatic veno occlusive disease，HVOD）引起肝内长期淤血、缺氧，导致肝小叶中心区肝细胞坏死、纤维化，演变为肝硬化。

（七）遗传和代谢性疾病

由遗传和代谢疾病的肝脏病变发展成肝硬化，又称代谢性肝硬化。在我国，以由铜代谢障碍所致的肝豆状核变性（Wilson病）最多见。其他少见的由铁代谢障碍引起的血色病（hemochromatosis）、肝细胞和红细胞内缺乏半乳糖代谢所需要的半乳糖-1-磷酸-尿苷酰转换酶，造成半乳糖血症（galactose-mia）、α_1-抗胰蛋白酶（α_1-Antitrypsin，α_1-AT）基因异常引起 α_1-AT 缺乏症、酪氨酸代谢紊乱造成酪氨酸血症以及肝糖原累积症等都可引起肝硬化。

（八）免疫紊乱

自身免疫性肝病最终可发展为肝硬化。

（九）血吸虫病

血吸虫卵在门静脉分支中堆积，造成嗜酸性粒细胞浸润、纤维组织增生，导致窦前区门静脉高压，在此基础上发展为血吸虫性肝硬化。

（十）隐源性肝硬化

由于病史不详，组织病理辨认困难、缺乏特异性的诊断标准等原因未能查出病因的肝硬化，约占5%~10%。其他可能的病因包括营养不良、肉芽肿性肝损、感染等。

二、发病机制

上述各种病因均可引起肝脏的持续损伤，肝星状细胞（hepatic stellate cell，HSC）激活，细胞因子生成增加，细胞外基质（extracellular matrix，ECM）成分合成增加、降解减少，总胶原量增加为正常时的 3~10 倍，同时其成分发生变化、分布改变。胶原在 Disse 间隙沉积，导致间隙增宽，肝窦内皮细胞下基底膜形成，内皮细胞上窗孔的数量和大小减少，甚至消失，形成弥漫性屏障，称为肝窦毛细血管化（sinusoid capillarization）。肝细胞表面绒毛变平以及屏障形成，肝窦内物质穿过肝窦壁到肝细胞的转运受阻，直接扰乱肝细胞功能，导致肝细胞的合成功能障碍。肝窦变狭窄、肝窦血流受阻、肝内阻力增加影响门静脉血流动力学，造成肝细胞缺氧和养料供给障碍，加重肝细胞坏死，使始动因子得以持续起作用。肝细胞广泛坏死、坏死后的再生以及肝内纤维组织弥漫增生，导致正常肝小叶结构的破坏。肝实质结构的破坏还能引起肝内血管分流，例如从门静脉分支到肝静脉的短路，肝硬化时约1/3的肝血流分流，加重了肝细胞的营养障碍。纤维隔血管交通吻合支的产生和再生结节压迫以及增生的结缔组织牵拉门静脉、肝静脉分支，造成血管扭曲、闭塞，使肝内血液循环进一步障碍，增生的结缔组织不仅包绕再生结节，并将残存的肝小叶重新分割，形成假小叶。假小叶的肝细胞没有正常的血流供应系统，可再发生坏死和纤维组织增生。如此病变不断进展，肝脏逐渐变形、变硬，功能进一步减退，形成肝硬化。以上病变也是造成硬化的肝脏进一步发生肝功能不全和门静脉高压的基础。

三、病理与病理生理

（一）病理

1. 肝脏

病理特点是在肝细胞坏死基础上，小叶结构塌陷，弥漫性纤维化以及肝脏结构的破坏，代之以纤维包绕的异常的肝细胞结节（假小叶）和肝内血管解剖结构的破坏。1994 年国际肝病信息小组，按结节形态将肝硬化分为三类。

（1）小结节性肝硬化：酒精性和淤血性肝硬化常属此型。肉眼见肝脏体积有不同程度缩小、重量减轻、硬度增加，伴脂肪变时体积可增大。肝包膜增厚，表面高低不平，呈弥漫细颗粒状，颗粒大小相等，直径<3mm，结节间有纤细的灰白色结缔组织间隔。光镜下可见正常肝小叶结构破坏，肝实质被纤维间隔分为圆形或类圆形的肝细胞集团，称为假小叶。中央静脉位置不在小叶中央，可缺如或增多。

（2）大结节性肝硬化：是在肝实质大量坏死基础上形成的，慢性乙型肝炎和丙型肝炎基础上的肝硬化、血色病、Wikon病大多属此型。肝体积大多缩小变形，重量减轻，表面有大小不等的结节和深浅不同的塌陷区，结节直径>3mm，也可达 5cm 或更大，纤维间隔粗细不等，一般较宽。光镜下可见到大小不等、形态不规则的假小叶被厚实但宽度不等的纤维隔分割。结缔组织中有时见到几个汇管区挤在一起，常伴假胆管增生和单核细胞浸润。

（3）大小结节混合性肝硬化：大结节与小结节比例相同，α_1-AT缺乏症属此型。部分Wilson病和乙型肝炎引起的肝硬化也属此型。

2. 脾

常中等度肿大，门静脉压增高造成脾慢性淤血，脾索纤维组织增生。镜检可见脾窦扩张，窦内的网状细胞增生和吞噬红细胞现象。脾髓增生，脾动脉扩张、扭曲，有时可发生粥样硬化。脾静脉曲张，失去弹性，常并发静脉内膜炎。

3. 胃肠道

门静脉高压导致食管、胃底和直肠黏膜下层静脉曲张、淤血，进而破裂致大量出血。胃黏膜血管扩张、充血形成门脉高压性胃病，有时伴有慢性炎症。本病合并消化性溃疡者，并不少见。

4. 肾脏

慢性乙型肝炎肝硬化常可由于HBV抗原-抗体循环免疫复合物形成的免疫损伤，造成膜性、膜增殖性和系膜增殖性肾小球肾炎及肾小球硬化。门静脉高压和腹腔积液形成后，有效血容量不足导致肾小球入球动脉出现痉挛性收缩，初期可仅有血流量的减少而无显著的病理改变，但病变持续发展则可导致肾小管变性、坏死。持续的低血钾和肝功能失代偿时，胆红素在肾小管沉积，胆栓形成，也可引起肾小管变性、坏死，并导致急性肾衰竭。

5. 内分泌腺

睾丸、卵巢、肾上腺皮质、甲状腺等常有萎缩及退行性变。

（二）病理生理

1. 门静脉高压症（portal hypertension）

指门静脉压力持续升高（>5mmHg），临床上常用肝静脉楔入压与游离压之差即肝静脉压力梯度（hepatic venous pressure gradient，HVPG）来代表门静脉压力。HVPG 5~10mmHg为亚临床门脉高压，>10mmHg出现临床症状。门静脉压力取决于门静脉血流量和门静脉阻力。肝硬化引起的门脉高压是窦性和窦后性的。

（1）门静脉阻力增加：是门静脉高压发生的始动因子，主要由肝结构改变相关的机械因素引起（占70%）。包括肝窦毛细血管化导致肝窦顺应性下降；胶原在Disse间隙沉着使肝窦变狭，以及再生结节压迫肝窦和肝静脉系统导致肝窦及其流出道受阻均引起门静脉血管阻力的增加。另有30%是可调控的因素，可以通过药物进行调节。肝窦内引起血管阻力增加的因素有内源性血管收缩物质（内皮素、血管紧张素、加压素、肾上腺素、血栓素A_2以及RhoA/Rho激酶）增加和舒张因子如一氧化氮（NO）减少以及对NO反应的减弱引起星状细胞、成纤维细胞和血管平滑肌细胞收缩。

（2）门静脉血流量增加：是维持和加剧门静脉高压的重要因素，肝硬化时肝脏对去甲肾上腺素等物质清除能力降低以及交感神经兴奋，使心脏收缩增加，心排血量增加。在外周血中致胰高糖素、NO、CO、PGI_2、SH、VEGF、cGRP等扩血管因子增加。同时对缩血管物质G蛋白依赖的传导途径损害，造成了血管对缩血管物质的低反应性，导致内脏小动脉扩张，形成肝硬化患者的内脏高动力循环。另一个原因是肠道细菌的移位导致细菌产物如内毒素和TCF-α增加，造成内脏动脉扩张。此时内脏血管充血，门静脉血流量增加，静脉压力持续升高，形成门静脉高压症。晚近的研究结果提示新生血管的形成既增加了肝内阻力，又增加了内脏血流量，因此也是导致门静脉压力增高的因素。

（3）门静脉高压的后果

①侧支循环形成：门静脉高压时形成侧支循环来降低门脉压力，因此在门静脉与腔静脉之间形成许多交通支。这些交通支开放后，出现血流方向的改变，静脉扩张和迂曲。此时门静脉血可不经肝，通过侧支经腔静脉直接回右心。

主要的侧支循环有：①食管下段和胃底静脉曲张：门静脉血液通过胃左和胃短静脉、食管静脉回流到奇静脉。由于食管下段黏膜下静脉缺乏结缔组织支持，曲张静脉突出于食管腔内，该静脉距门静脉主干最近，最直接持续受门脉高压影响。当HVPG>10mmHg，可产生静脉曲张，当HVPG>12mmHg时可能发生出血。食管静脉的局部因素决定了出血的危险性，包括曲张静脉的直径、静脉壁的厚度、曲张静脉内与食管腔之间的压力梯度。而出血的严重度则取决于肝脏失代偿程度、凝血功能障碍程度、门静脉压力和曲张静脉的粗细。门静脉高压导致的胃底静脉曲张及胃底黏膜血管扩张充血、黏膜水肿糜烂（门脉高压性胃病）也是引起上消化道出血的重要原因。②腹壁静脉显露和曲张：门静脉高压时脐静脉重新开放，通过腹壁上、下静脉回流，形成脐周和腹壁静脉曲张。脐静脉起源于肝内门静脉左支，因此肝外门静脉阻塞时无脐静脉开放，亦无腹壁静脉曲张。③直肠下端静脉丛：肠系膜下静脉分支痔上静脉与回流髂静脉的痔中、下静脉吻合，形成肛管直肠黏膜下静脉曲张，易破裂产生便血。此外，所有腹腔脏器与腹膜后或腹壁接触、黏着的部位，均可能有侧支循环的建立。侧支循环建立后不仅可引起消化道出血，还由于大量门静脉血不经肝脏而流入体循环，一方面使肝细胞营养进一步障碍，坏死增加，代谢障碍；另一方面对毒素清除减少，易产生内毒素血症和引起肝性脑病，内毒素血症可促使 NO 合成增加，进一步加重高动力循环。门静脉高压引起的胃肠道淤血、胃肠黏膜水肿可引起胃肠道分泌吸收功能紊乱，产生食欲缺乏、消化吸收不良、腹泻、营养不良等后果。

②腹腔积液形成：见下文"腹腔积液"。

③脾肿大：门静脉高压时脾淤血肿胀，可引起脾功能亢进（hypersplenism）。表现为外周血红细胞、白细胞和血小板降低，加上患者由于肝细胞合成功能障碍，凝血因子尤其是凝血酶原合成减少，患者易有出血倾向。

2. 腹腔积液

（1）腹腔积液形成机制：液体潴留在腹腔形成腹腔积液（ascites），是多种因素综合作用的结果。门静脉高压是引起腹腔积液的主要原因，血清白蛋白减少导致的胶体渗透压降低是引起腹腔积液的重要因素。内脏动脉扩张导致有效动脉循环血容量下降，激活交感神经系统、肾素 – 血管紧张素 – 醛固酮系统，造成肾血管收缩，是最终造成水和电解质失衡的原因。

①门静脉压力增高：正常时肝窦压力十分低（0~2mmHg），门静脉高压时，肝窦静水压升高（门脉压力>10mmHg，是腹腔积液形成的基本条件），大量液体流到 Disse 间隙，造成肝脏淋巴液生成过多，肝硬化患者常为正常人的 20 倍，当胸导管不能引流过多的淋巴液时，就从肝包膜直接漏入腹腔形成腹腔积液。肝窦压升高还可引起肝内压力受体激活，通过肝肾反射，减少肾对钠的排泄，加重了水钠潴留。

②内脏动脉扩张：肝硬化早期阶段，内脏血管扩张，通过增加心排血量和心率等，将有效血容量维持在正常范围。肝硬化进展期，内脏动脉扩张更明显，导致有效循环血容量明显下降，动脉压下降，进而激活交感神经系统、肾素 – 血管紧张素 – 醛固酮系统、增加抗利尿激素（ADH）释放来维持动脉压，造成肾血管收缩和钠水潴留。门脉高压与内脏血管扩张相互作用，改变了肠道的毛细血管压力和通透性，有利于液体在腹腔积聚。

③血浆胶体渗透压降低：肝硬化患者摄入减少，肝储备功能下降，合成白蛋白的能力下降，导致血浆白蛋白降低，进而血浆胶体渗透压降低，大量的液体进入组织间隙，形成腹腔积液。

④其他因素：肝硬化患者的内毒素血症和炎症也可导致毛细血管通透性增加。血浆中心钠素相对不足和机体对其敏感性降低、雌激素灭活减少、抗利尿激素分泌增加导致的排水功能障碍和前列腺素分泌减少，造成肾血管收缩，肾脏灌注量下降，肾血流量重新分布，均与腹腔积液的形成和持续存在有关。

腹腔积液可经壁腹膜吸收，最大速率 900ml/d，吸收的腹腔积液经肠淋巴管引流或经内脏毛细血管重吸收。由于淋巴系统已超负荷，内脏毛细血管循环因 Starling 力的作用吸收有限，加上肝硬化患者常有腹膜增厚，吸收率下降。腹腔积液生成增加而吸收下降，使腹腔积液逐渐增多。

（2）自发性细菌性腹膜炎形成机制：在腹内无感染源的情况下，腹腔积液自发性感染导致自发性细菌性腹膜炎（spontaneous bacterial peritonitis，SBP）和内毒素血症。肝硬化患者肠道细菌过度生长和肠壁通透性增加，肠壁局部免疫防御功能下降，使肠腔内细菌发生易位经过肠系膜淋巴结进入循环系统产生菌血症。由于患者网状内皮系统活性减弱，以及腹腔积液中调理素、免疫球蛋白、补体及白蛋白下降导致腹腔积液感染。

3. 内分泌系统

（1）主要表现为性激素紊乱，由于肝细胞功能衰竭以及门体分流使主要在肝脏灭活的雌激素水平增高，在外周组织例如皮肤、脂肪组织、肌肉中雄激素转换为雌激素的转换率增高。患者出现肝掌、蜘蛛痣以及男性乳房发育。

（2）甲状腺激素：由于肝病时 5'—脱碘酶活性降低，T_4 转化为 T_3 减少，反 T_3（rT_3）形成增加，肝硬化患者临床上可致生化性低 T_3 综合征，血清总 T_3、游离 T_3 减低，游离 T_4 正常或偏高，严重者 T_4 也降低。上述改变与肝病严重程度之间具有相关性。此外，肝硬化血氨增高时，多巴胺类物质减少，可使 TSH 水平增高。

（3）肾上腺皮质功能：肝硬化特别是有并发症的患者常伴有肾上腺皮质功能不全（adrenal insufficiency），并随着疾病的进展，严重度增加。

4. 呼吸系统

（1）肝性胸腔积液：腹腔积液患者常伴胸腔积液，其性质与腹腔积液相同，称为肝性胸腔积液（hepatic hydrothorax）。其发生机制可能由于腹压增高，膈肌腱索部变薄，形成胸腹间通道。由于胸腔负压，腹腔积液由孔道进入胸腔。也可能与低蛋白血症引起胸膜毛细血管胶体渗透压降低，胸腔积液滤出增加，吸收降低以及奇静脉、半奇静脉压力增高、肝淋巴回流增加，导致胸膜淋巴管扩张、淤积、破坏，淋巴液外溢形成胸腔积液有关。胸腔积液以右侧多见。

（2）门脉性肺动脉高压：门脉高压患者中 2%~5% 有继发性肺动脉高压，称为门脉性肺动脉高压（portopulmonaryhypertension）。由于肺动脉收缩、肺动脉内膜纤维化和微小血栓形成所致。

（3）肝肺综合征：肝肺综合征（hepato pulmonary syndrome，HPS）是进展性肝病、肺内血管扩张、低氧血症/肺泡-动脉氧梯度增加（>20mmHg）组成的三联征，肝脏对肺部扩血管活性物质灭活能力降低和肺部 NO 增多，引起肺血管阻力降低，出现肺内血管尤其是肺前毛细血管或毛细血管扩张、使氧分子难以弥散到毛细血管中去，难以与血红蛋白氧合，引起低氧血症/肺泡-动脉氧梯度增加。

5. 泌尿系统

由于肾血管的极度收缩导致的肾皮质灌注不足导致肾衰竭称肝肾综合征（hepatorenal syndrome，HRS），是终末期肝硬化最常见而严重的并发症。肝硬化患者肝窦压升高，NO 增加，造成内脏动脉扩张，有效血容量不足，反射性激活肾素-血管紧张素和交感系统产生肾动脉极度收缩，造成肾内血供过度不足，产生肝肾综合征。肝肾综合征时，患者虽然有肾功能不全，但是肾脏可无组织学上改变，是可逆的循环相关性肾衰竭。

6. 血液系统

常表现为门静脉高压导致的脾肿大和脾功能亢进。外周血全血细胞减少。由于肝脏合成障碍导致凝血因子合成减少，凝血酶原时间延长。血小板有质与量的降低，因此，患者常有贫血及出血倾向。

7. 心血管系统

心排血量和心率增加、内脏血管扩张形成高动力循环。由于 β-肾上腺能受体信号传导降低，跨膜电流和电机械耦合的改变，NO 产生过多和大麻素-1 受体刺激上调出现心肌收缩和舒张功能不全，导致肝硬化性心肌病。

8. 神经系统出现肝性脑病。

四、临床表现

起病常隐匿，早期可无特异性症状、体征，根据是否出现腹腔积液可将肝硬化分为代偿期和失代偿期。

（一）代偿期肝硬化

10%~20% 代偿期肝硬化患者可无症状。常在影像学、组织学检查时发现。其他患者可有食欲缺乏、乏力、消化不良、腹泻等非特异性症状。临床表现同慢性肝炎，鉴别常需依赖肝脏病理。

（二）失代偿期肝硬化

出现腹腔积液是肝硬化患者进入失代偿期的标志。

1. 症状

（1）食欲缺乏：为最常见症状，在进展性肝病患者中十分明显，有时伴恶心、呕吐。

（2）乏力：为早期症状之一，其程度自轻度疲倦感到严重乏力，常与肝病活动程度一致。

（3）腹胀：为常见症状，可能由于低钾血症、胃肠胀气、腹腔积液和肝脾大所致。

（4）腹痛：常常为肝区隐痛，与肝大累及包膜有关。有脾周围炎时，可有左上腹疼痛。也可由于伴发溃疡病及胆道、肠道或腹腔积液感染引起。

（5）腹泻：较普遍，常与肠壁水肿、吸收不良和肠腔菌群失调有关。

（6）体重减轻：为多见症状，晚期患者伴腹腔积液及水肿时会使体重减轻不明显。

（7）出血倾向：凝血功能障碍可出现牙龈、鼻腔出血、皮肤黏膜紫斑或出血点，女性常有月经过多。

（8）内分泌系统失调：男性有性功能减退、乳房发育，女性常有闭经及不孕。肝硬化患者的糖尿病发病率增加，表现为高血糖、糖耐量试验异常、高胰岛素血症和外周性胰岛素抵抗。进展性肝硬化伴严重肝细胞功能衰竭患者常发生低血糖。

2. 体征

患者常呈慢性病容，面色黝黑，面部有毛细血管扩张、口角炎等。皮肤表现常见蜘蛛痣、肝掌，可出现男性乳房发育，胸、腹壁皮下静脉可显露或曲张，甚至在脐周静脉突起形成水母头状，曲张静脉上可听到静脉杂音。黄疸常提示病程已达到中期，随着病变进展而加重。1/3患者常有不规则发热，与病情活动及感染有关。腹部移动性浊音阳性。肝性胸腔积液常见于右侧（占85%），但也有双侧甚至仅为左侧。

肝脏在早期肿大，晚期坚硬缩小、肋下常不易触及。胆汁淤积和静脉回流障碍引起的肝硬化晚期仍有肝大。35%~50%患者有脾大，常为中度，少数重度。

3. 并发症的临床表现

（1）食管胃底静脉破裂出血：急性出血患者出现呕血、黑便，严重者休克。死亡率平均为32%，是肝硬化较为常见和严重的并发症。

（2）自发性细菌性腹膜炎（spontaneous bacterial peritonitis，SBP）：住院的腹腔积液患者中发生率为10%~30%。常表现为短期内腹腔积液迅速增加，对利尿药无反应，伴腹泻、腹痛、腹胀、发热，腹壁压痛和反跳痛。少数患者伴血压下降、肝功能恶化或门体分流性脑病加重。

（3）原发性肝癌：进行性肝大，质地坚硬如石，表面结节状。

（4）肝肾综合征：顽固性腹腔积液基础上出现少尿、无尿以及恶心等氮质血症时的临床表现。常伴黄疸、低蛋白血症、肝性脑病；无蛋白尿。临床有两种类型：Ⅰ型，进展性肾功能损害，2周内肌酐成倍上升；Ⅱ型，肾功能缓慢进展性损害。

（5）肝肺综合征：终末期肝病患者中发生率为13%~47%。患者可出现杵状指、发绀、蜘蛛痣。

（6）肝性脑病：扑翼样震颤、谵妄进而昏迷。

（7）门静脉血栓形成：发生率为10%~25%，大多在筛查时发现。43%为慢性型，血栓缓慢形成，无明显临床症状；38%出现食管静脉或门脉高压性胃病出血；18%可出现剧烈腹痛，其中70%小肠梗死（intestinal infarction）。

（8）肝硬化性心肌病：没有其他已知的心脏疾病的肝硬化患者，在应激情况下（行创伤性措施如外科手/TIPS），心脏收缩反应损害和（或）舒张功能不全以及电生理异常（如Q-T间期延长），发生心功能不全甚至猝死，称为肝硬化性心肌病（cirrhotic cardiomyopathy）。综上所述，肝硬化早期表现隐匿，晚期的临床表现可以归结为：①门脉高压的表现，如侧支循环、脾大、脾功能亢进、腹腔积液等；②肝功能损害所致的蛋白合成功能降低（包括白蛋白、凝血酶原）、黄疸、内分泌失调及皮肤表现等；③并可出现并发症相关的临床表现。

五、辅助检查

（一）实验室检查

1. 血常规

代偿期多在正常范围。失代偿期由于出血、营养不良、脾功能亢进可发生轻重不等的贫血。有感染时白细胞可升高，脾功能亢进者白细胞和血小板均减少。

2. 尿液检查

尿常规一般在正常范围，乙型肝炎肝硬化并发乙肝相关性肾炎时尿蛋白阳性。胆汁淤积引起的黄疸尿胆红素阳性，尿胆原阴性。肝细胞损伤引起的黄疸，尿胆原亦增加。腹腔积液患者应常规测定 24 小时尿钠、尿钾。

3. 粪常规

消化道出血时出现肉眼可见的黑便和血便，门脉高压性胃病引起的慢性出血，粪隐血试验阳性。

4. 肝功能检查

（1）血清胆红素：失代偿期可出现结合胆红素和总胆红素升高，胆红素的持续升高是预后不良的重要指标。

（2）蛋白质代谢：肝脏是合成白蛋白的唯一场所，在没有蛋白丢失的情况（如蛋白尿）时，血清白蛋白量常能反映肝脏储备功能。在肝功能明显减退时，白蛋白合成减少。正常值为 35～55g/L，白蛋白低于 28g/L 为严重下降。肝硬化时由于损伤的肝细胞不能清除从肠道来的抗原，或后者经过门体分流直接进入体循环，刺激脾中 B 淋巴细胞产生抗体，形成高球蛋白血症。白蛋白与球蛋白比例降低或倒置。蛋白电泳可显示白蛋白降低，γ-球蛋白显著增高，β-球蛋白轻度升高。血清前白蛋白（prealbumin）也由肝合成，当肝细胞受损伤尚未引起血清白蛋白下降时，血清前白蛋白则已明显下降。肝硬化患者可下降 50% 左右。

（3）凝血酶原时间：是反映肝脏储备功能的重要预后指标，晚期肝硬化及肝细胞损害时明显延长，如用维生素 K 后不能纠正，更说明有功能的肝细胞减少。

（4）血清酶学检查：①转氨酶：肝细胞受损时，ALT 升高，肝细胞坏死时，AST 升高。肝硬化患者这两种转氨酶不一定升高，但肝硬化活动时可升高。酒精性肝硬化患者 AST/ALT ≥ 2。② γ-CT：90% 肝硬化患者可升高，尤其以原发性胆汁性肝硬化（PBC）和酒精性肝硬化升高更明显。并发肝癌时明显升高。③ ALP：70% 的肝硬化患者可升高，并发肝癌时常明显升高。④胆碱脂酶（ChE）：肝硬化失代偿期 ChE 活力明显下降，其降低程度与血清白蛋白大致平行，若 ChE 极度降低者示预后不良。

（5）反映肝纤维化的血清学指标：肝纤维化的血清标志物可以分为直接标志和间接标志。几种直接标志用于评价和检测血清内细胞外基质（如透明质酸、Ⅳ型胶原、Ⅲ型前胶原、层黏连蛋白、YKL-40）以及参与纤维化发生和溶解过程的酶和细胞因子，如基质金属蛋白酶（MMPs）和组织基质金属蛋白酶抑制剂（TIMPs）。非直接的标志包括肝功能和肝脏炎症的标志，并且一般来说是可常规获得的检测，如凝血酶原时间、血清胆红素、血小板计数、转氨酶，但也包括载脂蛋白 A1 和 α$_2$-巨球蛋白。这些指标单独来看均没有足够的鉴别力以替代肝活检，如Ⅲ型前胶原氨基末端肽（P-Ⅲ-P）、Ⅳ型胶原、透明质酸等，肝纤维化发生时以上各项指标可升高，主要反映 ECM 转换，不反映已经沉积的基质含量，并受多种因素影响，不能作为确诊肝纤维化/肝硬化的指标。联合不同的血清标志可显著改善其性能，如已专利化并投入市场的 Fibrotest，这些联合检测标志的数学模型以及联合其他无创方法如瞬时弹性扫描的应用，有助于评估肝纤维化/肝硬化程度和可减少肝穿刺的需要。

（6）脂肪代谢：代偿期患者血中胆固醇正常或偏低，失代偿期总胆固醇特别是胆固醇酯明显降低。

（7）定量肝功能试验：①吲哚菁绿试验（ICG）：检测肝细胞对染料清除情况以反映肝细胞储备功能，是临床初筛肝病患者较有价值和实用的试验。患者空腹静脉抽血后注射 ICG 0.5mg/kg，注射后 15min 对侧手臂静脉血测滞留率。正常值为 10% 以下，肝硬化患者 ICG 滞留率明显升高，甚至达 50% 以上。

②其他：包括利多卡因代谢产物生成试验、氨基比林呼气试验、半乳糖耐量试验、色氨酸耐量试验、咖啡因清除试验等。

（8）血氨：动脉血氨的测定对肝性脑病有辅助诊断的价值。

5. 血清电解质

对于判断患者有无电解质紊乱以及治疗有重要意义。

6. 甲胎蛋白（AFP）

肝硬化活动时，AFP 可升高。合并原发性肝癌时明显升高，如转氨酶正常 AFP 持续升高，须怀疑原发性肝癌。

7. 病毒性肝炎标记的测定

疑肝硬化者须测定乙、丙、丁肝炎标记以明确病因。肝硬化有活动时应作甲、乙、丙、丁、戊型标记及 CMV、EB 病毒抗体测定，以明确有无重叠感染。

8. 血清免疫学检查

血清抗线粒体抗体阳性提示 PBC（阳性率 95%），抗平滑肌抗体、抗核抗体阳性提示自身免疫性肝炎。

9. 血清铜蓝蛋白

肝豆状核变性时明显降低（<200mg/L），伴尿铜增加（>100μg/24h），年龄 <40 岁的肝损伤患者应检查血清铜蓝蛋白排除此病。

（二）影像学检查

1. 超声检查

肝硬化的声像图根据病因、病变阶段和病理改变轻重不同而有差异。超声检查可发现肝表面不光滑或凹凸不平；肝叶比例失调，多呈右叶萎缩和左叶、尾叶增大；肝实质回声不均匀增强，肝静脉管腔狭窄、粗细不等。此外，还有门脉高压症的声像图改变，表现为脾大、门静脉扩张和门脉侧支开放，部分患者还可探及腹腔积液。多普勒检查可发现门脉侧支开放、门静脉血流速率降低和门静脉血逆流等改变。对门静脉血栓形成和肝癌等肝硬化的并发症也有较高的诊断价值。超声造影检查对鉴别肝硬化结节和肝癌有较高的诊断价值。晚近，通过检测超声和低频弹性波的瞬时弹性记录仪（transient elastography，fibroscan）可以测定肝弹性变化，从而反映肝硬度的变化，有助于肝硬化的诊断。

2. CT

肝硬化的影像学与超声检查所见相似，表现为肝叶比例失调、肝裂增宽和肝门区扩大，肝脏密度高低不均。此外，还可见脾大、门静脉扩张和腹腔积液等门脉高压症表现。对于肝硬化和原发性肝癌的鉴别十分有用。

3. 磁共振成像（MRI）

磁共振成像除与 CT 相似外，对鉴别肝硬化结节、肝癌结节更优于 CT 检查。磁共振血管成像（MRA）可代替血管造影显示门脉血管变化和门脉血栓。用于门静脉高压病因的鉴别以及肝移植前对门脉血管的评估。

4. 放射性核素显像

经放射性核素 ^{99m}Tc 扫描测定的心/肝比值能间接反映门静脉高压和门体分流程度，对诊断有一定意义，正常值 0.26，肝硬化患者一般在 0.6 以上，伴门脉高压者常 >1。

5. 上消化道钡餐摄片

可发现食管及胃底静脉曲张征象，食管静脉曲张呈现虫蚀状或蚯蚓状充盈缺损，胃底静脉曲张呈菊花样缺损。但诊断的敏感性不如胃镜检查。

（三）特殊检查

1. 内镜

胃镜可直接观察并确定食管及胃底有无静脉曲张，了解其曲张程度和范围，并可确定有无门脉高压性胃病。存在食管及胃底静脉曲张是门静脉高压最可靠的指标，一旦出现曲张静脉即可诊断门静脉高压。结肠镜可在结肠发现异位静脉曲张；胶囊内镜和小肠镜可发现小肠异位静脉曲张，从而找出下消化道出血原因。

2. 肝穿刺

1s 钟快速穿刺、超声指引下或腹腔镜直视下肝穿刺，取肝组织作病理检查，对肝硬化，特别是早期肝硬化确定诊断和明确病因有重要价值。凝血酶原时间延长及有腹腔积液者可经颈静脉、肝静脉作活检，安全、并发症少。

3. 腹腔镜

可见肝脏表面高低不平，有大小不等的结节和纤维间隔，边缘锐利不规则，包膜增厚，脾大，圆韧带血管充血和腹膜血管曲张，腹腔积液原因诊断不明确时，腹腔镜检查有重要价值。

4. 门静脉测压

经颈静脉测定肝静脉楔入压和肝静脉游离压，两者差为肝静脉压力梯度（hepatic vein pressure gradient, HVPG），是门静脉压力最佳的替代指标。正常值<5mmHg，纤维化 3～4 级的患者，HVPG 几乎都≥6mmHg，HVPG 8～10mmHg 是发生腹腔积液的阈值，食管静脉曲张及出血者均>12mmHg。门静脉压力的测定是评价降门脉压力药物疗效的金标准，HVPG 可以预测并发症和死亡率，对进展到失代偿期的预测能力优于 Child–Pugh 和 MELD 评分。

5. 腹腔积液检查

所有新出现的腹腔积液者、进展性肝硬化或上消化道出血伴腹腔积液者以及腹腔积液稳定的患者病情突然恶化，都应作诊断性穿刺。目的在于明确腹腔积液是否由肝硬化引起，如果血清–腹腔积液白蛋白梯度（serum–ascites albumin gradient, SAAG）11 g/L 提示腹腔积液由肝硬化门静脉高压所致。此时还应寻找是否存在导致腹腔积液增加的原因，如 SBP 等。检查内容包括：腹腔积液的性质，如颜色、比重、蛋白含量、细胞分类以及腺苷脱氨酶（ADA）、血与腹腔积液 LDH 比值、细菌培养和内毒素测定。腹腔积液培养应在床旁进行，使用血培养瓶，包括需氧、厌氧两种。每个培养瓶接种的腹腔积液至少 10ml。

六、诊断与鉴别诊断

（一）肝硬化的诊断与鉴别诊断

1. 肝硬化诊断的主要依据①病史：以了解肝硬化病因。应详细询问肝炎史，饮酒史、药物史、输血史、社交史及家族遗传性疾病史。②症状体征：根据上述临床表现逐条对患者进行检查，确定是否存在门脉高压和肝功能障碍表现。③肝功能试验：血清白蛋白降低，胆红素升高，凝血酶原时间延长提示肝功能失代偿，定量肝功能试验也有助于诊断。④影像学检查：B 超、CT 有助于本病诊断。完整的诊断应包括病因、病理、功能和并发症四个部分。

（1）病因诊断：明确肝硬化的病因对于估计患者预后及进行治疗密切相关。根据上述各种病因作相关检查以排除及确定病因诊断，如应检测病毒性肝炎标志物排除由肝炎引起的肝硬化，怀疑 Wilson 病应由眼科检查 K-F 环，测定血清铜蓝蛋白、尿铜、血铜等。

（2）病理诊断：肝活组织检查可明确诊断及病理分类，特别在有引起肝硬化的病因暴露史，又有肝脾大但无其他临床表现、肝功能试验正常的代偿期患者，肝活检常可明确诊断。

（3）肝脏储备功能诊断：可用 Child–Pugh 分级（Child–Pugh classification）来评定。

2. 鉴别诊断

（1）肝、脾大：与血液病、代谢性疾病的肝脾大鉴别。必要时做作肝活检。

（2）腹腔积液的鉴别诊断：应确定腹腔积液的程度和性质，与其他原因引起的腹腔积液鉴别。肝硬化腹腔积液为漏出液，SAAG>11g/L；并发自发性腹膜炎为渗出液，以中性粒细胞增多为主，但 SAAC 仍>11g/L。结核性和肿瘤性腹腔积液 SAAG<11g/L。结核性腹膜炎为渗出液伴 ADA 增高。肿瘤性腹腔积液比重介于渗出液和漏出液之间，腹腔积液 LDH/血 LDH>1，可找到肿瘤细胞。腹腔积液检查不能明确诊断时，可做腹腔镜检查，常可明确诊断。

（二）并发症的诊断与鉴别诊断

1. 食管

胃静脉破裂出血表现为呕血、黑便，常为上消化道大出血。在大出血暂停、血压稳定后，急症胃镜检查（一般在入院后 12～48 小时）可以明确出血部位和原因，鉴别是胃食管静脉破裂出血还是门静脉高压性胃病或溃疡病引起。如由静脉曲张引起，需进一步检查明确静脉曲张由单纯肝硬化引起还是由门脉血栓或癌栓引起的门静脉高压。

2. 感染

发热的肝硬化患者需要确定有无感染以及感染的部位和病原。应摄胸片，作痰培养、中段尿培养、血培养，有腹腔积液者进行腹腔积液检查，以明确有无肺部、胆道、泌尿道及腹腔积液感染。患者在短期内腹腔积液迅速增加，伴腹痛、腹胀、发热，腹腔积液检查白细胞数>$500×10^6$/L 或中性粒细胞数

>250×10⁶/L，如能排除继发性感染者，即可诊断SBP。腹腔积液和血鲎试验以及血细菌培养可阳性，常为革兰阴性菌。少数患者可无腹痛，患者可出现低血压或休克（革兰阴性菌败血症）。鉴别诊断应除外继发性腹膜炎、内脏破裂或脓肿。继发性腹膜炎的特点是腹腔积液中性粒细胞数 >10 000×10⁶/L，糖 <0.5g/L，蛋白 >10g/L，抗生素治疗无效，腹腔积液可分离出2种以上病原体，以及不常见病原体如厌氧菌及真菌。

3. 肝肾综合征

顽固性腹腔积液患者出现少尿、无尿、氮质血症、低血钠、低尿钠，考虑出现肝肾综合征。国际腹腔积液协会诊断标准：①肝硬化腹腔积液；②血清肌酐 >133μmol/L（1.5mg/d），Ⅰ型HRS 2周内；血清肌酐成倍上升，>226μmol/L（2.5mg/dl）；③停止使用利尿药和使用白蛋白 [1g/（kg·d），最多100g/d] 扩容治疗后2d，血清肌酐水平无改善（降低到133μmol/L或以下）；④未出现休克，或近期使用过肾毒性或血管扩张药物；⑤无肾实质病变（蛋白尿 >500mg/d），无微小血尿（红细胞 >50/Hp）和（或）无超声波肾脏异常发现。应当注意的是应与由于利尿药、乳果糖过度使用、非甾体类抗炎药、环孢素A和氨基糖苷类药物的应用引起的医源性肾衰区分开来。

4. 原发性肝癌

患者出现肝大、肝区疼痛、有或无血性腹腔积液、无法解释的发热要考虑此症，血清甲胎蛋白持续升高而转氨酶正常或B超提示肝占位病变时应高度怀疑，CT或MR可确诊。

5. 肝性脑病

临床上肝性脑病包括轻微型肝性脑病（minimal hepatic encephalopathy，MHE）和显性肝性脑病，MHE是肝性脑病的初级阶段。MHE缺乏临床/神经学方面的症状，只能通过神经心理学方法检测一些认知方面的缺陷以进行诊断。而显性肝性脑病具有明显的神经精神改变所产生的临床表现，诊断的重点是脑病的分级及与非肝性脑病所致的意识改变相鉴别。

MHE是指肝硬化患者无明显的临床症状，但却有认知功能或神经心理学的异常。MHE患者的工作能力、安全驾驶能力以及与健康相关的生活质量均有明显下降，有研究结果显示：一旦被确诊为MHE，大于50%的患者在30个月内会发展成为显性肝性脑病。MHE是指肝硬化患者无明显的临床症状，但却有认知功能或神经心理学的异常。MHE患者的工作能力、安全驾驶能力以及与健康相关的生活质量均有明显下降，有研究结果显示：一旦被确诊为MHE，大于50%的患者在30个月内会发展成为显性肝性脑病。

有研究结果显示：肝性脑病患者在注意力集中及分类方面的缺陷较明显，肝性脑病心理学评分（psychometric hepatic encephalopathy score，PHES）和控制抑制试验（inhibitory control test，ICT）诊断低级别肝性脑病的敏感度及特异度较高，而可重复性成套神经心理状态测验和临界闪烁频率的特异度较差。因此，对于低级别肝性脑病患者可应用PHES或ICT进行神经心理学检查以便对其进行分级。

显性肝性脑病：显性肝性脑病是指患者具有明显的神经精神的异常及行为的改变。显性肝性脑病的诊断主要是基于患者有临床上可检查出的神经学症状，主要包括两方面的症状：异常的精神状态（主要通过West-Haven标准定义）和异常的神经运动功能（包括反射亢进、肌张力增强、肌阵挛及扑翼样震颤）。显性肝性脑病：显性肝性脑病是指患者具有明显的神经精神的异常及行为的改变。显性肝性脑病的诊断主要是基于患者有临床上可检查出的神经学症状，主要包括两方面的症状：异常的精神状态（主要通过West-Haven标准定义）和异常的神经运动功能（包括反射亢进、肌张力增强、肌阵挛及扑翼样震颤）。

6. 肝肺综合征

有上述HPS临床表现，立位呼吸室内空气时动脉氧分压 <70mmHg 或肺泡—动脉氧梯度 >20mmHg。下述试验提示肺血管扩张有助于作出诊断：①超声心动图气泡造影左心房有延迟出现的微气泡（心跳4~6次后）；②肺扫描阳性。前者敏感性高，后者特异性高。HPS应与肺动脉高压相鉴别，后者有进行性呼吸困难，而发绀少见。心前区疼痛，体检肺动脉瓣区第2心音亢进，杂音向胸骨左缘传导，X线显示心脏扩大，心脏超声提示右室肥厚，心导管检查可确诊。

7. 肝硬化性心肌病

2005年世界胃肠病会议的诊断标准为：患者有隐匿性收缩功能不全，表现在运动、血容量变化、药物刺激时，心排血量的增加受阻，休息时射血分数（ejection fraction，EF）<55%；舒张功能不全，表现为

E/A 比例 <1.0、减速时间延长（>200msec）、等容舒张时间延长（>80msec）；以及有 Q-T 间期延长、左心房扩大等。

七、治 疗

（一）治疗原则

肝硬化治疗应该是综合性的，首先针对病因进行治疗，如酒精性肝硬化患者必须戒酒，乙型肝炎病毒复制活跃者须行抗病毒治疗，忌用对肝脏有损害的药物。晚期主要针对并发症治疗。

（二）一般治疗

1. 休息

代偿期患者可参加轻工作，失代偿期尤其出现并发症患者应卧床休息。由于直立体位激活 RAAS 及交感神经系统引起肾小球滤过减少和钠潴留。因此，对于肝硬化腹腔积液的住院患者卧床休息有一定益处。

2. 饮食

肝硬化是一种慢性消耗性疾病，目前已证实营养疗法对于肝硬化患者特别是营养不良者降低病残率及死亡率有作用。没有并发症的肝硬化患者的饮食热量为 126~168kJ/（kg·d），蛋白质 1~1.5g/（kg·d），营养不良者摄入热量为 168~210kJ/（kg·d），蛋白质 1~1.8g/（kg·d）。应给予高维生素、易消化的食物，严禁饮酒。可食瘦肉、河鱼、豆制品、牛奶、豆浆、蔬菜和水果。盐和水的摄入应根据患者水及电解质情况进行调整，食管静脉曲张者应禁食坚硬粗糙食物。

（三）药物治疗

1. 抗病毒治疗

代偿期乙肝肝硬化患者 HBeAg 阳性者的治疗指征为：不论 ALT 是否升高，HBV DNA ≥ 10^4 拷贝/ml，HBeAg 阴性者为 HBV DNA ≥ 10^3 拷贝/ml；对于 HBV DNA 可检测到但未达到上述水平者，如有疾病活动或进展的证据且无其他原因可解释，在知情同意情况下亦可开始抗病毒治疗。治疗后可以延缓或降低肝功能失代偿和 HCC 的发生。对于失代偿期肝硬化患者，只要能检出 HBV DNA，不论 ALT 或 AST 是否升高，建议在知情同意的基础上，及时应用核苷（酸）类药物抗病毒治疗，以改善肝功能并延缓或减少肝移植的需求。抗病毒治疗并不能改变终末期肝硬化的最终结局，进展期失代偿患者治疗 3 个月后如果 Child-Pugh 评分 ≥ 11 或 MELD 评分 ≥ 17.5，须进行肝移植的评估。抗病毒治疗首选核苷类似物，目前可供使用的有拉米夫定、阿德福韦、替比夫定、恩替卡韦和替诺福韦，应首选抗病毒效力强不易耐药的药物，须长期甚至终生服药。服药期间须随访。代偿期患者肝功能好的在严密监测下也可选择干扰素，疗程 1 年。丙型肝炎肝硬化患者抗病毒治疗用长效干扰素联合利巴韦林，应减少剂量并在有经验医生指导下使用。

2. 抗纤维化药物

迄今尚无有力的循证证据推荐能有效地逆转肝纤维化的方法，有报道活血化瘀软坚的中药如丹参、桃仁提取物、虫草菌丝以及丹参、黄芪的复方制剂或干扰素-γ和干扰素-α用于早期肝硬化治疗，有一定的抗纤维化作用。

（四）腹腔积液

腹腔积液患者的治疗主要是减轻由于腹腔积液或下肢水肿给患者带来的不适并防止腹腔积液引起的并发症，如 SBP、脐疝的破裂以及进一步发展为肝肾综合征。因此主要目的是减少腹腔积液以及预防复发。应测定体重、血清电解质、肾功能及 24 小时尿钠、尿钾排出量，以指导治疗。腹腔积液的一线治疗方案是限钠加利尿药，90% 以上的腹腔积液有效。二线治疗方案包括治疗性放腹腔积液、TIPS 以及肝移植，用于 <10% 顽固性腹腔积液的治疗。

1. 腹腔积液的一线治疗

（1）控制水和钠盐的摄入：对有轻度钠潴留者，钠的摄入量限制在 88mmol/d（5.0g 食盐）可达到钠的负平衡。检测随机尿中的钠钾比，如果 Na>K，24 小时尿钠 >78mmol，腹腔积液不减（体重增加），说明摄入的钠过多，应限钠摄入。应用利尿药时，可适度放开钠摄入，以尿钠排出量为给药指导。轻中度腹腔积液在限钠饮食和卧床休息后可自行消退。稀释性低钠血症（<130mmol/L）患者，应限制水的摄入

（800～1 000ml）。

（2）利尿药的应用：经限钠饮食和卧床休息腹腔积液仍不消退者须应用利尿药，由于肝硬化腹腔积液患者血浆醛固酮浓度升高，在增加肾小管钠的重吸收中起重要作用，因此利尿药首选醛固酮拮抗药-螺内酯。开始时60～100mg/d，根据利尿反应（称体重、计尿量）每4～5d增加60～100mg，直到最大剂量400mg/d。可以合用袢利尿药呋塞米起始剂量20～40mg/d，可增加到160mg/d。利尿药的使用应每天1次顿服，效果优于分次服用，并从小剂量开始，服药后体重下降为有效（无水肿者每天减轻体重500g，有下肢水肿者体重减轻1 000g/d，如体重减轻超过此标准，利尿药宜减量）。利尿药的不良反应有水电解质紊乱、肾功能恶化、体重减轻过度、肝性脑病、男性乳房发育等。如出现肝性脑病、低钠血症（血钠<120mmol/L）、肌酐>120mmol/L应停用利尿药。低钠血症可用胶体或盐水扩容或用V_2受体拮抗药托伐普坦。但须避免24小时血钠上升>12mmol/L。

（3）提高血浆胶体渗透压：对于低蛋白血症患者，每周定期输注白蛋白、血浆可提高血浆胶体渗透压，促进腹腔积液消退。

2. 顽固性腹腔积液的治疗

对大剂量利尿药（螺内酯400mg/d，呋塞米160mg/d）缺少反应（无体重下降）或在小剂量利尿药时就发生肝性脑病、低钠、高钾等并发症，均属于顽固性腹腔积液（refractory ascites），其在失代偿期肝硬化患者中的发生率为10%。治疗首先应针对导致顽固性腹腔积液发生的一些可逆性原因，如不适当的限钠、利尿；使用肾毒性药物；SBP；门静脉、肝静脉栓塞及未经治疗的活动性肝病。还可以用下列方法治疗：

（1）排放腹腔积液、输注白蛋白：对于顽固性大量腹腔积液患者，如无其他并发症（肝性脑病、上消化道出血、感染）、肝储备功能为Child-Pugh A、B级，无出血倾向（INR<1.6，血小板计数>50×10^9/L）可于1～2小时内抽排腹腔积液4～6L，同时补充白蛋白6～8g/L腹腔积液，以维持有效血容量，阻断RAAS系统激活。一次排放后仍有腹腔积液者可重复进行，该方法腹腔积液消除率达96.5%，排放腹腔积液后应用螺内酯维持治疗。

（2）经颈静脉肝内门体分流术：经颈静脉肝内门体分流术（transjugular intrahepatic portosystemic shunt，TIPS）可用于顽固性腹腔积液患者。有效率50%～80%。术后门脉压力下降，阻断钠潴留，此外，改善肾脏对利尿药反应。因此，可预防腹腔积液复发；但支架阻塞可导致腹腔积液复发。同时，术后可逆性肝性脑病的发生率为50%～70%。因此，目前不作为首选方法，患者纳入标准：年龄<65岁、Child-Pugh分数<12、MELD<18、非酒精性肝病、心脏射血分数>60%、无严重自发性肝性脑病或其他明显脑损伤史如脑卒中等。最近，有证据提示带膜支架可改善生存率。

（3）自身腹腔积液浓缩回输：在严格无菌情况下，将腹腔积液尽可能多的抽到无菌输液器，经特殊装置，去除腹腔积液中水分及小分子毒性物质，回收腹腔积液中白蛋白等成分通过外周静脉回输或直接回输到腹腔，一般可浓缩7～10倍。用于顽固性腹腔积液患者，术后尿量明显增加，腹腔积液消退后可持续一段时间。有严重心肺功能不全、近期上消化道出血、严重凝血障碍、感染性或癌性腹腔积液者不宜做此治疗。

（4）肝移植：难治性腹腔积液患者极易并发SBP和肝肾综合征，1年生存率仅25%。患者由于腹腔积液量多，生活质量也十分差，因此是肝移植的适应证。

（五）并发症的治疗

1. 胃底食管静脉破裂出血

胃底食管静脉破裂出血是肝硬化严重并发症和死亡主要原因，应予以积极抢救。

（1）重症监护：卧床、禁食、保持气道通畅、补充凝血因子、迅速建立静脉通道以维持循环血容量稳定，密切监测生命体征及出血情况。必要时输血。短期应用抗生素，不仅可以预防出血后感染，特别如SBP，还可通过控制内毒素血症降低门脉压力，从而提高止血率、降低死亡率。可先予静脉用头孢曲松1g/d，能进食时口服环丙沙星0.4g，2次/日，共7d。

（2）控制急性出血

①血管活性药物治疗：一旦怀疑食管胃静脉破裂出血，应立即静脉给予下列缩血管药物，收缩内脏

血管，减少门静脉血流量，达到止血效果。诊断明确后继续用 3~5d。常用药物有 14 肽生长抑素，首剂 250μg 静脉推注，继以 250μg/h 持续静脉点滴；8 肽奥曲肽，首剂 100μg 静脉推注，继以 25~50μg/h 持续静脉滴注，必要时剂量加倍；三甘氨酰赖氨酸加压素（特利加压素）静脉输液泵，1~2mg，3~4 次/日；垂体后叶素（VP）0.4U/min 静脉点滴。VP 不良反应多，有腹痛、血压升高、心绞痛等，有心血管疾病者禁用。如要使用 VP 应合并硝酸甘油 0.3~0.6mg（舌下含化或静脉滴），可减少 VP 不良反应，增强降门脉压力作用。

②气囊压迫术：使用三腔管对胃底和食管下段作气囊填塞。常用于药物止血失败者。每 6 小时放松 1 次，压迫总时间不宜超过 24 小时，否则易导致黏膜糜烂。这项暂时止血措施，可为急救治疗赢得时间，也为进一步做内镜治疗创造条件。

③内镜治疗：经过抗休克和药物治疗血流动力学稳定者应立即送去做急症内镜检查，以明确上消化道出血原因及部位。如果仅有食管静脉曲张，还在活动性出血者，应予以内镜下注射硬化剂止血，止血成功率为 90%。如果在做内镜检查时，食管中下段曲张的静脉已无活动性出血，可用皮圈进行套扎。胃底静脉出血，宜注射组织黏合剂。

④急症手术：上述急症治疗后仍出血不止，患者肝脏储备功能为 Child – Pugh A 级者可行断流术。

⑤介入治疗：上述患者如无手术条件者可行 TIPS 作为挽救生命的措施。术后门脉压力下降，止血效果好，但易发生肝性脑病和支架堵塞。带膜支架（PTFE – TIPS）不仅可以控制出血和预防再出血，还可以延长生存期。对胃底静脉曲张活动性出血，药物和内镜治疗无效时可紧急做经皮经肝栓塞术或经静脉球囊逆行堵塞术（balloon – occluded retrograde transvenous obliteration，B– RTO）。

（3）预防再出血：在第 1 次出血后，1 年内再出血的发生率约 70%，死亡率约 30%~50%，因此在急性出血控制后，应采用以下措施预防再出血：

①内镜治疗：首选套扎，套扎后的较小的曲张静脉可用硬化剂注射。注射黏合剂预防胃底静脉曲张（GOV2/IGV1）再出血的效果优于下述的药物并可延长生存期。

②药物治疗：常用药物为普萘洛尔，通过其 β 受体阻断作用，收缩内脏血管，降低门静脉血流量而降低门静脉压力。用法：从 10mg/d 开始，逐日加 10mg，直至静息时心率下降到基础心率的 75%，作为维持剂量，长期服用，并根据心率调整剂量。禁忌证为窦性心动过缓、支气管哮喘、慢性阻塞性肺部疾病、心衰、低血压、房室传导阻滞、胰岛素依赖性糖尿病。联合内镜治疗，预防出血效果更好。亦可联用扩血管药物 5- 单硝酸异山梨醇，通过降低门脉阻力，增加其降门静脉压力效果，疗效优于单用普萘洛尔。

③外科减压或断流：如果患者为代偿期或 Child – Pugh A 级肝硬化伴脾功能亢进，在药物或内镜治疗失败时也可考虑做远端脾肾吻合术或断流术加脾切除术。

④TIPS：仅用于药物、内镜治疗失败的肝移植候选人。

⑤肝移植：终末期肝病伴食管静脉反复出血者是肝移植的适应证。

（4）预防首次出血：曲张的食管静脉直径 >5mm，出血危险性高达 75%，首选普萘洛尔预防首次出血（用法同上）。目的是使门脉压力下降到 12mmHg 以下，或下降大于基线 20%，无效或有禁忌证者可用内镜下套扎作为替代疗法。晚近报道卡维地洛（carvedilol），通过非选择性 β 受体阻断和 $α_1$ 肾上腺能阻断作用，同时降低门脉血流量和肝血管张力，其降低门脉压力的作用大于普萘洛尔，预防首次出血的作用优于普萘洛尔和 EVL。

2. 自发性细菌性腹膜炎

主要致病菌为革兰阴性菌（占 70%），如大肠杆菌（47%）、克雷伯杆菌（13%）。由于 SBP 后果严重，如临床上怀疑 SBP 或腹腔积液中性粒细胞 >250×10^6/L，应立即行经验性治疗，抗生素首选静脉用头孢噻肟 2g，2 次/日，或头孢曲松 2g，1 次/日，在用药后 48 小时再行腹腔积液检查，如中性粒细胞数减少一半，可认为抗生素治疗有效，疗程 5~10d。腹腔积液蛋白 <10g/L、已发生过一次 SBP 以及食管静脉破裂出血者是复发性 SBP 的高危患者，应口服环丙沙星 400mg/d 进行预防。SBP 最严重的并发症是肝肾综合征。一旦诊断 SBP 立即给予白蛋白输注 1.5g/（kg·d），48 小时后 1g/（kg·d），可预防 HRS，提高生存率。

3. 肝肾综合征

治疗原则是增加动脉有效血容量和降低门静脉压力，在积极改善肝功能前提下，可采取以下措施：①早期预防和消除诱发肝肾衰竭的因素，诸如感染、出血、电解质紊乱、不适当的放腹腔积液、利尿等。②避免使用损害肾功能的药物。③输注白蛋白 1g/（kg·d），以后 20～40g/d，持续 5～10d，使血 Cr<132.6μmol/L。④血管活性药物特利加压素 0.5～2mg 静注（缓推 1 小时或用输液泵），12 小时 1 次，通过收缩内脏血管，提高有效循环血容量，增加肾血流量，增加肾小球滤过率，阻断 RAAS 激活，降低肾血管阻力。也可用去甲肾上腺素（0.5～3mg/h）或米多君（2.5～3.75mg/d）加奥曲肽（300～600μg/d）代替特利加压素。⑤TIPS 有一定帮助，应用对象：SB<51μmol/L、Child-Pugh<12 分、无心肺疾患和肝性脑病者。⑥肝移植：对可能发生 HRS 的高危患者如稀释性低钠血症、低血压、低尿钠患者在发生 HRS 前行肝移植。

4. 肝肺综合征

内科治疗无效，TIPS 可改善患者症状，为肝移植创造条件。

5. 肝硬化性心肌病

治疗非特异性，主要针对左心室衰竭，肝移植是唯一可治疗的手段。

6. 门静脉血栓形成

新近出现或进展性门静脉血栓形成早期可行低分子肝素抗凝治疗，抗凝前对有高危的静脉曲张者应给予 β 受体阻断药或 EVL 预防出血。用药 2～3 个月后影像学评估，如血栓形成继续进展，考虑 TIPS；如有改善或稳定，继续抗凝直到肝移植。如果是稳定的陈旧性血栓或有门静脉海绵样变，在影响肠系膜上静脉的流量并且有易栓症情况下，进行抗凝；如不存在易栓症，影像学随访如血栓有进展，抗凝治疗。陈旧性血栓或有门静脉海绵样变的患者，肠系膜上静脉的流量未受影响的，则常规随访不必治疗。

八、预　后

Child-Pugh 分级与预后密切相关，1 年和 2 年的估计生存率分别为 Child-Pugh A 级 100%，85%；B 级 80%，60%；C 级 45%，35%。呕血、黄疸、腹腔积液是预后不利因素。肝移植的开展已明显地改变了肝硬化患者的预后。移植后患者 1 年生存率 90%、5 年生存率 80%，生活质量大大提高。

九、预　防

肝硬化的病因复杂，明确病因和针对病因的治疗是防治关键。其中最常见者为病毒性肝炎。在我国乙型病毒性肝炎的发病率仍比较高，因此防治乙肝是预防本病的关键。新生儿和高危人群应注射乙肝疫苗，乙肝患者给予积极的抗病毒治疗；严格执行器械的消毒常规，严格选择献血员；节制饮酒；注意合理的营养；避免应用对肝有损的药物；加强劳动保健；避免工农业生产中的各种慢性化学品中毒；定期体格检查，无疑也是预防本病的积极措施。

第二节　药物性肝病

药物性肝病（drug induced liver disease, DILD）是指药物或（及）其代谢产物引起的肝损害，是引起肝损伤的常见病因。目前已发现有上千种药物可引起肝损害，并且药物名单在逐年扩展，其中包括医学处方药物及人们因治疗、营养等目的使用的非处方药物和中草药。事实上，DILD 越来越成为突出的健康问题，约占所有药物不良反应的 6%，所有黄疸和急性肝炎患者的 5%，非病毒性慢性肝炎患者的 20%～50%，并且是引起暴发性肝衰竭的重要病因之一（50% 以上）。药物性肝损伤中只有少部分是由有剂量依赖的毒性药物引起，而绝大多数是特应性反应，机制不明确，难以预测，可能与环境和遗传易感因素有关。加强临床前新药对肝损伤的筛选、建立和加强药物不良反应监测系统以及提高医护人员的认识可对减少药物性肝损伤有所帮助。

一、发病机制

肝是药物清除、生物转化和分泌的主要场所。肝常能通过多种机制适应低水平的肝毒性,然而当药物代谢过程中毒反应性产物的产生超过它们能安全排泄的速率时就会引起肝损伤。药物性肝损伤的机制还包括药物本身的毒性、免疫过敏机制、代谢过程中由肝实质摄取、经胆盐及有机阴离子的转运和排出异常等方面。

(一)非免疫机制

某些药物(如对乙酰氨基酚)在肝内 P450 酶作用下可转化为毒性代谢产物,产生亲电子基和氧自由基,引起肝内谷胱甘肽耗竭,并与蛋白质、核酸和脂质等大分子物质共价结合,引起脂质过氧化,破坏线粒体、细胞骨架、微管、内质网及细胞核功能,结果导致肝细胞变性、坏死、凋亡和对炎症介质的敏感性增高。如果药物及其代谢产物引起肝窦底侧膜的摄取障碍、肝细胞分泌胆汁功能破坏和毛细胆管膜上的转运器的功能障碍,则可导致药物性胆汁淤积。

(二)免疫过敏机制

药物反应性代谢产物可通过改变肝细胞的蛋白质形成新抗原、以半抗原复合物形式获得抗原性、诱导自身抗体的产生等启动细胞免疫和(或)体液免疫反应,引起免疫介导的肝损伤。

(三)易感因素

许多获得和遗传性因素与药物性肝损伤的发生危险性有关,如:①年龄(老龄)。②性别(女性)。③慢性酒精摄入。④药物间协同作用。⑤基础疾病(肝脏疾病和代谢紊乱)等。对于老年人、新生儿、营养不良者和已患有肝、肾疾病的患者应适当调整用药剂量。⑥宿主遗传因素:一些与药物生物转化、解毒以及免疫反应过程相关基因(如细胞色素 P450、转运基因、解毒酶、免疫因子、HLA 基因等)的单核苷酸多态性与特异性药物性肝损伤相关。

二、病理

DILD 可引起所有类型的肝损伤病理变化。而肝内所有细胞均会受到药物的影响,有些药物甚至可能出现多种损伤表现。临床较多见的是类似急性黄疸性肝炎和胆汁淤积性肝病的症状和实验室检查异常。

三、临床表现与实验室检查

DILD 可因肝损伤药物的种类及机制不同而出现所有急慢性肝胆疾病的类似表现。而最多见的是急性肝炎型或胆汁淤积型。

急性肝炎表现为主者常有全身症状如发热、乏力、食欲缺乏、黄疸和血清氨基转移酶增高(达正常 2~30 倍),ALT/ALP ≥ 5,高胆红素血症和凝血酶原时间延长与肝损伤严重度相关。病情较轻者,停药后短期能恢复(数周至数月)。重者发生暴发性肝衰竭,出现进行性黄疸、凝血异常和肝性脑病,常发生死亡。药物性肝损伤是引起急性肝衰竭的最常见原因之一。以胆汁淤积为主的 DILD 其临床与实验室表现与肝内淤胆、肝外胆道梗阻、急性胆管炎相似,主要为黄疸和瘙痒,可伴有发热、上腹痛、右上腹压痛及肝大,伴血清氨基转移酶轻度增高而 ALP 明显增高(2~10 倍),ALT/ALP ≤ 2(混合型 ALT/ALP 为 2~5),结合胆红素明显升高(34~500μmol/L),胆盐、脂蛋白 X、γ-GT 及胆固醇升高,而抗线粒体抗体阴性。一般于停药后 3 个月到 3 年恢复,少数出现胆管消失病伴慢性进展性过程。偶尔胆管损害不可逆而进展为胆汁性肝硬化。以过敏反应为主的急性 DILD,常有发热、皮疹、黄疸、淋巴结肿大,伴血清氨基转移酶、胆红素和 ALP 中度增高,药物接触史常较短(4 周以内)。疾病严重程度与药物剂量之间无肯定联系;再次给药时,不仅疾病严重度增加,潜伏期也缩短,患者血清中存在自身抗体为其特点。药物引起的慢性肝炎与自身免疫性慢性肝炎的临床表现相似,可以轻到无症状,而重到发生伴肝性脑病的肝衰竭。生化表现与慢性病毒性肝炎相同,有血清氨基转移酶、γ-GT 的升高,进展型可导致肝硬化伴低蛋白血症及凝血功能障碍。

四、诊断与鉴别诊断

DILD的诊断主要根据服药史、发病过程与服药的时间相关特点并排除其他肝损伤因素作出综合诊断。

（一）用药史和危险因素

1. 用药史

需了解发病前3个月内服过的药物，包括剂量、用药途径、持续时间及同时使用的其他药物。更应详细询问非处方药、中草药及保健品应用情况。对使用中草药对疾病的治疗和可能引起的肝毒性应按照中医药辨证论治的原则和考虑配伍问题。此外还应了解患者的职业和工作环境。临床支持DILD的诊断依据有：使用已知有肝毒性的药物（如化疗、抗结核、某些抗生素类药物）；血液药物分析阳性（如对乙酰氨基酚、维生素A）；肝活检有药物沉积（如维生素A自发荧光）及小囊泡性脂肪肝、嗜伊红细胞浸润、小叶中央坏死、胆管损伤等肝损伤证据。

2. 危险因素包括：①肝病史：原来有无病毒性肝炎和其他肝病的证据；②原发病：是否有可能累及肝；③年龄 >50 岁；④使用许多药物。

3. 时序特点包括以下几个方面：①可疑药物的给药到出现肝损伤的时间间隔多在 1～12 周。但既往已有对该种药物的暴露史或致敏史的患者可能在较短的时间内发病（1～2d）。1年以前服用的药物基本排除是急性肝炎的诱因。②停药后肝功能异常和肝损伤好转，常常数周内完全恢复。如果停药后临床表现在几天内消失而氨基转移酶在1周内下降超过50%，则对诊断非常有意义。③偶然再次给予损伤药物引起肝异常的复发。但不可故意重新给予可疑损伤药物，以免引起严重肝损伤的危险，特别是免疫致敏性肝炎，重新给予药物有时会引起暴发性肝炎。

（二）药物过敏或过敏性疾病表现

任何相关的过敏反应如皮疹和嗜酸性粒细胞增多对诊断DILD十分重要。药物过敏反应具以下特点：①服药开始后 5～90d 及离最后一次用药 15d 之内出现肝功能障碍。②首发症状主要为发热、皮疹、皮肤瘙痒和黄疸等。③发病初期外周血嗜酸性粒细胞上升（达6%以上）或白细胞增加。④药物敏感试验（淋巴细胞培养试验、皮肤试验）为阳性，血清中有自身抗体。⑤偶然再次用药时可再引起肝病。对于药物过敏反应所致的肝病具①、④或①、⑤者可以确诊；具①、②或①、③者可以拟诊。

（三）排除其他能够解释肝损伤的病因

排除标准根据肝损伤的类型而有差别。①急性肝炎患者要询问有无肝胆疾病史、酒精滥用史和流行病学上与病毒感染相符合的情况（吸毒、输血、最近外科手术、流行病地区旅行）；②对主要的肝炎病毒应进行血清学分析（A、B、C、D、E型肝炎病毒；某些情况下还包括巨细胞病毒、EB病毒和疱疹病毒）；③需排除与心功能不全有关的潜在的肝缺血，特别是老年患者；④需通过超声或其他适当的检查手段排除胆道阻塞；⑤还应排除自身免疫性肝炎或胆管炎、一些酷似急性肝炎过程的细菌感染（如弯曲菌属、沙门菌属、李斯特菌属）；⑥HIV和AIDS的并发症。年轻患者应排除Wilson's病。诊断DILD的难点在于某些临床表现不典型的病例，例如：①药物用于治疗的疾病本身会导致肝异常（如细菌感染）；②既往已有慢性肝病；③同时摄入几种肝毒性药物（如联合抗结核治疗）；④药物处方难以分析的病例：如自服被认为是安全的药物（中草药）、隐瞒信息（非法药物）、遗忘信息（老年），暴发性或亚暴发性肝炎。

多数情况下诊断DILD不需要肝活检，然而在需要排除其他肝损伤病因和定义至今未知肝毒性药物的损伤等情况下可进行肝活检检查。在疾病早期进行肝活检有助于鉴别病变类型和了解肝损伤程度。CIOMS或RUCAM（roussel uclaf causality assessment method，RUCAM）量表是第一个也是目前所使用的最主要的评估DILD的相对标准化的评分系统，此外还有Maria & Victorino/CDS、Naranjo量表等。

五、治 疗

（一）预防

药物性肝损害重在预防，应严格掌握药物的适应证，不可滥用。应避免同时使用多种药物，特别是应谨慎使用那些在代谢中有相互作用的药物；尽可能了解将服用的药物与肝损伤的可能关系，避免不必要的服药；避免服药时饮酒（酒精与多种药物合用）。

（二）停用和防止重新给予引起肝损伤的药物

包括属于同一生化家族的药物（以防止有相关化学结构的药物之间的交叉毒性反应）。

（三）早期清除和排泄体内药物

服药6小时内可通过洗胃、导泻（硫酸镁）、吸附（活性炭）等清除胃肠残留的药物。还可采用血液透析（血浆药物浓度高，分布容积低的情况下）、血液超滤（过量摄取药物在14～24小时以内的患者）、渗透性利尿（血浆药物浓度低，分布容积高，采用血液超滤无效的情况下）促进药物的排泄。

（四）药物治疗

包括抗氧化剂（促进反应性代谢产物的清除）、保护性物质的前体、阻止损伤发生的干预剂或膜损伤的修复剂。常用药物有：①N-乙酰半胱氨酸：对于对乙酰氨基酚过量的患者有特殊疗效，可作为谷胱甘肽的前体或通过增加硫酸盐结合解毒已形成的反应性代谢物，此外还有促进肝内微循环的作用。治疗应尽早进行，10小时内给药可获最大的保护性效果。用法为初次口服（或灌胃）140mg/kg，以后每4小时口服70mg/kg，共72小时；或首次静脉滴注150mg/kg（加在5%葡萄糖液200ml内静脉滴注15min），以后静脉滴注50mg/kg（500ml/4h），最后100mg/kg（1 000ml/16h）。②还原型谷胱甘肽（GSH，TAD，泰特）：补充肝内SH基团，有利于药物的生物转化。③S-腺苷-L-蛋氨酸（腺苷蛋氨酸，ademetionine，SAMe，思美泰）：可通过转甲基作用，增加膜磷脂的生物合成，增加膜流动性并增加Na^+-K^+-ATP酶活性，加快胆酸的转运。同时通过转硫基作用，增加生成细胞内主要解毒剂谷胱甘肽和半胱氨酸，生成的牛磺酸可与胆酸结合，增加其可溶性，对肝内胆汁淤积有一定的防治作用。用药方法为每天1～2g静脉滴注2周，以后改为每天1.6g分2次口服，直到症状及生化指标改善，一般为4～8周。④多烯磷脂酰胆碱（polyenylphosphatidylcholine，易善复）：具有保护和修复肝细胞膜作用。⑤熊去氧胆酸（UDCA）：有稳定细胞膜、免疫调节及线粒体保护作用，能促进胆酸运输和结合胆红素的分泌，可用于药物性肝损伤特别是药物性淤胆的治疗。剂量为0.25g每日2～3次口服。⑥甘力欣等甘草酸制剂。⑦皮质激素：可诱导MRP2，从而加速胆红素排泄，可用于胆汁淤积和有免疫高敏感性证据的患者，可采用甲基泼尼松龙30～40mg/d，有效后减量。对发生DILD的患者应加强支持治疗。卧床休息，密切检测肝功能等指标，特别是监测急性肝衰竭和进展为慢性肝衰竭的征象。酌情补充血浆、白蛋白、支链氨基酸，给予口服新霉素和乳糖，给予预防应激性溃疡的药物。无肝性脑病时给予高热量、高蛋白饮食，补充维生素，注意维持水、电解质和酸碱平衡。

胆汁淤积引起的瘙痒、骨病、脂溶性维生素缺乏等的治疗类似于其他胆汁淤积性肝病。药物引起急性肝衰竭的治疗原则基本同急性重型肝炎。

（五）支持治疗

重症DILD可选择人工肝支持治疗。

（六）肝移植

重症DILD导致肝衰竭、重度胆汁淤积和慢性肝损伤进展到肝硬化时，可考虑肝移植治疗。

第三节 自身免疫性肝炎

自身免疫性肝炎（autoimmune hepatitis，AIH）以女性为主（女性：男性比例为4∶1）、以血清中出现自身抗体（非器官和肝特异）、血清转氨酶和IgG增高（高γ-球蛋白血症）、组织学上门脉大量浆细胞浸润为特点，常共存有肝外自身免疫性疾病，在治疗上常对激素等免疫抑制剂有反应。该病见于所有人种和所有年龄，可根据所出现的自身抗体进一步分型。Ⅰ型是最常见的类型，血清抗核抗体（ANA，靶抗原为着丝粒、52K SSA/R_0、组蛋白、核糖核蛋白）和抗平滑肌抗体（SMA，靶抗原为肌动蛋白、微管蛋白、中间丝）阳性；而Ⅱ型主要发生于儿童，肝肾微粒体抗体（LKM，靶抗原为细胞色素单氧化酶P450ⅡD6）阳性。

一、发病机制

普遍接受的机制是机体对自身组织蛋白失去耐受导致自身抗体及（或）自身致敏淋巴细胞的产生，攻击自身靶抗原细胞和组织，进而使之产生病理改变和功能障碍。最为接受的假说是外源性抗原和自身抗原之间的分子模拟导致自身耐受的破坏和多种AILD出现在同一个体。

1. 遗传易感性

主要与人类白细胞抗原（人主要组织相容性复合物，HLA）Ⅰ类分子及Ⅱ类分子有关。其中HLA DR3（DRB1*0301）及DR4（DQB1*0401）是Ⅰ型AIH的危险因子，而Ⅱ型AIH可能与DR7有关。

2. 环境促发因素及抗原交叉反应

一些因素如感染（麻疹病毒、肝炎病毒和EB病毒感染等）、药物和毒素、交叉抗原等可能诱导自身抗体的产生和打破自身耐受，促进抗体依赖的细胞毒性和异常HLA抗原的表达进而引起T细胞的细胞毒性，发生针对肝的自身免疫反应。

3. 免疫功能异常

从体液免疫角度，AIH患者可能具有抑制性T细胞功能缺陷，不能正常抑制对自身抗原有反应性的B细胞，后者产生针对自身抗原的自身抗体，进一步可通过ADCC（抗体依赖的细胞介导的细胞毒）作用而使自身细胞遭到破坏。从细胞免疫角度，AIH发生时HLA分子、细胞黏附分子及淋巴细胞功能相关抗原异常表达，细胞因子失平衡，T细胞打破耐受而识别自身抗原，导致效应T细胞与靶细胞结合复合体的形成和细胞溶解过程，引起肝损伤和坏死。

二、病　理

表现为汇管区和小叶间隔周围肝细胞呈碎片样坏死伴炎性细胞浸润，以淋巴细胞和浆细胞为主，也可出现汇管区-汇管区、小叶中央-汇管区的桥样坏死和肝小叶性肝炎（lobular 或 hepatitis）。肝小叶界面性肝炎（interface hepatitis），表现为相邻肝小叶间肝细胞呈碎片样坏死及炎症细胞浸润，大量的浆细胞浸润、肝细胞玫瑰花瓣样改变对自身免疫性肝炎有提示作用。浸润的细胞中浆细胞和淋巴细胞数量上相近。肝细胞的持续坏死刺激胶原结缔组织的增生及肝细胞再生结节的形成，肝可表现为进展性纤维化和最终发展成肝硬化。在肝损害的各个阶段，肝内胆管及毛细胆管的损伤、扭曲及受挤压等都可造成胆汁排泄障碍，继而出现胆汁淤积的病理学特征。以上形态学表现都非自身免疫性肝炎所特有，慢性病毒性肝炎、药物性肝炎都可出现这些征象。当患者出现胆汁淤积、胆管上皮细胞损伤及增生时，病理学不易与PBC、PSC相鉴别。

三、临床表现

（一）发病特点

本病的发生通常呈隐袭性，患者可完全无症状达很长一段时间。就诊时大多数患者诉说某一或某些症状或体征波动长达数月或2年以上。然而，本病也可呈现急性、亚急性甚至暴发性发作，临床上很难与急性病毒性肝炎相区别。急性发病的患者大多先前已有慢性肝损害的过程，是疾病进展或恶化的结果。

女性患者占绝对多数（80%）。发病的年龄分布呈双峰型，即青春期（15~24岁）和女性绝经期前后（45~64岁）为两个发病高峰。年轻患者病情多较严重，糖皮质激素难以控制病情。而年长患者病程趋于缓和，易用免疫抑制剂控制。

（二）症状

就诊时最常见的主诉是极度疲乏、嗜睡，并伴有不适和（或）恶心、无食欲。其他症状依次可有厌食、体重减轻、右上腹不适或疼痛、皮肤瘙痒、关节肌肉疼痛、皮疹、发热等。这些症状可出现于任何体征前数周。不可忽视的是10%的患者无任何症状，这些患者常因肝功能检查或健康体检、或因其他疾患就诊而被发现。本病常伴有肝外免疫性疾病，一些患者以关节炎的关节疼痛、白癜风、自身免疫性甲状腺疾病、胰岛素依赖性糖尿病就诊，在治疗其他疾病时出现肝病的症状或体征，或因肝功能检查异常而怀疑本病。

（三）体征

最常见的体征是黄疸，常较严重，但也有25%的患者表现为隐性黄疸。其他依次出现的体征有肝大、蜘蛛痣、脾大、腹腔积液、周围水肿、呕血及黑便。8%的患者以呕血和（或）黑便就诊，并以此为肝病的第一征象，而无其他任何症状或体征。30%的患者就诊时已有肝硬化，提示相当一部分患者在出现明显的症状和（或）体征前已有很长的病程。

四、实验室检查

患者就诊时常规肝功能检查结果差异大，可表现为急慢性肝损伤、胆汁淤积，转氨酶和胆红素的水平可以刚刚超过正常上限，也可以高于正常的30~50倍。这些检查的异常程度与肝活检组织学病变的严重性不一定相一致。碱性磷酸酶（ALP）和谷氨酸转肽酶（γ-CT）可有中度升高，尤其是伴有胆汁淤积者。

五、诊断与鉴别诊断

没有某种单独的临床表现能够确诊AIH，多数情况下需根据详尽的临床病史、疾病特异的实验室检查、有经验的组织学观察及对其他引起肝损伤的疾病的排除，然后进行诊断。自身抗体是诊断AIH的重要工具，ANA、SMA和LKM是诊断AIH的关键组成部分，对疑似患者应首先进行监测。但自身抗体对AIH不特异，不是引起本病的原因，其滴度的改变也不随治疗改变，因此不必连续进行监测。ANA是AIH最不特异的标志，也可在PBC、PSC、病毒性肝炎、药物相关性肝炎、酒精和非酒精性脂肪肝病患者中检出。

（一）诊断标准

诊断不明的患者也可根据临床表现和影响因素经过积分系统进行诊断，这一积分系统能够通过一个累积分数反映激素治疗前后诊断的准确性。2008年又有简化的积分系统被提出，后者相对具有较低的敏感性和较高的特异性。

（二）临床分期和特殊类型的AIH

临床上AIH可分为：①无症状AIH；②有症状AIH；③缓解期AIH；④治疗中复发；⑤代偿期无活动性肝硬化；⑥失代偿期活动性肝硬化；⑦肝衰竭。还有一些情况需特殊治疗：①儿童；②妊娠；③多次复发或对皮质类固醇耐受；④并发丙型病毒性肝炎；⑤特殊类型的AIH：如AIH-PBC重叠综合征、自身免疫性胆管炎；⑥AIH-PSC重叠。

（三）鉴别诊断

临床上AIH与其他肝病在治疗上有着明确的区别，需仔细鉴别。主要包括：①肝遗传性疾病，如Wilson病、血色病、α_1-抗胰蛋白酶缺陷；②药物诱导的肝病；③慢性病毒感染；④酒精性肝病；⑤其他自身免疫性肝病或重叠，如PBC和PSC。

六、治　疗

AIH对激素等免疫抑制药物治疗敏感，因此一经诊断应考虑采用相应药物治疗。但一般仅对严重、快速进展的AIH才使用免疫抑制药物治疗，对于尚不满足绝对指征患者的治疗应基于临床判断并个体化。对失代偿的患者也应考虑激素治疗。

（一）免疫抑制药物治疗

1. 指征

（1）绝对指征：①血清氨基转移酶至少10倍于正常上限；②血清氨基转移酶至少5倍于正常而γ-球蛋白至少2倍于正常；③病理组织学检查示桥样坏死，或多小叶坏死，界面性肝炎（重度、融合）。

（2）相对指征：乏力、关节痛、黄疸症状；血清氨基转移酶和（或）γ-球蛋白水平低于绝对指征；界面肝炎（轻中度）。

（3）无指征：对无活动性肝硬化、既往对泼尼松和（或）硫唑嘌呤不耐受、已有共存疾病。

2. 治疗方案

推荐使用的泼尼松或泼尼松联合硫唑嘌呤的成人治疗方案。治疗应持续进行直到疾病缓解，或确定治疗失败、最大可能反应、出现严重药物不良反应。

（1）缓解：约65%的患者表现为症状缓解，肝功能恢复正常（血清转氨酶水平正常或小于正常2倍），组织学上没有活动性肝炎证据（肝组织正常，或少量炎症及没有界面性肝炎）。应经肝活检证实有组织学改善再逐渐停药（停药间期应不短于6周），过早中断治疗是复发的常见原因。停药期内应每3周进行血清天门冬氨酸氨基转移酶、胆红素、γ-球蛋白的检查，治疗结束后也应经常（至少每3个月进行1次）复查以监测复发。

（2）复发：是指在停药过程中或之后症状重新出现，血清天门冬氨酸氨基转移酶水平上升到正常上限的3倍以上，或组织学检查再出现至少是门静脉周围炎改变。6个月内的复发发生于至少50%的患者，而3年内复发率高达70%。复发后再治疗可诱导再一次缓解，但药物撤退后常常出现另一次复发。复发患者比那些停药后持续缓解的患者具有较高的进展为肝硬化和死于肝衰竭的可能，而最常见的反复复发和重新治疗的不良影响却是与药物有关的不良反应。复发多于1次的患者应联合泼尼松和硫唑嘌呤治疗，或低剂量泼尼松或单用硫唑嘌呤治疗。

（3）治疗失败：一部分患者在治疗中出现临床、生化或组织学表现的恶化称治疗失败，对这些患者应重新考虑自身免疫性肝炎的诊断，需进一步排除其他因素如病毒、药物、毒素、酒精的影响及患者对治疗方案的依从性。除外上述因素后可采用大剂量泼尼松（60mg/d）或泼尼松（30mg/d）联合硫唑嘌呤（150mg/d）治疗至少1个月，如果病情持续改善则每月剂量减少泼尼松10mg和硫唑嘌呤50mg直到一般的维持剂量。治疗失败的患者大部分具有活动性组织学变化和皮质激素依赖性，因此常常发生严重药物相关的并发症和出现肝衰竭。

（4）不完全反应：约13%的患者在治疗中临床、实验室和组织学表现仅部分改善；3年后未获得缓解，但病情无加重；药物减少到防止病情加重的最低剂量。

（5）药物不良反应：发生不能耐受的容貌变化，有症状的骨质疏松，情绪不稳定，难以控制的高血压，脆性糖尿病或进行性血细胞减少。减少剂量或根据不良反应的程度停止产生不良反应的药物，调整并维持能够耐受的药物剂量。

3. 其他免疫抑制药物

除皮质激素和硫唑嘌呤外，一些其他可试用于AIH治疗的药物还有环孢素[5~6mg/（kg·d）]、6-巯基嘌呤、酶酚酸酯、甲氨蝶呤、FK506（4mg，2次/日），第二代皮质激素布地奈德（budesonide），细胞保护性药物多聚不饱和磷脂酰胆碱、熊去氧胆酸、免疫球蛋白、胸腺激素，以及新的用于移植抗排异的免疫抑制药物西罗莫司（rapamycin）及布喹那（brequinar）等，但尚缺少有效的临床随机对照研究结果。

（二）肝移植治疗

对皮质激素治疗中或治疗后失代偿的AIH患者可考虑肝移植。对没有治疗过的失代偿患者应使用皮质激素或其他免疫抑制药物作为防止和延迟移植手术的补救治疗措施。移植后5年存活率超过80%。在同种肝移植后至少17%的受体AIH可能复发，主要发生于免疫抑制不充分或HLA DR3与供体不匹配的患者，移植后复发患者可通过调整免疫抑制药物的方案来达到控制。

第六章

内分泌系统疾病

第一节 代谢综合征

代谢综合征（metabolic syndrome，MS）是与各类血管的病变（心、脑、肠血管）及糖尿病的发生、发展密切相关的一组综合征。MS 概念的形成和发展到目前全球统一诊断标准的提出经历了一个漫长的过程。胰岛素抵抗曾被认为是其病理生理基础，然而近年大量研究显示，胰岛素抵抗只是 MS 发病的一个重要环节，还有许多因素参与。因此，MS 的概念和诊断标准虽较过去有了明确定义，但仍在不断完善和修订中。

一、代谢综合征的流行病学

近几十年来，随着全球经济快速发展，人们的生活方式也发生了巨大变化。每天高能量的摄入，以及静坐休闲时间明显增多（汽车和家电业的发展），使慢性代谢性疾病（肥胖病、高血压、血脂异常、糖尿病、痛风等）的发病率呈流行趋势。MS 发病率又因不同种族、不同地区、不同诊断标准而有所不同。在美国，印第安人 MS 患病率最高，达 40% 以上，而非洲裔最低。在我国，MS 和超重的患病率北方高于南方、城市高于农村、男性高于女性，并且有增龄效应等流行病学特征。有研究发现，在上海社区 20～74 岁人群中，约 1/6 患 MS，>45 岁男性及 >50 岁女性患病率明显增加。65～69 岁达到高峰。MS 的高患病率预示着心脑血管疾病发病率和死亡率的增加。随着我国人口的老龄化，MS 的出现将意味着我国老年人群心脑血管疾病发生高峰的到来。

二、代谢综合征的诊断标准

MS 的诊断标准如表 6-1 所示。

表 6-1　MS 诊断标准比较

指标	WHO（1999）	NCEP-ATP Ⅲ *（2001）	CDS*（2004）	IDF*（2005）
初选人群	高血糖及 IR 人群中	全人群中	全人群中	全人群中
组成成分数	初选人群中至少 2 项	至少 3 项	具备 3 项或全部者	中心性肥胖性以下至少 2 项
肥胖				WC
BMI（kg/m²）	>30 和（或）	-	超重和（或）肥胖≥	美国 >102（男），>88（女）
腰围（WC）（cm）	-	>102（男），>88（女）	25（kg/m²）	欧洲 >94（男），>80（女）
腰臀比（WHR）	>0.90（男），>0.85（女）	-	亚洲 >90（男），>80（女）	血脂紊乱
TG（mmol/L）	≥1.70 及（或）	≥1.70	≥1.70 和（或）	≥1.70，或已接受治疗

续 表

指标	WHO （1999）	NCEP-ATP Ⅲ * （2001）	CDS* （2004）	IDF* （2005）
HDL-C （mmol/L）	<0.9（男），<1.0（女）	<1.04（男）	<0.9（男）	<1.03（男）或<1.30（女） 或已接受治疗
高血压（mmHg）	≥140/90和（或）已确认为高血压并治疗者	≥130/85和（或）已确认为高血压并治疗者	≥140/90和（或）已确认为高血压并治疗者	SBP≥130或DBP≥85，或已接受相应治疗，或此前已诊断高血压
高血糖 FPG（mmol/L）	≥6.1	≥6.1	≥6.1，2hPG≥7.8，和（或）已确诊糖尿病并治疗者	≥5.6或已接受相应治疗，或此前已诊断2型糖尿病
2hPG（mmol/L）	≥7.8	-	-	若FPG≥5.6molL，则强烈推荐进行OGTT
胰岛素抵抗 微量白蛋白书法	高胰岛素正葡萄糖钳夹试验的M值上4分位数			
白蛋白（ug/min）	≥20	-	-	
白蛋白/肌酐（mg/g）	≥30	-	-	

*注：NCEP-ATP Ⅲ：National Cholesterol Education Program-The Adult Treatment Panel Ⅲ，美国国家胆固醇教育计划的成人治疗专家组Ⅲ；CDS：中国糖尿病协会；IDF：国际糖尿病协会；IR：胰岛素抵抗。

新近国内学者开始对WHO、ATP、CDS和IDF等MS诊断指标进行比较，如顾卫琼等研究认为，在发生MS人群中，以IDF定义下的人群发病率最高。WHO定义因其对胰岛素抵抗的要求，实用性较差，而ATP定义人群基本被IDF覆盖。体脂分布的异常（中心性肥胖，非体脂含量）加剧了代谢紊乱的发生和胰岛素抵抗的程度。IDF定义完全以腰围测量作为衡量中心性肥胖指标，并将中心性肥胖视为胰岛素抵抗的临床标志。另一方面，降低了血糖的标准，以及考虑到不同种族的差异，是较为适合的MS诊断标准，但是否能适合更多中国人群的诊断标准，仍需我们进行不断的探索和实践。

三、代谢综合征的病因及病理生理机制

MS病因及病理生理机制非常复杂。这主要是由于：① MS的定义尚未完全统一；② MS一般由多重因素引起；③ 其发病表现在不同个体中有所不同。

（一）代谢综合征的病因

1. 脂质损伤学说

脂质损伤学说实质上包含两个假说：一个是McCarry提出的糖尿病的脂毒性假说；第二个是Unger提出的MS的脂质堆积和溢出假说。

（1）糖尿病的脂毒性假说：该假说认为在生理条件下脂肪分解产生游离脂肪酸（free fatty acid，FFA）释放进入血液循环，当血中FFA水平超过各组织对其的分解和氧化能力时，FFA则将以三酰甘油（TG）的形式在非脂肪组织中沉积，从而造成该组织的损伤。如在胰岛素靶组织（如肝脏、肌肉）中过度沉积，将导致胰岛素抵抗（insulin resistance，IR）；如异位沉积在胰岛B细胞，将导致胰岛功能损伤、胰岛素分泌障碍，最终导致糖尿病的发生和发展。

（2）脂质堆积和溢出假说：肥胖时由于瘦素（leptin）抵抗引起机体脂质分泌异常，进而由胰岛素刺激的脂肪酶活性增高、脂肪合成增加及脂肪异位堆积和溢出，产生葡萄糖代谢的胰岛素抵抗，最终导致MS的发生。

这两种学说的区别在于，脂质堆积和溢出学说把瘦素抵抗看作MS的始发原因，并认为脂质损伤的最

终结果是 MS 而并非仅仅是糖尿病。

2. 胰岛素抵抗（IR） 近年研究表明，IR 可能是引起 MS 的原因之一。IR 是一种生理和病理生理状态，即指正常或高于正常浓度的胰岛素只能起到低于正常的生物效应，或者需要超常量的胰岛素才能起到正常量反应的一种状态。当机体发生 IR 后，即机体组织对胰岛素的敏感性降低，表现为其摄取和利用葡萄糖的能力下降，机体为了克服此状态以调节血糖在正常水平，因此代偿性地分泌更多的胰岛素，造成血中胰岛素水平增高，引起高胰岛素症，这实际上是一个病态的适应过程。结果，由于胰岛素水平偏高造成机体一系列病理生理变化，最终导致 MS 的发生和发展。虽然 IR 与 MS 的发生可能存在密切关系，但是不能把 IR 当作 MS 唯一的发病原因。因为 MS 是由多重因素引起的，IR 应该是其中一个重要环节。

（二）代谢综合征的中枢调节

研究发现中枢神经系统某些功能失调参与了 MS 的发病过程。目前已证实，与 MS 的发病过程有关的中枢神经系统内的异常主要有下丘脑－垂体－肾上腺（hypothalamus－pituitary－adrenal axis，HPA）轴功能异常和中枢胰岛素抵抗。HPA 轴异常是胰岛素抵抗和腹型肥胖发病机制的重要环节。HPA 功能异常在早期表现为皮质醇分泌增多，促进脂肪酶表达，使脂肪沉积于内脏部位，出现两种结果即内脏脂肪增多，发生全身性胰岛素抵抗和腹型肥胖，此为 MS 的两大特征。长期严重应激状态下，HPA 轴功能衰竭，皮质醇分泌减少，则出现持久的腹型肥胖，性激素和生长激素减少，胰岛素、葡萄糖、三酰甘油升高，总胆固醇和 LDL 升高，血压升高，心率增快，HDL 降低。交感神经中枢和 HPA 共同位于下丘脑，位置相近。在 HPA 异常表现的同时，也激活了交感神经，从而表现出高血压、糖脂代谢异常、胰岛素抵抗等一系列异常病理过程。

（三）代谢综合征的神经体液调节

代谢综合征及其组成成分与神经体液关系密切。根据神经体液因素在胰岛素抵抗形成中的作用不同，可分为促进胰岛素抵抗的神经体液，如儿茶酚胺和改善胰岛素抵抗的因素，以及脂联素等；根据其合成和分泌的部位不同，可分为脂肪细胞合成分泌的神经体液因素，如瘦素、TNF-α、IL-6 和非脂肪细胞分泌的因素，以及糖皮质激素。体内各种神经体液因素并不是单独起作用，而是相互关联、相互作用，在不同的环节和通过不同的机制影响胰岛素功能、糖脂代谢与心血管的结构和功能，共同促进 MS 的发生、发展。

（四）代谢通路与信号细胞传导

MS 相关通路众多，在其发生的病理生理过程中，不仅有经典的胰岛素信号途径、瘦素信号途径、丝裂原激活蛋白激酶（MAPK）信号途径参与，而且还有一些新发现，如过氧化物酶体增殖激活受体（PPARs）、NF-KB、DAG-PKC 等信号通路。各信号通路之间相互作用，一旦功能失调，将会引起胰岛素抵抗、代谢内分泌和心血管等系统的细胞异常增殖和功能异常。

（五）炎症反应和氧化应激

除已经知道的巨噬细胞和血管内皮细胞可产生炎症因子外，近年发现，脂肪细胞作为内分泌器官，也可分泌多种炎症因子。因此，肥胖也是一个慢性炎症的状态。低度炎症反应和氧化应激是心血管和代谢综合征的共同病理生理过程。两者相互影响、相互促进，促进 MS 的发生。

四、代谢综合征综合干预的重要性

随着对 MS 发病机制和危险因素认识的逐步深入，如何科学合理地干预和治疗 MS，更有效地防止由其导致的心脑血管疾病已刻不容缓。MS 是一项生物－心理－社会医学模式的疾病反应。其有三大特点：①病因复杂；②慢性病程；③须有中心性肥胖。故在预防和治疗上不能仅依赖药物治疗，更应重视健康观念的提升及良好生活和饮食习惯的培养。只有达到正常或接近正常的体重和腰围，方能达到满意的预防和治疗效果。

MS 的发生、发展有一个过程，在其不同阶段均应有相应的防治重点：早期出现肥胖、轻度高血压、糖调节受损和脂代谢紊乱等症状时，可采取以治疗性生活方式改变（therapeutic lifestyle changes，TLC）为主、药物为辅，以"防"为主，控制危险因素，以维持正常或接近正常体重和腰围；中期出现心肌肥厚、动脉硬化、心肌缺血、微量蛋白尿、2 型糖尿病等症状时，需要以药物和 TLC 并重，以"治"为主，争取受损组织器官逆转；晚期出现心力衰竭、心肌梗死、肾衰竭、外周血管栓塞等表现时，应采用 TLC、药物和一些其他措施，多管齐下，以"救"为主，进行相关疾病的治疗。代谢综合征所造成直接经济费用分别占 2003 年中国卫生总费用和医疗总费用的 3.0% 和 3.7%，近几年还在不断上升。如全社会及各级政府对慢性代谢性疾病的防治都引起重视，不但能降低全社会医疗费用的支出，更重要的是提高全民健康素质和生活质量。

第二节 肥胖与营养

肥胖病是由于遗传、环境等特定的生物化学因子引起的一系列进食调控和能量代谢紊乱，使体内能量摄入大于消耗，能量代谢失衡，体内脂肪积聚过多、体重增加所致的一种常见的营养与代谢性疾病。肥胖病的危害不仅是肥胖病本身会影响美观及使日常生活不便而引起的身心障碍和可能带来的社会歧视问题，更严重的是肥胖病是许多疾病如 2 型糖尿病、冠心病、高血压、脂质代谢异常、痛风（或高尿酸血症）、睡眠呼吸暂停综合征、胆囊炎、胆石症、关节炎及某些癌症发病的基础。大约 80% 的肥胖成人有 1 种、40% 有 2 种以上上述的病态（症状）的聚集现象。肥胖病的发病率在过去 10 年中几乎增加 1 倍。肥胖病所带来的直接或间接的耗费约占国家卫生经费的 10%。肥胖病在富裕国家中由于食品供应丰富、静坐生活方式增多而普遍多见，但在社会福利和卫生保健工作较好的国家，单纯性肥胖病的检出率反而控制在较低水平，如瑞典仅为 2%。近年来发展中国家肥胖检出率呈现快速增长，表明单纯性肥胖病应是发达国家和发展中国家共同面临的问题。据我国 2004 年 10 月卫生部、科技部、国家统计局发布的《中国居民营养与健康现状》显示，我国 18 岁及以上成年人中超重率为 22.8%、肥胖率为 7.1%，也就是说，我国 ≥ 18 岁的成年人大约有 2.6 亿超重和肥胖者。大城市成年人有一半的人超重和肥胖（男性为 45.9%，女性为 39.8%），农村成年人也有 1/4 ~ 1/3 超重和肥胖。与 1992 年比较，我国超重率上升了 38.6%、肥胖率上升了 80.6%。2002 年大城市 7 ~ 17 岁儿童超重率达 13.1%，肥胖率为 8.1%，已向发达国家水平发展。尽管与美国等西方国家相比，我国的肥胖患病率相对较低，但是肥胖病的快速增长，尤其在儿童中令人惊讶。全国儿童体质调研资料表明，1985-2000 年间，7 ~ 18 岁儿童的体重超重率增长了 28 倍，肥胖率增长了 4 倍，这一增长趋势在男童中尤为明显。

一、定义、评价指标与诊断

（一）定义

肥胖病是机体能量摄入超过能量消耗导致体内脂肪积聚过多及分布异常所致的一种常见的代谢性疾病。

肥胖者不仅体内脂肪细胞数量增多和脂肪细胞体积增大，且体内脂肪分布明显异常，主要集中在腹腔和内脏器官。

（二）临床评价肥胖病的指标

1. 体质指数（body mass index，BMI）

BMI= 体重（kg）/ 身高（m）^{2}。

2. 腰围（waist circuit，WC）

WC 可确定腹部脂肪分布引起肥胖病相关疾病危险度，是腹内脂肪量和总体脂的一个近似指标。我国中心性肥胖的标准：男性腰围 ≥ 85cm，女性腰围 ≥ 80cm。中国成人超重和肥胖的体重指数、腰围界限值与相关疾病危险关系见表 6-2。

3. 腰臀比（waist to hip nation，WHR）

WHR 是腰和臀围的比值。一般认为 WHR>0.9（男性），或 >0.8（女性）为中心性肥胖，但其值随着年龄、性别及人种不同而不同。

表 6-2　中国成人超重和肥胖的体重指数和腰围界限值与相关疾病危险关系 *

分类	体重指数（kg/m²）	腰围（cm）					
		男性			女性		
		< 85	85~95	≥ 95	< 80	80~90	≥ 90
体重过低	< 18.5						
体重正常	18.5~23.9		增加	高		增加	高
肥胖	≥ 28	高	极高	极高	高	极高	极高

注：* 相关疾病指高血压、糖尿病、血脂异常和危险因素聚集。

4. 标准体重（standard body weight）

标准体重（kg）= 身高（cm）-100（适用于身高 <155cm 者）

标准体重（kg）= 身高（cm）-105（更适合亚洲国家）

标准体重（kg）=[身高（cm）- 100]×0.9（适用于身高 >155cm 者）

5. 其他指标

双能量吸收测量法（包括双能量 X 线吸收测量法和双光子吸收测量法）及电阻抗测量法等均可以较精确地推算出体脂量，但这些方法更适用于科研。CT 和 MRI 是评估内脏脂肪组织较准确的方法，但均为非常规方法。

（三）肥胖的诊断

1. 按标准体重诊断

超重：体重高于标准体重 20%；轻度肥胖：体重高于标准体重 20%~30%；中度肥胖：体重高于标准体重 30%~50%；重度肥胖：体重高于标准体重 50%。

2. 按 BMI 诊断

2000 年 WHO 制定的 BMI 界限值为 25.0~29.9kg/mL 为超重，≥ 30kg/m² 为肥胖。

3. 按 WC 诊断

WHO 建议，男性 >94cm，女性 >80cm 可作为肥胖。

4. 按 WHR 诊断

男性 WHR >0.9，女性 >0.8 可作为中心性肥胖。

5. 按脂肪含量诊断

按体内脂肪所占的百分比计算，男性 > 25%，女性 >30%，可诊断为肥胖病。

二、肥胖病的分类和影响因素

（一）肥胖病的分类

1. 单纯性肥胖病

患者一般体态匀称、皮下脂肪分布均匀。其病因主要是遗传因素与环境因素所引起的不良的正能量代谢，最终导致脂肪细胞体积增大或同时脂肪细胞数量增多且分布异常，体重增长。

2. 继发性肥胖病

继发于某种疾病所引起的肥胖，一般均有原发性疾病存在。主要包括：①下丘脑病变：炎症、创伤、出血及肿瘤等引起肥胖病变；②垂体病变：垂体瘤、垂体前叶功能减退症；③甲状腺功能减退症；④皮质醇增多症：肥胖呈向心性分布，同时伴有满月脸、高血压、多血质外貌、痤疮及皮肤紫纹等。如要确诊皮质醇增多症，应做实验室检查确定；⑤多囊卵巢综合征：有多毛及男性化。

（二）肥胖病的影响因素

1. 遗传因素

遗传学研究表明，人类体重的变异，70% 为遗传因素所致。双亲中一方为肥胖，其子女肥胖率为

50%；双亲均为肥胖，子女肥胖率为80%。另有研究者调查的一组肥胖儿童中，其39%为母亲有肥胖、12%为父亲有肥胖、18%为双亲有肥胖。肥胖常伴有多种基因的改变所致基因多态性，故肥胖为多基因遗传。遗传因素对于肥胖的形成具有一定作用，但不是唯一决定性的，还有其他因素，如包括环境因素及年龄因素等。

2. 环境因素

遗传因素（基因的多态性）仅增加人体对肥胖的易感性，促进肥胖的环境因素对多种易感基因表达的影响也是一个重要的因素。社会的进步、人们生活水平和机械化劳动程度的明显提高，以及教育程度相对偏低的中下层人群中常导致总能量摄入明显增多及三大产能营养素（碳水化合物、脂肪、蛋白质）结构配比明显不合理，静态行为随着机械化程度的提高而明显增加，导致能量消耗减少。不良的饮食生活习惯和行为偏离、民族习俗等，如快餐类饮食，喜食高糖类、高脂类、油炸类等高能量食物；饮用大量具有能量的饮料及酒类；看电视进食；临睡前进食；进食速度快等，均可致能量摄入大于能量消耗。

3. 年龄因素

随着年龄增长，垂体前叶功能逐渐减退、内分泌代谢功能下降，导致人体由合成代谢为主逐渐转为以分解代谢为主，以致代谢失去平衡，细胞功能下降，人体体成分改变，体脂群逐渐增加、分布异常，瘦体组织群逐渐减少，总体水分减少。临床表现为对糖、脂肪代谢能力明显下降。中老年人群在摄入等同能量时与年轻人群相比更易肥胖。

（三）膳食、生活方式因素

1. 进食过量

超重/肥胖症是能量的摄入超过能量消耗以致体内脂肪过多蓄积的结果。工业发达国家的肥胖症患病率远远高于不发达国家，其原因之一是发达国家人群的能量和脂肪摄入（尤其是饱和脂肪的摄入量）大大高于不发达国家。随着我国的经济发展和食物供应丰富，人们对食物能量的基本需求满足以后，膳食模式发生了很大变化，高蛋白质、高脂肪食物的消费量大增，能量的总摄入往往超过能量消耗。与我国传统的膳食模式相比，很多城市，尤其在大城市的人们摄入富含高能量的动物性脂肪和蛋白质增多，而谷类食物减少，富含膳食纤维和微量营养素的新鲜蔬菜和水果的摄入量也偏低。已有研究证明含脂肪多而其他营养素密度低的膳食，引起肥胖的可能性最大。研究还发现含糖饮料与儿童肥胖的发生率有关。有一项研究显示，每天每增加摄入一份含糖饮料，发生肥胖的优势比增加1.6倍，这与增加能量的摄入有关。另有研究表明，从含糖软饮料摄入过多的能量与成人肥胖患病率增加有关。研究指出含糖软饮料消费增加的妇女，每天的总能量摄入亦增加，平均每天增加1 498KJ（358kcal），而且增加的能量摄入绝大多数来自软饮料，并且发现对果汁酒、果汁以及含糖软饮料亦是这种情况。这项结果亦支持了下述发现，即：个体增加液态碳水化合物的摄入，并不会相应减少固体状食物的摄入，而是相反，导致更多的能量摄入。一罐12盎司（约340g）的含糖苏打水的能量为627KJ（150kcal），平均含糖40~50g。如果在典型的美国饮食中增加了这些能量，而不相应减少其他的能量供应时，每天饮用一罐苏打水将导致1年后体重增加6.75kg（15磅）。液态碳水化合物携带的能量不能完全被饱腹感增加代偿消耗，由此导致体重增加。

2. 进食行为

进食行为也是影响肥胖症发生的重要因素。不吃早餐常常导致其午餐和晚餐时摄入的食物较多，而且一日的食物总量增加。我国的膳食指南提出，三餐的食物能量分配及间隔时间要合理，一般早、晚餐各占30%，午餐占40%。晚上吃得过多而运动相对较少，会使多余的能量在体内转化为脂肪而储存起来。现在很多快餐食品因其方便、快捷而受人们青睐，但快餐食品往往富含高脂肪和高能量，且其构成却比较单调，经常食用会导致肥胖，并有引起某些营养素缺乏的可能。肥胖者的进食速度一般较快；而慢慢进食时，传入大脑摄食中枢的信号可使大脑作出相应调节，较早出现饱足感而减少进食。此外，进食行为不良，如经常性的暴饮暴食、夜间加餐、喜吃零食，尤其是感到生活乏味或在看电视时进食过多零食，是许多人发生肥胖的重要原因。由于食物来源比较丰富，在家庭中的备餐量往往较多超出实际需要量，为了避免浪费而将多余的食物吃下，也可能是造成进食过量的原因之一。

3. 体力活动过少

随着现代交通工具的日渐完善，职业性体力劳动和家务劳动量减轻，人们处于静态生活的时间增加。大多数肥胖者相对不爱活动；坐着看电视是许多人在业余时间的主要休闲消遣方式，也成为发生肥胖的主要原因之一；另外，某些人因肢体伤残或患某些疾病而使体力活动减少；某些运动员在停止经常性锻炼后未能及时相应地减少其能量摄入，都可能导致多余的能量以脂肪的形式储存起来。

4. 社会因素

全球肥胖症患病率的普遍上升与社会环境因素的改变也有关系。经济发展和现代化生活方式对进食模式有很大影响。在中国，随着家庭成员减少、经济收入增加和购买力提高，食品生产、加工、运输及贮藏技术有改善，可选择的食物品种更为丰富。随着妇女更广泛地进入各行各业，在家为家人备餐的机会日益减少；加上家庭收入增加，在外就餐和购买现成的加工食品及快餐食品的情况增多，其中不少食品的脂肪含量过多。特别是经常上饭店参加宴会和聚餐者，常常进食过量。在遇到烦恼、愤怒等不顺心事时，有人往往以进食消愁。此外，经常性的吃肉过多（尤其是猪肉含较多脂肪和蛋白质），容易导致消化器官（肠道、肝脏）与肾脏负担过重和脂肪在体内蓄积，也是造成肥胖的因素之一。

三、肥胖病的代谢改变

（一）脂肪组织生长的变化

人体脂肪组织的生长调节是一个非常复杂的过程。脂肪组织的多少取决于脂肪细胞的平均体积和脂肪细胞的数量。正常人体全身脂肪细胞数目为 $(25 \sim 50) \times 10^9$，脂肪细胞平均直径为 $67 \sim 98 \mu m$，每一脂肪细胞含脂肪量约 $0.6 \mu g$，脂肪细胞随年龄增加而增大。脂肪组织的生长发育有 2 种方式：①增生性生长（proliferous growth），使脂肪细胞数目增多为 $(50 \sim 150) \times 10^9$；②肥大性生长（hypertrophic growth），脂肪细胞内因脂肪沉积而使细胞体积增大，脂肪细胞直径可 $>100 \sim 150 \mu m$；脂肪细胞内含脂肪量可达 $1.0 \mu g$。脂肪细胞在人的青春期以前以上述 2 种生长方式生长；青春期以后，脂肪组织的细胞数目稳定不变，如能量摄入大于能量消耗，则脂肪细胞体积增大。总之，儿童时期长期不良的正能量代谢使脂肪细胞数明显增多，其引起肥胖比脂肪细胞体积增大更难治疗，所以婴儿和儿童时期就应预防肥胖。

（二）能量代谢变化

大多数肥胖者与非肥胖者基础代谢率无差异，少数可略降低。暴露在同样寒冷的环境中，非肥胖者代谢增加 33%，而肥胖者仅增加 11%。肥胖者常少运动，导致能量储存增多。

四、肥胖病及其相关并发症（代谢综合征）的病理生理基础

在肥胖病伴代谢综合征的整个病理生理发生、发展过程中，脂肪组织的内分泌功能紊乱扮演了重要角色。脂肪组织内分泌功能分为两大类：一类为脂肪组织特异分泌的，如瘦素、脂联素等；另一类脂肪细胞因子不是脂肪组织特异性表达的，这些脂肪因子多为炎症因子，如 $TNF-\alpha$、$IL-6$ 等。

1. 类固醇激素

脂肪组织存在类固醇激素代谢的酶类，如 17-羟类固醇氧化还原酶能促进雄烯二酮转化为睾酮以及雌酮转化为雌二醇，细胞色素 P450 依赖的芳香化酶介导雄激素向雌激素的转化。性激素对脂肪重新分布起重要作用，雌激素促进乳腺脂肪和皮下脂肪生成，雄激素能促进脂肪呈中心性分布。

2. 瘦素（leptin）

瘦素是脂肪组织分泌的一种激素，通过下丘脑调控能量代谢。其主要作用是抑制食欲、促进代谢，使肥胖者体重减轻。肥胖患者脂肪组织明显增多，血清瘦素水平增高，然而肥胖者为何依然肥胖？许多专家认为肥胖者存在"瘦素抵抗"的效应。另外，脑脊液中瘦素浓度未能相应增多，瘦素昼夜节律及脉冲性释放改变使瘦素未能发挥效应，此可能是"瘦素抵抗"的原因。

3. 脂联素（adiponectin）

脂联素是脂肪细胞分泌的一种血浆激素蛋白，其在肥胖病及其代谢综合征的发病过程中起着重要作用。健康志愿者血中富含脂联素，而肥胖患者血浆中脂联素浓度明显低于非肥胖者。尽管脂联素由脂肪组织产生，但体重减轻可增加血浆脂联素的浓度，说明脂联素在肥胖患者中的表达存在负反馈抑制。血浆脂

联素可调控血管内皮细胞的炎症反应，肥胖患者血浆纤溶酶原活化剂抑制物-1（PAI-1）的增加和脂联素降低导致血管病变。脂联素对糖脂代谢具有重大影响，可降低餐后血清游离脂肪酸浓度，增加胰岛素敏感性。血管病变是以肥胖为核心的代谢综合征共同的发病基础。脂联素可抑制血管平滑肌细胞的增殖，可能在代谢综合征的发病中发挥重要作用。脂联素抑制粒细胞、巨噬细胞集落形成单位，抑制粒细胞增生。这说明脂联素在血细胞形成和免疫反应中发挥重要的调控作用，提高脂联素浓度可能终止炎症反应。生理浓度的脂联素可降低细胞内胆固醇的含量。

4. 纤溶酶原活化剂抑制物-1（PAI-1）

PAI-1在肥胖及其代谢综合征的血管病变尤其在血栓形成中起重要作用。PAI-1是肥胖患者脂肪组织尤其是内脏脂肪组织合成的一种糖蛋白。其主要作用是促进血栓的形成。在肥胖伴胰岛素抵抗患者中，胰岛素诱导PAI-1的基因表达，血管紧张素、TNF-α可诱导PAI-1的RNA表达。

5. 肾素-血管紧张素系统（RAS）

经典的RAS是血管紧张素原（AGT）在肾脏产生的肾素作用下转换为血管紧张素Ⅰ，后者在肺脏产生的血管紧张素转换酶（ACE）作用下生成血管紧张素Ⅱ（AGⅡ），AGⅡ发挥缩血管等生物学效应。脂肪组织拥有全部RAS，血管紧张素原、肾素、肾素结合蛋白、AGE和AGⅡ的Ⅰ型受体在人类前脂肪细胞中均有基因表达。

6. 肿瘤坏死因子-α（TNF-α）

单核细胞、中性粒细胞、自然杀伤细胞及脂肪细胞均可合成和分泌TNF-α。TNF-α加重肥胖患者的胰岛素抵抗，使血清PAI-1水平增加、脂联素水平降低，加重肥胖患者血管病变。对垂体前叶功能下降患者，血TNF-α、瘦素水平明显增高，是心血管病变的主要影响因素。

7. 白细胞介素-6（IL-6）

IL-6是具有多种功能的细胞因子，主要参与免疫炎症反应和糖脂代谢、造血等的调节。脂肪细胞可合成数种白细胞介素，以IL-1和IL-6为主。IL-6可抑制脂蛋白酯酶的活性，引起脂肪组织中脂质沉积；IL-6增加葡萄糖的摄取；IL-6在胰岛素抵抗个体主动脉粥样硬化的形成中起着重要作用。

五、肥胖病的临床表现

（一）肥胖病的一般表现

怕热、多汗、易疲劳、关节痛、反应迟钝、活动行走困难、心慌气短等，且易发生自卑、焦虑、抑郁等心理问题。

（二）肥胖病的危害与相关疾病

肥胖将成为21世纪心血管系统疾病的罪魁祸首和严重危害全球人类身心健康的公共卫生健康问题。WHO就肥胖病发生相关疾病的危害见表6-3。

表6-3 肥胖病发生其他疾病的危害度（WHO．1998）

高度增加（RR≥3）	中度增加（RR2~3）	轻度增加（RR1~2）
2型糖尿病	冠心病	癌症（子宫内膜癌、大肠癌、乳腺癌）
胆囊疾病	高血压	性激素分泌异常
血脂异常	骨关节炎	多发性卵巢肿综合征
代谢综合征	高尿酸血症	腰背痛
呼吸困难	痛风	增加麻醉危险性
睡眠呼吸暂停综合征		母亲肥胖引起胎儿缺陷

六、肥胖病的预防和治疗

（一）肥胖病的预防

肥胖病是一项生物-心理-社会医学模式的疾病反应。其病因复杂和慢性病程的特点决定了只有采取综合性治疗方案才能达到满意的治疗效果。预防肥胖比治疗更奏效、更有意义。超重者BMI控制在24kg/m²以下，其可防止人群中40%~50%肥胖相关疾病的危险因素聚集。建立以防为主、防治结合的原则，才是治疗肥胖的根本措施。预防肥胖的具体措施包括以下几个方面。

（1）增强和提高合理饮食的观念，学习营养与膳食方面的知识。养成良好的饮食生活习惯。控制总能量的摄入，三大营养素结构比应合理（应清淡饮食）。

（2）多吃含膳食纤维多的蔬菜和水果，其可产生饱腹感及延缓糖类吸收而降低餐后血糖；刺激肠壁蠕动，促进排便。

（3）每天生活有规律，每天需食用早餐，不吃夜宵。

（4）适量增加体育锻炼，如登楼、慢跑、跳绳、游泳等。中、重度肥胖或老年肥胖或有心肺功能不全者或有骨关节炎者，需在医生指导下进行锻炼。

（5）轻、中度者每月可减重0.5~1kg，重度或重度以上者每周减重0.5~1kg。应注意定期测量体重以自我监控。

（二）肥胖病的非药物治疗

防治超重和肥胖可降低高血压、糖尿病、脂代谢紊乱及高尿酸血症（痛风）等相关疾病（代谢综合征）的患病率。因此，医学界和社会各类人群应将肥胖当成一种疾病对待，从保护自身健康出发加以控制。

1. 原则

肥胖病是一种病因复杂，涉及生化、神经、生理、遗传、环境、文化及社会心理等多方面因素的慢性疾病。因此，肥胖病只有采取综合治疗措施，才能达到满意疗效。

2. 均衡营养治疗的具体方案

（1）轻度肥胖：只要改变不良的饮食生活习惯及适度的总能量控制，配合适当的运动，就能使体重基本保持或接近正常值范围（见肥胖病的评价指标与诊断）。这个时期治疗十分重要，是预防代谢综合征发生的起始阶段。良好的生活习惯主要指：三餐饮食须规律，避免不吃早餐；三餐能量分配为30%、40%、30%，早餐质量须保证，晚餐能量摄入须控制；避免夜宵习惯；避免油炸等食物。良好的饮食习惯：多食绿叶蔬菜（500g/d）；多饮白开水（2 000ml/d）；少喝或不喝含糖饮料；保证水果摄入（150~250g/d）；如脂代谢正常，应每天饮牛奶；荤菜以鱼、虾、瘦肉等为主；在控制总能量摄入的饮食治疗时期，应及时补充多种维生素及微量元素制剂；进餐速度应慢。

（2）中度肥胖：首先需培养良好的生活饮食习惯。治疗期的时间长短及总能量摄入应根据年龄、性别、体力活动（工作量）及肥胖程度个体化制定，女性患者在治疗阶段每天总能量为5 021~6 276KJ（1 200~1 500kcal），男性患者为6 276~7 531kJ（1 500~1 800kcal），碳水化合物、蛋白质、脂肪比例分别为50%~55%、15%~20%、20%~30%。治疗期一般持续3~6个月。

（3）重度肥胖：营养治疗的具体方案同轻、中度肥胖。治疗期持续时间可根据肥胖程度、脏器功能（肝、肾）等情况适当延长。中、重度肥胖治疗期须注意以下几点：①总能量摄入应适宜：一般不低于5 021kJ/d（1 200kcal/d），每天能量消耗亏损2 092~4 184kJ（500~1 000kcal），1个月可减重2~4kg，坚持缓慢稳定的个体化营养治疗方案才能保证人体各组织器官功能正常代谢及平衡稳定的内稳态，才能保证有效的不反弹的减重，才能达到防治肥胖病及代谢综合征的目的。②保证蛋白质摄入量：为维持正氮平衡及各组织器官功能正常代谢，应保证摄入足够的优质蛋白质，蛋白质占总能量的15%~20%，如肝、肾功能受损或高尿酸血症或伴痛风，则应适当减少蛋白质总量，以优质蛋白质为主。③及时补充维生素和微量元素：由于限制总能量摄入，使维生素和微量元素的摄入减少。水溶性维生素能促进脂肪分解，对调节脂代谢有重要作用。所以，应及时补充多种维生素和微量元素。

3. 运动治疗

成功控制体重的另一个重要因素是增加体力活动。如果单独采用增加体力活动或运动来治疗肥胖，3个月可能有4~5kg体重的减少。体力活动应依年龄和特定文化，强调增加习惯性的日常活动，如步行和爬楼梯。肥胖患者并不必进行高强度活动，轻到中度即已足够。活动强度以轻微出汗、心率增加、自我感觉舒适为宜。心率增加可达到[（170~210）-年龄（岁）]次，举例来说，70岁老人运动后心率可增加到 100~140 次。活动时间每天至少1小时以上，每天走路1万步以上，有较好的健身效果。

（三）肥胖病的药物治疗

药物治疗只能在改变不良的饮食生活习惯及适度的总能量控制、适当的运动保证下酌情使用，一般适用于重度肥胖者。减重药物分两大类，即影响中枢神经系统的药物和作用于中枢神经系统以外的药物。

1. 作用于中枢神经系统的药

物西布曲明通过抑制 5-羟色胺和去甲肾上腺素的再摄取而增加饱腹感和安静状态下的代谢率。其不良反应较少，但有引起血压升高、心率增快、失眠及便秘的报道。麻黄素和咖啡因作用于去甲肾上腺素旁路的药物，引起厌食和有某些产热作用。高血压和心动过速者不宜使用。

2. 作用于中枢神经系统以外的药物

二甲双胍适用于2型糖尿病及糖耐量异常的肥胖病患者。其作用机制尚不清楚，可能与减少肝糖原合成和输出、增加葡萄糖利用及抑制葡萄糖吸收有关。慎用于心功能不全、老年肥胖者及伴肝功能不全者。奥利司他（塞尼可）是一种胰脂肪酶抑制剂，通过减少脂肪吸收来达到减重目的。该药物作用于肠腔内，基本上不进入血液循环。其不良反应是影响脂溶性维生素吸收，可引起油性大便。

（四）儿童肥胖病的治疗

治疗儿童肥胖病最重要的两点是：①禁用药物治疗；②儿童在不断的生长发育中，其身高在持续增长，维持原有体重即等于减重治疗，实际上其BMI百分位值在下降。应鼓励家属培养儿童良好的饮食及生活习惯，增加儿童运动的时间。总之，应在保证儿童正常生长发育所需能量及营养素的基础上，适当减少能量摄入。极低能量饮食（very low caloric diet，VLCD）禁用于肥胖儿童。肥胖病的治疗按经济费用分别占2003年中国卫生总费用和医疗总费用的3.0%和3.7%，近几年还在上升。如全社会各方面对慢性代谢疾病的防治都引起重视，不但能降低全社会医疗费用支出，更重要的是提高全民的生活质量。

第三节 糖尿病与营养

糖尿病（diabetes mellitus，DM）是一组病因和发病机制尚未完全阐明的内分泌—代谢疾病。随着全球经济迅猛发展，人口老龄化、肥胖发病率增高、体力活动不足、膳食不平衡以及应激状态增多等危险因素的迅速增加，糖尿病的发病率逐年上升。据 WHO 和国际糖尿病联盟（International Diabetes Fed-eration，IDF）2007 年的统计，目前全球糖尿病患者已超过 2.46 亿，印度、中国和美国是当今世界上糖尿病患者最多的 3 个国家。预计 2025 年 DM 患者将增至 3.33 亿，占全球成年人 6.3%，增加 72%。而据近两年统计，中国的糖尿病患者已近 5 000 万。此外，2 型糖尿病在儿童、青少年中的发病率有升高趋势，这与儿童、青少年肥胖人群的增加有关。

糖尿病可以导致多种器官的长期损害，严重危害了人类的健康。WHO 有关资料表明，糖尿病的患病率、致残率和病死率以及对总体健康的危害程度，已居慢性非传染性疾病的第 3 位。糖尿病造成的死亡，已居当今世界死亡原因的第 5 位。目前，糖尿病等慢性疾病发病率在我国呈上升趋势，而糖尿病的治疗，特别是并发症的治疗已成为个人、家庭和政府的沉重经济负担。因此，为了减轻经济负担、提高全民健康水平，糖尿病及其并发症的综合防治已经受到越来越多的关注，而营养防治是糖尿病防治中最基本、最重要的手段。

一、糖尿病的定义、分型及诊断标准

（一）定义

糖尿病是一组由于胰岛素分泌和（或）作用缺陷导致的以高血糖为特征的慢性代谢性疾病。糖尿病的长期高血糖状态会引发各种器官特别是眼、肾、神经、心脏和血管等的长期损害及功能障碍甚至衰竭。

（二）分型

按照沿用至今的 1999 年 WHO 标准，糖尿病主要分为以下几种类型。

1. 1 型糖尿病

旧称胰岛素依赖型糖尿病（insulin-dependent diabetes mellitus，IDDM），是胰岛 β 细胞破坏导致的胰岛素绝对缺乏。大多起病于儿童及青少年期，占所有糖尿病患者的 5%~10%。1 型糖尿病通常发病较急、病情较重，需终生依赖外源性胰岛素治疗而存活。

2. 2 型糖尿病

旧称非胰岛素依赖型糖尿病（non-insulin-dependent diabetes mellitus，NIDDM）。由胰岛素抵抗背景下的进行性胰岛素分泌缺陷导致的。大多起病于中老年期，但近 10 年来已有低龄化的趋势。此型糖尿病患者占所有糖尿病患者的 90%~95%。2 型糖尿病通常起病缓慢、隐匿，大多数此型的糖尿病患者存在肥胖和饮食、生活方式的不合理。至少在其发病初期，甚至于终生都不需要依赖胰岛素治疗而存活。

3. 其他类型

由 β 细胞遗传缺陷、胰岛素作用遗传缺陷、胰腺外分泌疾病（如囊性纤维病）、内分泌疾病、感染等引起的糖尿病；由药物或化学制剂诱发的糖尿病（如 AIDS 治疗后或器官移植后）；罕见的免疫介导的糖尿病以及其他与糖尿病相关的遗传综合征。

4. 妊娠糖尿病

妇女在妊娠期间出现或发现的任何程度的葡萄糖耐受不良，占妊娠妇女的 1%~14%。大部分患者分娩后可恢复正常，但可能增加今后发生糖尿病的危险性。

5. 糖耐量受损和空腹血糖受损

一群处于中间状态的人群，其血糖水平升高，虽未达到糖尿病诊断标准，但也不能归为正常。美国糖尿病协会（American Diabetes Association，ADA）将 IFG 和 ICT 命名为"糖尿病前期"，而 IDF 则将其统称为"中间高血糖"。IFG 和 IGT 均为糖尿病和心血管疾病的危险因素。

（三）诊断标准

1. 糖尿病的诊断标准见表 6-4。
2. ICT 和 IFG 的诊断建议见表 6-5。

表 6-4 糖尿病的诊断标准（WHO，1999）

1. 糖尿病症状加随机血糖 11.1mmol/L（≥200mg/dl）。随机是指一天中的任意时间而不考虑上次进餐的时间。糖尿病典型症状包括多尿、多饮和不明原因的体重减轻
2. FPG ≥ 7.0mmol/L（126mg/dl）。空腹是指至少 8 小时没有能量摄入
3. OGTT 试验 2 小时血糖 11.1mmol/L（≥200mg/dl）。OGTT 试验必须按照 WHO 标准执行，葡萄糖负荷中使用 75g 无水葡萄糖溶于水中

注：如果没有出现明确的高血糖，应该另选一天对这些评判指标进行一次重复试验加以确认。第 3 次 OGTT 试验的结果不作为常规临床考虑。

表 6-5 IGT 和 IFG 的诊断建议（WHO/IDF，2006）

IGT	
空腹血糖	<7.0mmol/L（126mg/dl）
葡萄糖负荷后 2 小时血糖 *	≥7.8mmol/L（≥140mg/dl），且 <11.1mmol/L（200mg/dl）
IFG	
空腹血糖	≥6.1mmol/L（≥110mg/dl），且 <7.0mmol/L（126mg/dl）
葡萄糖负荷后 2 小时血糖 *	<7.8mmol/L（140mg/dl）

注：*：口服 759 葡萄糖负荷后 2 小时血浆葡萄糖；#：如果未检测 2 小时血浆葡萄糖，则糖耐量状态无法确定，不能排除糖尿病或 IGT。

二、糖尿病的病因和发病机制

糖尿病的病因和发病机制较为复杂，至今仍未完全阐明，不同类型糖尿病的病因和发病机制各异，但目前认为主要与遗传因素、环境因素和免疫机制有关。

（一）病因

1 型和 2 型糖尿病的基本病因有两种，即遗传因素和环境因素。遗传因素是基础和内因，而环境因素则是条件和外因。1 型糖尿病与第 6 号染色体短臂的组织相容性抗原（HLA）的复合物异常有密切关系，可以表现出对糖尿病的易感性，此为遗传因素的作用；环境因素则可能是某些对 β 细胞具毒性的药物和化学物质的摄入、感染等，尤其是病毒如柯萨奇 B4 病毒的感染，诱发自身免疫，使胰腺分泌胰岛素的 β 细胞遭到严重甚至永久性的破坏，无法正常分泌胰岛素。同样，2 型糖尿病也是遗传因素和环境因素长期共同作用的结果。其遗传倾向更明显、复杂，包括一些基因的突变或表达异常，导致 β 细胞功能缺陷和胰岛素抵抗；环境因素主要包括肥胖、少活动、糖刺激、外伤或过多使用升高血糖的激素等。

（二）发病机制

糖尿病发病机制复杂，从胰岛 β 细胞的自身免疫性损伤导致的永久性胰岛素缺乏，到胰岛素抵抗所致的胰岛素作用异常，都有涉及。

1. 1 型糖尿病的发病机制

主要是在遗传因素的控制下，环境因素对 β 细胞产生直接毒性作用、提高 β 细胞对损伤的易感性或者启动自身免疫反应等。较为关键的环节是胰岛 β 细胞的渐进性破坏，其中 90% 由细胞免疫介导。这种自身免疫反应使 90% 新发病的糖尿病患者循环血中出现自身抗体，如抗胰岛细胞抗体（islet cell antibodies，ICA）、胰岛素自身抗体（insulin autoantibodies，IAA）、谷氨酸脱羧酶（glutamic acid decarboxylase，GAD）抗体以及酪氨酸磷酸酶抗体 IA-2α 和 IA-2β 等。各种自身抗体通过细胞介导的免疫反应导致胰岛 β 细胞的进行性破坏。同时，1 型糖尿病还普遍存在胰岛炎症，T 细胞、B 细胞、巨噬细胞、粒细胞和 NK 细胞均参与了炎症反应。胰岛炎症的发生使胰岛 β 细胞的功能逐渐丧失，数目逐渐减少，胰岛素的分泌也逐渐减少，血胰岛素绝对含量降低，从而导致糖尿病的发生。

2. 2 型糖尿病的发病机制

主要是由胰岛素分泌缺陷和胰岛素抵抗所致。

（1）胰岛素分泌缺陷：胰岛素是由胰岛 β 细胞产生和分泌的，并调节体内三大营养素代谢，尤其是糖代谢的主要激素。葡萄糖是胰岛素作用的底物，也是调节胰岛素分泌的主要物质。生理状态下，进食后引起血糖升高，通过一系列生化反应使 β 细胞发生胞吐作用，胰岛素被释放。胰岛素的分泌可分为 3 个阶段，其中第一时相胰岛素分泌可高达基础值的 10 倍，又称快速分泌相；第二时相则分泌量远大于第一时相；第三时相是当血糖降至正常，胰岛素分泌也回到基础水平。糖尿病患者由于胰岛 β 细胞功能衰退，胰岛素分泌的第一时相减弱或消失，为维持正常血糖，β 细胞增生、肥大、代谢活跃，处于代偿阶段，此时空腹和餐后血糖均可以维持正常。之后，随着 β 细胞功能的进一步下降，胰岛素分泌正常或高于正常，但不能应对餐后等高血糖状态，出现了糖耐量受损。而当确诊为糖尿病时，β 细胞的功能已仅为正常时的 50%。发展到晚期，β 细胞功能衰竭，完全失去代偿，进一步加重胰岛素抵抗和胰岛损伤，机体长期处于高血糖状态并引起全身并发症。

（2）胰岛素抵抗：胰岛素抵抗是指组织对胰岛素的反应性降低，是 2 型糖尿病的早期重要特征之一，可导致血糖升高，被认为是 2 型糖尿病的发病机制之一。

引起胰岛素抵抗的原因有很多，包括血胰岛素抗体的产生、各种原因造成的胰岛素受体和胰岛素信号转导系统中各信号分子的数量、结构和功能的破坏等，都可能导致胰岛素抵抗。影响组织对胰岛素反应性减低的因素有：①胰岛素抗体使能与组织结合的胰岛素量减少，胰岛素的生物学效应降低；②胰岛素受体自身抗体和高胰岛素血症引起胰岛素受体下调，两者均导致细胞膜上胰岛素受体数量减少，细胞对胰岛素的反应性降低；③外周靶器官对胰岛素反应性降低和某些激素过多造成的胰岛素抵抗，前者主要包括肥胖、肝脏疾病和肌无力，后者包括糖皮质激素、生长激素、儿茶酚胺等。近年有研究显示，炎症在胰岛素抵抗和胰岛 β 细胞损伤的发生过程中起了非常重要的作用。目前，2 型糖尿病被认为是一种慢性炎症疾病，胰岛素抵抗是一个慢性非特异性炎症的持续过程，在此过程中血液和（或）组织中的单核细胞、巨噬细胞等炎症细胞产生炎症因子，肝组织产生急性反应物质。近来发现，异位脂肪组织细胞也处于一种慢性炎症状态，也可分泌许多脂肪因子和炎症因子，包括瘦素、脂联素、肿瘤坏死因子-α（TNF-α）、白细胞介素-1（IL-1）、白细胞介素-6（IL-6）、干扰素-γ（IFN-γ）等。这些脂肪因子和炎症因子干扰胰岛素 IRS/PI3K 信号传导通路，是炎症导致胰岛素抵抗的主要分子机制。

（三）膳食、生活方式因素

研究表明，环境因素在 2 型糖尿病的发生中起着很重要的作用，膳食是主要的环境因素之一，膳食类型已有重大改变，运动减少、超重和肥胖增加使糖尿病增加非常显著。改变膳食类型的特点是典型的高能量、高饱和脂肪酸、极少纤维素（或非淀粉多糖）。这种膳食特点与高空腹血糖和高胰岛素、葡萄糖耐量减低（ICT）和 ICT 进展与糖尿病患病率增加有联系。大规模的人群研究已证实不良的生活方式和行为是促使 2 型糖尿病发生和发展的主要途径之一，多年来的研究表明膳食中一种或几种营养素与 2 型糖尿病关系密切。

1. 高脂膳食

研究表明，2 型糖尿病（NIDDM）的发生率与膳食脂肪所提供的能量百分比呈正相关。含高饱和脂肪的膳食早已被证明可增高血总胆固醇和低密度脂蛋白胆固醇水平，并可引起胰岛素的抵抗作用。Feskens 等在荷兰进行的纵向流行病学研究指出饱和脂肪酸及胆固醇的摄入与空腹血糖水平呈明显正相关，不仅具有增高血脂水平、降低糖耐量，及增加胰岛素抵抗的作用，而且还具有增加体重、改变体脂分布的影响，从而增加了糖尿病发病的危险性。大量的流行病学调查也证实，总脂肪和饱和脂肪酸的摄入量与糖尿病发生的危险性呈正相关。调查发现，生活在美国的第 2 代日裔男性膳食结构与美国人相似，摄入的脂肪占总能量的 32.4%，而日本本土男性摄入脂肪占 16.7%；流行病学调查发现，前者糖尿病的患病率是后者的 4 倍，两者有显著差异。Marshall 等人对 1 317 人进行的前瞻性队列研究中，发现每天多摄入 40g 脂肪，患糖尿病和糖耐量减低的危险度分别增加 1.51 倍和 1.62 倍。印第安式的饮食为传统的低脂肪、高碳水化合物、高膳食纤维食物，英国人的饮食为典型的美式高脂肪、低碳水化合物饮食，经过几年的观察发现：英国人膳食结构人群糖尿病发病是两种膳食都采用的混合式的 2.5 倍，而混合式膳食结构人群糖尿病发病是印第安式的 1.3 倍，结论为英国人膳食结构可能增加 Pima 地区的印第安人发生糖尿病的危险；美国卫生专业人士随访研究发现饱和脂肪酸摄入增加与 2 型糖尿病的发生呈正相关，经常摄入成品肉可以增加糖尿病的发生率。

通过动物实验发现，采用高脂低碳水化合物会导致实验动物糖耐量减低及葡萄糖刺激后的胰岛分泌减少，同时血浆游离脂肪酸浓度升高。研究中还发现，即使严格限制能量摄入，高脂低碳水化合物饮食同能量过多摄入一样，可抑制胰岛素分泌及减低胰岛素敏感性。进一步研究的结果证实，长期高脂低碳水化合物饮食可抑制胰岛素分泌，降低胰岛素敏感性，导致糖尿病的发生。美国夏威夷的日本移民的 2 型糖尿病的患病率比日本广岛的日本人高出 1 倍多，这两组人群的膳食总能量摄入相似，但夏威夷日本人的复合碳水化合物的摄入比广岛日本人少 1/3，而脂肪摄入则高出 1 倍。由此可见，高脂低碳水化合物的饮食是糖尿病和糖耐量减低发生率增高的重要原因之一。

2. 蛋白质

美国研究人员发现人体内某些蛋白质的缺陷能够影响胰脏及肝脏中基因的功能。据美国《科学》杂志报道，马萨诸塞州怀特黑德生物医学研究院的研究人员在仔细研究整个人类基因组后发现，一些蛋白质中存在的缺陷会导致常发生于成年人的 2 型糖尿病。我国研究发现，在胚胎发育期，低蛋白膳食易导致胰腺发育不良和 β 细胞功能缺陷，增加了成年后发生 2 型糖尿病的危险。King 等提出在那些存在着持续性或周期性蛋白质缺乏或不规则供给的地区，2 型糖尿病的发病率也高，提示蛋白质的缺乏与 2 型糖尿病的发病存在着一定的相关性。研究发现胚胎期母体摄入的蛋白质不足，会出现胰岛发育不良，β 细胞减少可出现其功能减弱，甚至造成 β 细胞不可修复的损伤，增加成年后出现糖尿病的危险性。在摄入能量相等的情况下，低蛋白摄入组的胎鼠胰腺 β 细胞数目、胰岛的大小、增殖能力和胰腺中胰岛素的水平明显较对照组低。流行病学调查发现，糖尿病也常出现在较贫穷的地区，推测这种现象可能与母亲怀孕期间饮食缺乏蛋白质有关。临床研究显示：出生时体重<2.5kg 的婴儿和 1 岁时<8kg 的幼儿，在 64 岁时，45%以上的人患糖尿病和心血管系统疾病。加拿大渥太华医学专家斯高特等研究发现，小麦所含的一种名为 GI-BI 的蛋白质会影响某些幼儿的免疫系统，从而引发糖尿病；还发现，当幼儿的免疫系统攻击小麦所含

的这种蛋白质后，还会继续攻击胰腺分泌胰岛素的细胞，最终将分泌胰岛素的细胞杀死，从而引发糖尿病。

3. 微量元素

（1）铬：研究发现，铬（Cr）缺乏可引起空腹高血糖、葡萄糖耐受削弱、胰岛素受体数减少及外围神经性疾病等。铬是胰岛素的一种"协同激素"（cohormone），作为胰岛素的增敏剂参与并影响糖、脂肪和蛋白质的代谢。因此，胰岛素在体内发挥作用时需要铬的参与，而葡萄糖耐受因子（GTF）也只能在胰岛素存在的情况下，才能发挥生化效应。众多的临床和实验资料认定，铬是能够增强胰岛素作用的微量元素，当血中铬减少时，糖耐量受损，组织对胰岛素的敏感性降低，严重时会出现尿糖。Schwar等发现GTF的活性组分主要是3价铬离子（Cr^{3+}）。其证据主要有以下4个方面：①给大鼠喂食低铬的含糖饮食，这些大鼠相继出现高胰岛素血症和高脂血症，葡萄糖耐受实验中胰岛素曲线下的面积增加，表明这些大鼠患了胰岛素抵抗。②给5位患者全胃肠外营养静脉注射（TPN）不含铬的营养剂，相继出现2型糖尿病等症状，补铬后症状消失。③血清葡萄糖的增加伴随着尿铬排泄的增加，当葡萄糖代谢的条件发生改变，尿铬的排泄也随之改变。例如Clodfelder等发现糖尿病大鼠的尿铬损失比对照组大，血清铬含量低。Chosh等在对50例印度2型糖尿病患者的研究中也发现糖尿病患者的血清铬水平比健康对照组低（32.3nmol/L对44.7nmol/L. $P<0.001$）。Morris等发现2型糖尿病患者的血清铬水平只有健康人的1/3，尿铬水平则比健康人高2倍。我国糖尿病患者血清铬含量也明显低于健康对照组，且与病程、血糖、三酰甘油及胆固醇水平呈负相关。④人对铬的吸收和饮食中铬摄入量呈负相关（大鼠例外），例如摄取10μg时吸收率约为2%，但摄取40μg时吸收率减少到0.5%。这些研究结果表明，铬和葡萄糖代谢，也许和胰岛素功能之间存在着一定的联系。

（2）锌：国内外有关糖尿病患者血锌的测定结果不一，大部分报道降低。锌与胰岛素的合成、分泌、贮存、降解、生物活性及抗原性有关。锌主要分布在胰岛β细胞的分泌颗粒中，促使胰岛素结晶化，锌激活羧化酶使胰岛素原转变为胰岛素，并提高胰岛素的稳定性。胰岛素是体内降低血糖的唯一激素，它的分子构造中有2个金属原子锌，缺锌的胰岛素易变性失效，从而影响葡萄糖在体内的平衡过程。李少旦等在对"糖尿病患者血清微量元素的含量分析"中发现，糖尿病患者血清锌水平降低，且与对照组相比有显著差异（$P<0.01$）。缺锌可诱导产生胰岛素抵抗，使胰岛素生成下降，易并发糖尿病。动物试验表明，缺锌的大鼠体内羧肽酶β活性下降50%，无活性的胰岛素原转变为有活性胰岛素的趋势下降，从而造成血清胰岛素水平下降。Juturu等研究发现，糖尿病患者普遍缺锌，几种糖尿病并发症也与细胞锌或锌依赖抗氧化物酶的降低有关。

（3）硒：许多研究证实，糖尿病患者因葡萄糖和糖基化蛋白质自动氧化等可产生大量自由基，同时机体抗氧化物质如抗氧化酶活性下降，对自由基清除能力减弱，从而产生明显的氧化应激，而硒缺乏时机体对氧化损伤的敏感性增加，过多的自由基积累则可引发生物膜磷脂中不饱和脂肪酸的一系列自由基反应，即脂质过氧化，可导致：①膜的流动性发生不可逆的改变，脆性增加；②与膜结构相联系的胰岛素受体受到不同程度的影响，从而减弱与胰岛素的结合；③毛细血管基膜的脂质过氧化可使基膜通透性增高。这些改变是糖尿病时葡萄糖代谢障碍和发生微血管病变的重要机制。研究表明，缺硒引起胰岛损伤的主要变化是以β细胞为主体的结构与功能的异常。动物实验结果显示，大鼠通过补硒后，糖、脂代谢紊乱得到了一定的改善，超氧化物歧化酶（SOD）、谷胱甘肽过氧化物酶（GSH-Px）活力明显提高，MDA水平下降，说明硒通过提高抗氧化系统的防御功能对抗了自由基对胰岛β细胞的损害，在一定程度上保护了胰岛的β细胞，改善了糖尿病大鼠的胰岛功能及物质代谢的紊乱。糖尿病患者的临床表现与患者体内硒水平有密切关系。据杨辉等报道，糖尿病患者治疗前血清硒明显降低，且与血糖呈负相关，血清硒降低必然会影响GSH-Px活性，加重了胰岛细胞的损伤和血管神经病变的发生、发展。

4. 超重/肥胖与腰围

体重超重/肥胖和腹部脂肪蓄积是2型糖尿病发病的重要危险因素。我国24万人群数据的汇总分析显示，如以空腹血糖≥126mg/100ml或餐后2小时血糖仍≥200mg/100ml者诊断为2型糖尿病患者，BMI≥24者的2型糖尿病的患病率为BMI<24者的2.0倍，BMI≥28者的2型糖尿病患病率为BMI<24者的3.0倍。男性和女性腰围分别为≥85cm和≥80cm时，糖尿病的患病率都为腰围正常者的2～2.5倍。

肥胖患者的胰岛素受体数减少和受体缺陷，发生胰岛素抵抗（对胰岛素不敏感）现象和空腹胰岛素水平较高，影响到对葡萄糖的转运、利用和蛋白质合成。中心型脂肪分布比全身型脂肪分布的人患糖尿病的危险性更大；肥胖持续的时间越长，发生2型糖尿病的危险性越大。儿童、青少年时期开始肥胖，18岁后体重持续增加和腹部脂肪堆积者患2型糖尿病的危险性更大。腰围超标、血清三酰甘油和低密度脂蛋白胆固醇升高、高密度脂蛋白胆固醇降低、血压升高和空腹血糖异常高等危险因素中，如出现多个因素聚集，即临床上定义的代谢综合征，有很强的致动脉粥样硬化作用。代谢综合征与胰岛素抵抗密切相关，肥胖、腰围超标和缺少体力活动是促进胰岛素抵抗进展的重要因素。

Jonathan等对加拿大埃德蒙顿地区一所学校875名5~19岁的儿童进行调查发现，根据BMI确定的肥胖和超重的患病率分别为7.8%和14.3%。美国Liu等对青少年糖尿病患者调查资料分析发现，超重患病率为非西班牙裔白人94.7%，非西班牙裔黑人100%，西班牙裔青少年90.5%。在非西班牙裔白人青少年1型糖尿病患者中超重的患病率和风险率分别为11.9%和21.5%；在非西班牙裔黑人分别为31.9%和23.6%；在西班牙裔分别为18.3%和28.5%。与健康同龄人相比，青少年2型糖尿病患者更多并发超重，而青少年1型糖尿病患者较少并发超重。与青少年非糖尿病者相比，青少年1型糖尿病患者超重的发病率与之相当，但发生超重的危险性增高。

三、糖尿病患者的营养代谢变化

（一）碳水化合物代谢

胰岛素在人体内的重要功能包括传送葡萄糖和氨基酸、制造肝糖原，将葡萄糖转化成三酰甘油、合成核酸及蛋白质。血糖是刺激胰岛素分泌最重要的因素。由于胰岛素与其受体结合后才发挥作用，所以胰岛素的分泌量及其受体数目均与糖尿病发生有密切关系。当胰岛素不足时，肝脏摄取葡萄糖合成糖原的能力减弱，使过多葡萄糖进入血液循环，组织利用葡萄糖的能力减弱，空腹及餐后肝糖输出增加；又因葡萄糖异生底物的供给增多及磷酸烯醇型丙酮酸羧基酶活性增强，肝糖异生增加，因而出现空腹及餐后高血糖。血糖升高可引起全身性的代谢紊乱，造成一系列急性并发症，并在蛋白糖化及糖尿病慢性并发症的形成中起重要作用。此外，高血糖还将严重影响β细胞的功能，是引起胰岛β细胞功能损害、糖尿病病情恶化的重要因素，也称高血糖毒性作用。通过饮食疗法、运动疗法及适当药物尽可能使血糖维持在一个接近正常的水平是维持及恢复β细胞功能的一个重要措施。

（二）脂肪代谢

正常人体脂肪代谢处于动态转化过程中，糖尿病患者胰岛素不足，体内脂肪组织摄取葡萄糖及从血浆清除三酰甘油的能力下降，脂肪合成减慢、分解加速，血浆游离脂肪酸水平升高。当胰岛素极度缺乏时，激素敏感性脂酶活性增强，储存脂肪的动员和分解进一步加速。而分解产生的大量三酰甘油及游离脂肪酸，经β氧化而生成大量乙酰辅酶A，又因糖酵解生成草酰乙酸减少，使乙酰辅酶A不能与草酰乙酸充分结合进入三羧酸循环氧化为能量，因而大量缩合成乙酰乙酸，进而转化为丙酮和β-羟丁酸，即产生大量酮体。当酮体生成过速，超过组织利用和排泄能力时，在体内大量堆积而造成酮症，进一步可发展至酮症酸中毒。此外，糖尿病患者由于胆固醇的合成旺盛还会形成高胆固醇血症，而血中三酰甘油增多则是糖尿病微血管病的重要发病因素。与高血糖毒性作用相似，血脂异常如果不加以纠正，会引起β细胞功能的进行性下降。

（三）蛋白质代谢

由于糖代谢异常造成能量来源不足，为了补充能量，部分蛋白质氧化分解；同时，糖尿病患者肝、肌肉等组织摄取氨基酸也减少，蛋白质合成代谢减弱、分解代谢加速，这些因素均导致负氮平衡。血浆中成糖氨基酸（甘氨酸，丙氨酸，苏氨酸和谷氨酸）浓度降低，提示糖异生旺盛，成为肝糖输出增加的主要来源；成酮氨基酸（亮氨酸、异亮氨酸和缬氨酸等支链氨基酸）浓度升高，反映肌肉组织摄取这些氨基酸合成蛋白质能力降低，导致患者乏力、消瘦、组织修复和抵抗力降低、儿童生长发育障碍和延迟。此外，蛋白质代谢紊乱还会影响免疫球蛋白产生，故糖尿病患者细胞及体液免疫能力减低，易发生各种感染并可能出现伤口不愈。儿童发生糖尿病，生长发育会因蛋白质分解而受阻，抵抗力相应减弱。

四、糖尿病的临床表现与并发症

（一）临床表现

糖尿病的典型症状为"三多一少"，即多饮、多尿、多食和体重下降。由于血糖升高超过肾糖阈，大量葡萄糖从尿中排出，形成高渗性利尿，24小时尿量可达2～10L。体内脱水刺激口渴中枢，引起多饮。胰岛素的相对或绝对不足使体内葡萄糖不能利用，脂肪和蛋白质的分解代谢增加，体重减轻可达10kg以上。体内细胞处于饥饿状态，故造成多食。除此之外，还可能出现疲乏，劳累，视力下降，皮肤瘙痒，手、足麻木，伤口愈合缓慢，反复感染，男性阳痿等不典型症状。1型糖尿病起病时"三多一少"症状常较明显。但大多数患者，特别是2型糖尿病患者症状常常不明显或发病初期无异常表现。此外，糖尿病的不典型症状往往在其他非糖尿病的情况下也可出现，容易被忽略。以上两种情况都极易导致漏诊。因此对高危者应进行糖尿病和糖尿病前期筛查。

（二）并发症

1. 急性并发症

（1）糖尿病酮症酸中毒（diabetic ketoacidosis，DKA）：是最常见的急性并发症之一，常见于1型糖尿病患者。感染、胰岛素治疗中断或不当减量、饮食不当、创伤、手术等都可能是其发生的诱因。患者酮体生成量剧增，在血中积聚产生酮症，继而发生代谢性酸中毒，同时机体出现严重失水和电解质紊乱。患者表现为高血糖、脱水、尿量减少、呼吸深快、呼出气体带有烂苹果味（丙酮）、血压降低等，严重者出现昏迷并危及生命。

（2）糖尿病非酮症性高渗性昏迷：多见于中老年2型糖尿病患者，机体内尚有胰岛素分泌，可抑制脂肪分解但利用葡萄糖不够。常见诱因有感染、急性胃肠炎、胰腺炎、脑血管意外、暴饮暴食、某些药物（如肾上腺皮质激素、噻嗪类利尿药等）的应用等。起病早期可出现多尿、多饮，但症状可能不明显。以后失水随病情进展逐渐加重，表现为严重脱水、出现神经精神症状如嗜睡、幻觉、定向障碍、癫痫样抽搐等，神志不清最后陷入昏迷。此并发症病死率高，应引起高度重视。

（3）低血糖：糖尿病患者，如果应用口服降糖药或胰岛素过量、耽误进餐或食物摄入量不足、运动量加大以及空腹饮酒时，均可能发生低血糖。临床上表现为一系列交感神经兴奋（出汗、心慌、面色苍白、四肢颤抖、饥饿感、软弱无力等）和中枢神经系统功能紊乱（意识模糊、头痛、头晕、言语障碍、幻觉、精神病样发作、痴呆，甚至昏迷等）的综合征。一般情况下，将静脉血浆葡萄糖浓度 <2.8mmol/L（50mg/dl）定义为低血糖，但须注意的是，糖尿病的低血糖是体内胰岛素的相对过量，不同患者以及同一患者不同情况下出现低血糖症状时的血糖水平都是不同的。持续的低血糖除可危及生命外，还可导致脑功能障碍，增加心、脑血管意外的危险性。治疗可迅速口服葡萄糖或含糖食品、注射葡萄糖，必要时使用胰高血糖素。

（4）感染：糖尿病常引起皮肤化脓性感染，如疖、痈等；皮肤真菌感染，如足癣；尿路感染，如肾盂肾炎、膀胱炎、肾乳头坏死；女性糖尿病患者常并发真菌性阴道炎、巴氏腺炎等。

2. 慢性并发症

糖尿病的发生与体内胰岛素绝对或相对不足有关，由此会引起全身代谢及酸碱平衡失调。随着时间推移，血糖控制不良会导致慢性并发症的陆续出现，这是造成糖尿病死亡的主要原因。

（1）大血管病变：糖尿病可致大、中动脉粥样硬化，它主要侵犯主动脉、冠状动脉、脑动脉、肾动脉和肢体外周动脉，引起冠心病、缺血性或出血性脑血管病、肾动脉硬化、肢体动脉硬化等。肢体外周动脉粥样硬化常以下肢动脉病变为主，表现为下肢疼痛、感觉异常和间歇性跛行，严重供血不足可导致肢体坏疽。

（2）微血管病变

①糖尿病肾病：糖尿病会诱发肾小球微血管病变、肾动脉硬化和反复或慢性肾炎等肾脏病变，发生率在20%～40%。其特点是大量蛋白尿、肾小球滤过率（GFR）下降和高血压。临床上一般可分为五期。Ⅰ期：肾小球高滤过期；Ⅱ期：间断白蛋白尿期；Ⅲ期：早期糖尿病肾病期；Ⅳ期：临床糖尿病肾病期；

Ⅴ期：肾功能衰竭期。其中，Ⅰ、Ⅱ期无明显症状；Ⅲ期开始出现微白蛋白尿，是预防进一步发展的关键时期，如无法逆转即进入Ⅳ期，出现持续蛋白尿；Ⅴ期即终末期最终发生肾衰竭。有些患者往往在尚未出现蛋白尿时已有肾小球滤过率的下降，因此，现在ADA的糖尿病诊疗标准中也采用慢性肾脏病（chronic kidney disease，CKD）分期，即基于肾小球滤过率评估结果的分期。

②糖尿病视网膜病变：是微血管病变的又一重要表现。主要改变包括视网膜微血管瘤、出血斑、渗出、新生血管、视网膜前和玻璃体出血、视网膜剥离等。致盲的概率显著高于正常人。

（3）神经病变：病变部位以周围神经为主，通常为对称性，下肢较上肢严重，病情进展缓慢，临床上先出现肢端感觉异常、肢痛、肌力减弱甚至肌萎缩和瘫痪等。自主神经病变也较常见，且较早出现，影响胃肠、心血管、泌尿系统和性器官功能。

（4）糖尿病足：糖尿病患者由于末梢神经病变、下肢动脉供血不足，以及细菌感染等多种因素，引起足部疼痛、皮肤深溃疡、肢端坏疽等病变，统称为糖尿病足，是糖尿病最常见的并发症之一，严重者可能需要截肢或发生死亡。2005年"世界糖尿病日"的主题即为"关注糖尿病足"，宣传对糖尿病足的早期预防和治疗，以降低其致残率和致死率。

五、糖尿病的综合治疗原则

早在半个多世纪以前，美国著名糖尿病专家就曾把糖尿病的治疗比作是驾驭一辆三匹马的战车，这三匹战马分别是饮食治疗、胰岛素治疗（当时尚无口服降糖药）和运动治疗，精辟地提出了糖尿病的综合治疗原则。近年来，根据实践经验的总结，公认的糖尿病综合治疗原则包括以下5条：①糖尿病的教育与心理治疗；②糖尿病饮食治疗；③糖尿病运动治疗；④糖尿病药物治疗；⑤糖尿病的病情监测。只要认真掌握好这5条原则，就能使糖尿病获得良好的控制，避免或延缓急、慢性并发症的发生和发展。

（一）糖尿病的教育与心理治疗

1. 糖尿病的教育

（1）糖尿病教育的意义：糖尿病是一种终身性的疾病，但通过适当的治疗措施可以被良好控制。为了达到这一目标，医务工作者应使糖尿病患者了解该疾病的基本知识，学会维持生命的基本技能和控制疾病的方法，达到自我控制病情、自我保健的目的。由此，糖尿病教育日趋受到全世界的关注。良好的糖尿病教育可提高患者自我血糖控制和调节能力，减少和延缓并发症的发生和发展，降低住院率，减少药物用量，从而直接减少患者和社会的经济负担。而就我国目前情况而言，糖尿病的发病率高，而糖尿病教育体系则尚欠完整，专职糖尿病教育人员偏少，大力开展糖尿病教育、探索符合国情的糖尿病教育模型和体系已迫在眉睫。

（2）如何进行糖尿病教育：可以建立一个糖尿病治疗和健康教育小组，定期进行糖尿病教员培训并设计教育课程，采用生动多样的健康教育形式使糖尿病患者正确认识自己的疾病和病情，改变错误观念；掌握药物或胰岛素的使用和饮食计划的设计；学会血糖自我监测。此外，还应建立系统性的社会教育网，由政府直接参与对糖尿病教育的组织和调控。糖尿病教育应该贯穿糖尿病患者的一生。

2. 糖尿病的心理治疗

随着近年来生物-心理-社会医学模式的提出，给糖尿病的研究带来了一种新的思路。研究发现，如工作学习长期过度紧张、人际关系不协调、生活中的突发不幸事件等社会、心理上的不良刺激，都可能是糖尿病发生和加重的影响因素，认识到糖尿病也是身心疾病的一种，治疗糖尿病也必须重视纠正和消除来自社会、环境的不良刺激，使不正常的心理状态恢复正常。因此，心理治疗也是一个不能忽略的重要环节。

（二）糖尿病的饮食治疗

在糖尿病的发生和发展中，饮食因素起着相当重要的作用。因此，饮食治疗是糖尿病治疗的基础，在后节将会详细叙述。

（三）糖尿病的运动治疗

对于2型糖尿病，运动和饮食是一切治疗的基础和保障；对于1型糖尿病来说，最根本的原则是保持饮食、运动和胰岛素作用三者的平衡与统一。由此可见，运动在糖尿病治疗中的重要地位。通过适当的、长期不懈的体育锻炼，可以有助于使肥胖患者体重减轻、对胰岛素的敏感性增强，使血糖得到良好的控制；对于轻型糖尿病患者，还可以改善末梢组织对糖的利用从而使血糖下降，对防止血管、神经并发症都有一定作用。ADA2007年糖尿病诊疗标准中建议，糖尿病患者每周至少进行中等强度有氧体力活动150min（50%～70%最大心率）和（或）每周至少90min强度较大的有氧运动（>70%最大心率），以改善血糖控制，帮助保持体重和减少心血管疾病危险。体力活动每周至少3d，且不得连续2d不活动。对无禁忌证的2型糖尿病患者鼓励每周进行3次耐力运动。美国运动医学院专家认为耐力运动可以改善胰岛素敏感性。运动治疗的过程中，必须注意定时、定量、坚持；根据实际情况选择合适的运动方式和运动强度；并且注意预防运动时低血糖的发生。

（四）糖尿病的药物治疗

单纯饮食及运动治疗并不能使所有糖尿病患者的血糖维持在基本正常水平，所以当病程进展到一定程度，甚至在病程早期就应该选用合适的口服降糖药或胰岛素，并根据临床需要，服用降压、调脂等其他药物。

1. 口服降糖药物

常用的口服降糖药主要包括以下几类：①磺脲类：可以刺激胰岛素的分泌，分为长效（如格列本脲）、中效（如格列齐特）、短效（如格列吡嗪）以及新一代的格列美脲等；②双胍类：可以降低食欲、减少吸收，适合肥胖患者服用，如二甲双胍等；③α-糖苷酶抑制剂：能使多糖或者双糖降解为单糖的速度减慢以延缓吸收，达到降低血糖的目的，如阿卡波糖、倍欣等；④噻唑烷二酮类（TZDs）：为胰岛素增敏剂，能在多种层次上增强胰岛素的敏感性，减少胰岛素抵抗，如罗格列酮和匹格列酮等；⑤格列奈类：为新型短效胰岛素促泌剂，如瑞格列奈、那格列奈等；⑥胰高血糖素样肽-1（GLP-1）类似物：可以刺激胰岛素释放、抑制胰高血糖素、抑制胃酸分泌，如 GLP-1 激动剂 exendin-4 等。

2. 胰岛素

以下患者需要用胰岛素来控制血糖：①1型糖尿病；②糖尿病患者妊娠或妊娠糖尿病；③型糖尿病经较大剂量口服药物治疗血糖仍控制不佳；④出现严重急、慢性并发症；⑤糖尿病患者因其他疾病需行中、大型手术等。胰岛素控制血糖能力很强，不良反应小，但必须通过皮下或静脉注射途径给予。可分为短效、中效、长效、预混型以及胰岛素类似物（分超短效和超长效）等数种类型。

（五）糖尿病的自我监测

自我监测是糖尿病治疗中一个非常重要的环节。对于接受胰岛素治疗的患者，为随时掌握自己的病情并随时调整胰岛素治疗方案，需要进行自我血糖监测（self-monitoring of blood glucose，SMBG）。SMBG让患者自己评估其治疗效果和血糖是否达标，其结果也可用于预防低血糖以及调整药物、饮食和运动方案。SMBG的频度和时间可根据患者的特殊需要与目的决定。每天进行SMBG对胰岛素治疗患者监测和预防无症状性低血糖与高血糖特别重要。对大多数1型糖尿病和使用胰岛素的孕妇，建议每天进行SMBG3次或更多次，包括空腹和餐后血糖；对接受口服药物治疗的2型糖尿病患者，SMBG的频度和时间则因人而异，取决于药物治疗的具体方案以及是否处于调整期、是否达到血糖控制目标等，应满足有利于血糖达标的要求。此外，对于每一位糖尿病患者，无论是否接受胰岛素治疗，无论是否能进行良好的自我血糖监测，也都有必要自我督促定期到医院接受检查，包括：糖化血红蛋白（HbA1c）、尿酮体、胰岛素或C肽、血脂、24小时尿蛋白和眼底检查等。其中，HbA1c是血糖控制的主要目标，应列为所有糖尿病患者的常规检查，通过其检测结果，医护人员可了解患者测试前2～3个月的平均血糖以评估治疗效果。在避免低血糖情况下，HbA1c应尽可能接近正常。一般情况下的成年糖尿病患者HbA1c目标值应<7%。对于那些治疗达标（血糖控制稳定）的患者，每年至少测2次HbA1c。糖尿病的长期治疗往往需要以上各项综合治疗原则的联合应用。ADA与欧洲糖尿病研究学会（EASD）2006年联合发布的《2型糖尿病血糖控制共识》提出，早期用二甲双胍联合生活方式（饮食治疗和运动）干预并适时加药（包括早期开始胰岛素治疗）是达到和保持治疗目标（即大多数患者HbA1c<7%）的有效办法，而长期维持这一目标又需要完善的糖尿病教育和规律的自我监测。

六、糖尿病的营养防治

（一）糖尿病的营养防治目标

糖尿病营养防治的目标是：①通过促进健康的饮食和体力活动使体重适度减轻并维持，从而降低发生糖尿病和心血管疾病的危险性；②维持血糖在正常水平或足够安全的接近正常水平；③维持血脂和血浆脂蛋白谱在足以能够降低血管疾病危险性的水平；④维持血压在正常水平或足够安全的接近正常水平；⑤通过合理营养和良好生活方式的培养，预防或至少延缓糖尿病慢性并发症的发生、发展；⑥满足个体化的营养需求，考虑到个体和文化差异以及不同的生活方式，同时尊重个人的意愿；⑦对1型和2型糖尿病的青少年、孕妇和乳母，以及老年糖尿病患者，满足各特定时期的营养需求；⑧对使用胰岛素或胰岛素促泌剂的糖尿病患者，为安全的体育运动提供自我监测治疗培训，包括低血糖的营养预防和治疗，以及糖尿病急重症期间的处理。

（二）糖尿病的营养预防

1. 1型糖尿病的营养预防

（1）避免有毒药物和化学物质的摄入：某些药物和化学物质可能对胰岛β细胞具毒性，从而抑制胰岛素的合成和分泌，甚至导致β细胞的破坏。如噻嗪类利尿剂、四氧嘧啶（alloxan）、链脲唑菌素（streptozotocin）等。

（2）提倡母乳喂养：婴儿早期添加牛奶的时间与1型糖尿病的发病率可能存在关联。牛奶中的某些蛋白成分被认为可能是导致糖尿病的因素，如牛血清白蛋白（BSA）、β乳球蛋白（BLG）、酪蛋白等，但证据尚不足。尽管如此，提倡母乳喂养，尽量避免早期添加牛奶，仍可能对预防1型糖尿病的发生起到一定的作用。

迄今为止，国际上对1型糖尿病的营养预防没有提出明确的建议，仍在进一步的探索和研究中。

2. 2型糖尿病的营养预防

（1）糖尿病前期（中间高血糖）的干预：IGT及IFG两者均为糖尿病前期（中间高血糖），都有发展为2型糖尿病的危险性。多项研究的结果显示，IGT和IFG均可以显著增加糖尿病发病的危险性，单纯IGT和单纯IFG增加糖尿病危险性的趋势是相似的，而IGT和IFG两者兼有的患者发生糖尿病的危险性最高。因此，有必要对糖尿病前期（中间高血糖）进行干预，这将可大大减少未来的糖尿病患病率。对IGT和IFG的干预包括生活方式和药物。前者在于平衡饮食与适当运动的结合。目前，对于这一人群是否需要药物干预并无统一定论，但单纯生活方式干预应该作为首选的措施，尤其对于存在不良生活习惯者更有效。

（2）糖尿病前期（中间高血糖）的饮食干预措施：防治肥胖是饮食干预的主要目标。对于超重、肥胖的患者，应限制能量的摄入，逐步达到或维持正常体重、减轻胰岛β细胞的负担、改善胰岛素抵抗。建议按标准体重计算得出的每天所需能量减少2 092～4 184kJ（500～1 000kcal）。减少的能量摄入和适度的体重丢失可以在短期内改善胰岛素的敏感性和血糖水平。有研究发现，如能将体重减轻7%左右，即可降低发生2型糖尿病的危险性，同时也可改善血脂、血压异常。但是，限制能量如果单独使用，对于长期维持体重减轻效果并不理想，还应与规律性的体育运动相结合。在限制总能量的前提下，饮食中还应减少脂肪的摄入比例。有研究报道，在总能量不变的情况下，高脂肪的摄入与高糖尿病发生率相关。ADA的糖尿病预防计划建议，每天脂肪摄入小于总能量的25%可有效减轻体重，降低2型糖尿病的危险性。除了n-3脂肪酸，几乎所有类型的膳食脂肪都可能对胰岛素敏感性有一定的负面效应，其中，以饱和脂肪酸最为明显。在总能量摄入适宜的条件下，减少饱和脂肪酸、增加不饱和脂肪酸则可能会降低患2型糖尿病的危险性。饮食结构及饮食习惯的不合理是导致2型糖尿病发生的主要环境因素。调查发现，现代人普遍存在一味追求精细、高脂肪、高蛋白质、高能量、低膳食纤维饮食，或者早餐不吃、晚餐过量的现象，造成白天能量不足、夜间营养过剩，再加上活动减少，使糖尿病发病的危险性显著增高。因此，要预防糖尿病就必须改变这种不良饮食结构及习惯，合理分配餐次和能量摄入，保证足够的蛋白质、维生素及其他微营养素的供给，做到粗细粮、肉蛋奶、蔬菜合理搭配。《ADA 2007年糖尿病营养治疗指南》建议糖尿病高危人群应每天摄入膳食纤维14g/4 184KJ（14g/10000kcal），且谷类食物中全谷类应占一半，以改善胰岛素的敏感性。

(三)糖尿病的营养治疗

糖尿病的营养治疗主要以糖尿病的长期饮食管理为主。

(1)每天所需能量的估算：对于糖尿病患者，特别是存在超重或肥胖的个体，其超重或肥胖与胰岛素抵抗以及糖尿病相关并发症的发生、发展有密切关系。有研究显示，通过生活方式的改变，适度减轻体重（比初始体重减轻5%~7%）可改善血糖、血脂和血压异常，减轻胰岛素抵抗，以及降低心血管疾病的发生率。因此，为达到这一目标，首先应限制每天总能量的摄入。标准的减重饮食每天所提供的总能量比维持理想体重所需减少2 092~4 184kJ（500~1 000kcal）。虽然许多患者在6个月内可最多减重10%，但如果不能坚持并随访，易出现体重回升。此外，临床上一般不主张轻易采用极低能量饮食（very low caloric diet, VLCD）。

(2)平衡的膳食结构

①碳水化合物：长期以来，糖尿病患者对碳水化合物的摄入一直存在顾虑，认为必须严格限制。近年来实验研究结果提示，在合理控制总能量的基础上适当的碳水化合物摄入量，不会影响患者的血糖值。糖尿病患者每天碳水化合物摄入量应占总能量的55%~65%。目前不推荐采用低碳水化合物饮食（<130g/d）来控制糖尿病患者的超重或肥胖。一项在1型糖尿病患者中进行的研究显示，餐前胰岛素剂量和餐中碳水化合物总量引起的餐后血糖反应有很大关系。因此，餐前胰岛素的使用剂量应考虑到餐中碳水化合物的含量。对于接受固定剂量胰岛素治疗的患者，每天每餐的碳水化合物量也应一致。尽管碳水化合物的摄入总量是餐后血糖的主要决定因素，但食物种类、淀粉类型、食物制备方式（如烹饪方法和时间、加热程度或水的用量等）、生熟度和加工程度等对餐后血糖也有影响，因此，碳水化合物的类型对糖尿病患者同样重要。1984年，Jenkins首次提出了血糖指数（glycemic index, GI）的概念。通常情况下，血糖指数越低的食物对血糖的升高反应就越小。近年来又有研究指出，餐后血糖水平除了与GI值的高低有关外，还与食物中所含的碳水化合物的含量有密切关系。GI高的食品，如果所含碳水化合物的量很少，尽管其容易转化为血糖，但其对血糖总体水平的影响并不大，因此，GI值仅仅反映出碳水化合物的质，并没有反映出碳水化合物的实际摄入量。如果将摄入碳水化合物的质和量结合起来，就产生了一个新的概念，即血糖负荷（GL）。GL值的大小为食物GI值与其碳水化合物含量两者的乘积：血糖负荷（GL）=GI×CHO%×100 尽管低GI和低GL食物可能降低餐后血糖，但必须指出，进食速度、食物中脂肪及水溶性纤维含量、胃肠道排空、消化吸收速度和功能都对GI和GL有很大影响，且低GI和GI食物长期的降血糖效应尚待进一步研究证实。

鼓励糖尿病患者摄入含膳食纤维丰富的各种食物如豆类、谷类、水果和蔬菜等。因其可以减缓碳水化合物和脂类的吸收从而降低血糖、改善血脂异常、提高机体对胰岛素的敏感性并增加饱腹感。建议糖尿病患者每天摄入膳食纤维30g左右为宜。研究显示，膳食中的蔗糖虽然甜度很高，但其并不比等能量的淀粉使血糖升得更高，因此，糖尿病患者不必由于担心高血糖加重而刻意限制蔗糖和含蔗糖食物的摄入，只需注意不要因此摄入过多能量。对糖尿病患者，如果在膳食中用果糖代替蔗糖或淀粉，可以产生降低餐后血糖的效应，但因考虑到其可能对血脂有相反作用，所以并不推荐作为增甜剂。糖醇是一种低能量的甜味剂，包括赤藓糖醇、甘露醇、山梨醇、木糖醇、塔格糖等，平均能量含量为8.4kJ/g（2kcal/g）。但并无证据显示其使用可降低血糖、能量摄入或体重。在儿童需注意其摄入可能会引起腹泻。此外，还有一些甜味剂如乙酰氨基磺酸钾、阿斯巴甜、糖精等，不含能量和营养成分，可以在糖尿病人群中使用。

②蛋白质：糖尿病患者蛋白质代谢异常受胰岛素缺乏和胰岛素抵抗的影响要小于葡萄糖代谢。而单独由碳水化合物引起的血糖反应峰与由碳水化合物和蛋白质共同引起的血糖反应峰是相似的，提示蛋白质不会减慢碳水化合物的吸收。

糖尿病患者每天蛋白质摄入量应为1.0g/kg左右，占总能量的15%~20%，并以优质蛋白质为主。对处于生长发育的儿童或有特殊需要或消耗的人群，蛋白质的比例可适当增高，而对于糖尿病肾病患者，则应特别注意避免过量摄入。此外，目前不建议用高蛋白饮食（>能量摄入的20%）来减轻体重。

③脂肪：a. 脂肪摄入量：饮食中如脂肪含量过高，会使血中胆固醇及游离脂肪酸大量增加，导致动

脉硬化，降低胰岛素的敏感性，降低葡萄糖的氧化利用率及肝脏、骨骼肌、脂肪等组织的胰岛素受体数目，增加糖异生作用，使血糖升高更为明显。糖尿病患者的每天脂肪需要量通常限制在 0.6～1.0g/kg，占总能量的 20%～25%。在控制总能量的前提下，低脂高碳水化合物饮食可使体重减轻，同时出现血浆总胆固醇和三酰甘油水平降低、高密度脂蛋白胆固醇（HDL-C）水平升高。如果长期应用，可起到较好的适度减轻体重并改善血脂异常的效果。b. 不同种类脂肪的比例：ADA 建议，糖尿病患者饱和脂肪的摄入应该＜总能量摄入的 7%。尽管多不饱和脂肪在糖尿病患者中的应用尚未明确，但现有的研究显示，与饱和脂肪相比，多不饱和脂肪仍显示出降低血脂的效应，补充 n-3 多不饱和脂肪酸（如鱼类）被证明可降低 2 型糖尿病患者的血浆三酰甘油水平。可是由于多不饱和脂肪酸在体内代谢过程中容易氧化而对机体产生不利影响，故也需限量。与之相比，单不饱和脂肪降低血脂的效应则更为显著，是较为理想的能量来源。为了达到最佳平衡，建议饱和脂肪、多不饱和脂肪与单不饱和脂肪三者的比例控制在 0.8：1：1.2 为宜；而 n-3 和 n-6 多不饱和脂肪酸间的比例应为 1：4～1：6。此外，糖尿病患者对膳食胆固醇比普通人更敏感，所以膳食胆固醇的摄入应 <200mg/d。c. 反式脂肪酸：饮食中反式脂肪酸的主要来源包括用氢化油制成的产品，如烘烤制品（如饼干、面包和其他点心等）、煎炸食品或经氢化起酥的炸鸡等。动物来源的食物如乳制品只提供少量反式脂肪酸。反式脂肪酸升高血浆 LDL-C 水平的效应类似于饱和脂肪酸。因此，反式脂肪酸的摄入应该限制到尽可能最少。d. 植物固醇和植物甾醇酯：可以阻断肠道对膳食和胆汁中胆固醇的吸收。有研究报道，每天摄入 2g 植物固醇/甾醇可降低血浆总胆固醇和 LDL-C。

④微营养素：糖尿病患者应该摄入足够量的维生素和微量元素，特别是对于限制能量摄入的患者，补充多种维生素和微量元素的制剂是有益的，但如果均衡饮食，则无需额外补充，而且需注意如果剂量过大则存在潜在毒性。由于糖尿病处于氧化应激和慢性炎症的状态，常并发动脉粥样硬化、糖尿病肾病、神经损伤等一系列并发症，所以现在热衷于给糖尿病患者补充抗氧化维生素和微量元素。但目前为止，大剂量膳食抗氧化物如维生素 C、维生素 E、硒、β 胡萝卜素和其他类胡萝卜素在心血管疾病、糖尿病或癌症方面的保护效应并未明确，其长期效应在许多大型研究中并未得到证实，甚至发现可能存在负面效应。因此，在均衡饮食的情况下，并不建议常规补充抗氧化剂。钙和磷的缺乏或钙、磷代谢紊乱使糖尿病患者更易发生骨质疏松，因此糖尿病患者特别是老年糖尿病患者每天应注意补充。其他某些电解质和微量元素如钾、镁、锌、铬等的缺乏，会加重碳水化合物不耐受。其中锌与胰岛素活性有关，铬可能有利于血糖控制，还有如镁、钒等则可以影响胰岛素的分泌和作用效果。这些微量元素对血糖控制的有益效应虽有报道，但其安全性和长期有效性仍未被大量研究证实，因此补充时需慎重。

（3）糖尿病患者的饮食设计

①餐次安排和能量分配：糖尿病患者每天至少保证三餐，根据病情必要时加餐。饮食要做到定时、定量、有加餐，但不加量。

②饮食注意事项：a. 平衡的膳食结构与正常健康人群相同，糖尿病患者的饮食同样需要均衡摄入不同种类的食物，以满足机体对各种营养素的需求。在限制总能量的条件下，每餐内容粗细搭配、主副食搭配，有利于减缓葡萄糖的吸收，促进胰岛素的释放。b. 合理选择食物：在碳水化合物中，单、双糖已不再是绝对禁忌，但需在控制的总量范围内；谷类应以粗杂粮代替部分细粮；淀粉类如含糖 90% 的粉条（干）和含糖 10%～20% 的马铃薯可以替代部分主食选用。以蛋白质为主的食物应多选瘦肉，少用肥肉；限量选用鸡、鸭蛋（含蛋白质约 13%）；多用营养素含量丰富的乳及乳制品。大豆及其豆制品由于所含脂肪多为不饱和脂肪酸，且不含胆固醇，因此可以降低血脂，可部分替代瘦肉。其中大豆含蛋白质约 30%，豆腐约含 12%。烹调油由于脂肪含量约 100%，故应限量。少用含动物性脂肪的猪油、牛油等，尽量选择植物油如花生油、豆油等。提倡多用含单不饱和脂肪酸的油类如橄榄油和茶油。坚果类如花生仁、核桃仁约含脂肪 50%，且属高能量食物，虽有促进胰岛素分泌的作用，但也应限量。增加新鲜蔬菜尤其是深绿叶菜以及一些含糖量低的叶、茎、瓜果类如菠菜、芹菜、冬瓜、黄瓜和西红柿等的摄入。也可选用菌藻类如海带、紫菜、鲜蘑菇、香菇、木耳等部分代替新鲜蔬菜，具降低血脂的作用。在选择水果时，应注意选血糖指数较低且含丰富维生素与无机盐的品种，如柚子、苹果、猕猴桃等。水果可作为加餐食物，但不宜过量，且应计算在每天总能量内。在调味料中，钠盐的使用也应特别引起注意。长期高钠饮食会引发

高血压,并且加速和加重糖尿病其他心血管并发症的进展。每天盐的摄入量应控制在 6g 以下甚至更低,做到少吃腌肉、腊肉、色拉酱等含较多盐或钠离子的食物。

病情控制较好时,可少量适度饮酒,但应避免空腹饮酒,以防发生低血糖。而对孕妇和伴有其他疾病如胰腺炎、进展性肾病、严重高三酰甘油血症或酒精依赖的人群应建议戒酒。由于实际能量消耗通常低于理论值,且存在一定的地域差异,因此饮食管理应该在此原则上进行个体化设计,满足不同患者的实际需要。

(4) 饮食计算方法

①细算法:根据患者一般情况、病情、肝肾功能是否受损、嘌呤代谢是否紊乱和饮食习惯等按食物成分表中各食物的营养素含量计算并设计食谱。细算法一般可分为 4 个步骤:a. 确定每天总能量;b. 确定三大营养素的比例和重量;c. 确定用餐次数和每餐食物比例;d. 根据食物成分表和等值食物交换表制定一日食谱。此方法较为准确,但繁琐,不易操作。

②主食固定法:根据患者病情固定主食用量。一日三餐主食相对固定在 250~350g,副食中的瘦肉可食用,每天 100~150g(肥胖者 50~100g),牛奶 250g,蔬菜每天至少约 500g。这种计算法主要用于非住院患者,但食物品种单调,易影响生活质量。

③食物交换份法:食物交换份是将食物按照来源、性质分成数类,同类食物在一定重量内所含的蛋白质、脂肪、碳水化合物和能量相近,不同类食物间所提供的能量也是相同的。由于糖尿病患者的饮食需要根据不同的情况计算各种营养素的能量配比,因此使用食物交换份的方法,可以快速简便地制定食谱,现已广泛得到应用。食物交换份法将食物分为六大类:主食类、蔬菜类、水果类、鱼肉类、乳类(含豆奶)和油脂类。所有食物均指可食部分,即去皮、籽、核、骨等后的净重。每个食物交换份可产生 334.7~376.6kJ(80~90kcal)能量。通常在表中列出各类食物的单位数,可以随意组成食谱。在饮食设计、实施过程中须注意:a. 至少保证三餐,早、中、晚能量各占 25%、40% 和 35%,对于如注射胰岛素或有低血糖反应者,可加两餐点心,但总能量应保持不变;b. 水果每天保证 0.5~1 份,以苹果、柚子等为例,100~200g 分 2 次食用,可作为点心添加;c. 保证蛋白质的质量和数量,以鱼类和奶类或鸡蛋蛋白为主;d. 患者应尽快掌握自己每天所吃各类食物的量以及不同能量食品交换的概念和方法。

(四) 特殊情况的营养治疗

1. 儿童和青少年糖尿病的营养治疗

儿童和青少年大多为 1 型糖尿病,这一人群的营养目标应该是维持良好的血糖水平的同时保证正常的生长发育,并不出现低血糖反应。这可以通过个体化的膳食计划、灵活的胰岛素治疗方案和自我血糖监测等来达到。儿童和青春期 1 型或 2 型糖尿病患者的具体饮食方案应结合年龄、身高、体重而定。4 岁以下者可按 209KJ(kg·d)[50kcal/(kg·d)],4~10 岁按 188~209KJ(kg·d)[45~50kcal/(kg·d)],10~15 岁按 146~167KJ(kg·d)[35~40kcal/(kg·d)] 供给食物。同时,必须考虑儿童的食欲和喜好,且根据不同的目标制定个体化膳食计划。

2. 老年糖尿病患者的营养治疗

目前对随着年龄而发生的营养需要改变的研究很有限,针对糖尿病患者的更是缺乏。因此,对老年糖尿病患者的营养治疗建议必须通过已知的正常人群来推断。尽管老年人的能量需要低于中、青年人,但由于各种原因包括疾病导致的可能的摄食减少,使老年糖尿病患者中体重不足比超重更容易发生。在这个年龄组,低体重与较高的发病率和死亡率相关。对住院老年糖尿病患者,由于缺乏食物选择、食物质量差以及不必要的饮食限制,可能会发生营养不良和脱水。因此,建议对住院老年糖尿病患者按常规(非限制)食谱,并固定碳水化合物进食的量和时间以便控制血糖。但对于肥胖的患者,也应适当限制能量摄入。

3. 妊娠、哺乳并发糖尿病的营养治疗

(1) 妊娠糖尿病或糖尿病患者妊娠:孕妇的营养治疗目标是控制血糖的同时,为母亲和胎儿提供足够的能量和各种营养素,并预防酮症酸中毒。因此,妊娠期间并不建议减重,而是应该合理选择食物,使体重在整个孕期适当增加 10~12kg;对超重或肥胖的孕妇,应适度限制能量和碳水化合物的摄入。对于妊娠前就患有糖尿病的,应该在准备怀孕前就制定合理的饮食计划。通常情况下,孕妇的能量需要在最初 3 个月并不增加。但 3 个月之后,则需适当增加能量和蛋白质的摄入。平衡膳食通常都能提供所需的所有维生素和微量元素，还没有研究结果支持产前额外补充维生素和微量元素制剂，但也需满足特殊的个体需要。

定时、定量进餐和进食点心对于避免由于胎儿持续从母亲体内获取葡萄糖而产生的低血糖是很重要的。晚点心通常可以降低整夜低血糖和空腹酮症的危险性。血糖检测与每天饮食记录为胰岛素治疗和膳食计划的确定提供了有价值的信息。此外，患有糖尿病的妇女应该在怀孕期间避免酒精饮料。虽然大多数患有妊娠糖尿病的妇女产后会恢复到正常糖耐量，但她们以后再次怀孕时发生妊娠糖尿病或者以后的生活中罹患 2 型糖尿病的危险性将增加。因此，在分娩后应将生活方式调整的目标定为减轻体重和增加体育运动，降低以后发生糖尿病的危险性。

（2）哺乳：孕前存在糖尿病或患有妊娠糖尿病的妇女建议母乳喂养。母乳喂养可消耗一定能量，从而降低血糖，因此接受胰岛素治疗的妇女通常需要减少胰岛素剂量，并且在哺乳前或哺乳时应适当进食含有碳水化合物的点心。哺乳期头 6 个月内能量需要比孕期额外增加约 837KJ/d（200kcal/d）。

4. 糖尿病急、慢性并发症的营养治疗

（1）低血糖：饮食摄入量不足、体育运动量增加和药物、胰岛素治疗的调整都可能导致低血糖的发生。由于糖尿病患者的低血糖是体内胰岛素的相对过量，因此，一旦出现血糖 <50mg/dl（2.8mmol/L），或即使血糖值未达到此标准，但已远远低于日常水平和出现低血糖症状，都应进行治疗，可立即摄入葡萄糖 15～20g，或进食含碳水化合物的食物；稍重者可加馒头或面包 25g 或水果 1 个；极少数严重低血糖情况（需要别人帮助和不能自己进食）应紧急注射胰高血糖素。治疗须在 10～20min 内见效，且在 60min 内应再测血糖以观察是否需要补充治疗。发现糖尿病患者低血糖时，如在碳水化合物食物中额外增加蛋白质则对血糖无影响，也不能预防随后的低血糖，而增加脂肪将会延迟升糖反应。对使用胰岛素或口服磺脲类降糖药的患者，必须按时进餐、随身携带糖果饼干、调整运动量后及时调整胰岛素或药物剂量，预防低血糖的发生。

此外，对注射胰岛素和（或）使用胰岛素促分泌剂的患者如果未改变药物剂量或碳水化合物摄入量，运动也可引起低血糖。如果运动前血糖 <100mg/dl（5.6mmol/L）应先加餐。仅用饮食治疗或服用二甲双胍、α-葡萄糖苷酶抑制剂及噻唑烷二酮类药物而不用胰岛素者，一般运动前不需加餐。

（2）急重症：糖尿病患者出现急重症或危重病症时可能加重高血糖，并增加 1 型糖尿病酮症酸中毒的危险性。此外，相关的负调控激素水平的升高可能增加胰岛素的需要。此时，检测血糖和血或尿中的酮体、给予足够量的液体以及摄入碳水化合物都是非常重要的，特别是在血糖水平 <100mg/dl（5.6mmol/L）时。在摄入足量碳水化合物的同时应继续进行胰岛素或口服降糖药治疗，保持血糖在目标范围内并预防饥饿性酮症。成人每天摄入 150～200g 碳水化合物（每 3～4 小时摄入 45～50g）应足以预防饥饿性酮症。

（3）高血压：高血压的营养治疗目标是减轻体重和减少钠的摄入。低脂且富含钾、镁、钙的膳食也能适度降低血压。专家建议钠摄入减少到不超过 2 400mg/d（100mmol/d）或氯化钠摄入减少到不超过 6g/d。此外，增加水果、蔬菜、低脂奶制品摄入、避免饮酒过多、规律的有氧运动等都是降低血压行之有效的措施。ADA 2007 年糖尿病诊疗标准中建议糖尿病患者将血压控制在收缩压 <130mmHg，舒张压 <80mmHg。

（4）血脂异常：1 型或 2 型糖尿病患者通常伴有血脂异常。对大多数 1 型糖尿病患者来说，有效的胰岛素治疗可以使血脂水平恢复正常并降低血清三酰甘油和 LDL-C 的水平。对 LDL-C 升高的成人患者，饱和脂肪酸应该限制在低于总能量摄入的 7%，并限制反式脂肪酸和胆固醇的摄入。饱和脂肪酸可用碳水化合物或单不饱和脂肪酸来替代。此外，还可适当增加植物固醇/甾醇和可溶性膳食纤维的摄入。对于肥胖的糖尿病患者，则应进行更严格的限制，并维持适当的体重减轻，增加体育运动。有些患者即使增加药物治疗，仍存在顽固的高三酰甘油血症，此时，可以选择补充富含 n-3 脂肪酸的鱼油。但是，鱼油也有升高血 LDL-C 的可能性，故需严密监测。如果血 TG>438mg/dl（11.3mmol/L），发生乳糜微粒血症和胰腺炎的危险性也随之增加，应该限制所有类型的膳食脂肪摄入并使用降脂药物。

（5）糖尿病肾病：许多饮食因素在糖尿病肾病的预防方面起到一定的作用。在有微蛋白尿的 1 型或 2 型糖尿病患者，只要轻微减少蛋白质的摄入，就能改善肾小球的滤过率、减少尿白蛋白的排出率。ADA 2007 年糖尿病诊疗标准建议，糖尿病肾病早期，即 CKD 分期早期的患者，蛋白质每天供给量限制在 0.8～1.0g/kg；CKD 分期为较晚期的患者，蛋白质每天供给量限制在 <0.8g/kg 可以改善肾功能（尿白蛋白

排泄率、肾小球滤过率）。而我国慢性肾脏病蛋白营养治疗共识制定的标准是：从出现显性蛋白尿起即应减少饮食蛋白，推荐蛋白质摄入量 0.8g/（kg·d）。从 GFR 下降起，即应实施低优蛋白质饮食，推荐蛋白质摄入量 0.6g/（kg·d）。需注意的是，限制蛋白质的同时不要忽略正常的能量和各种营养素的需要。

5. 糖尿病的肠内、肠外营养支持

当糖尿病患者由于疾病不能正常经口饮食或消化吸收能力下降，或因疾病导致蛋白质、脂肪和碳水化合物过度分解并发营养不良时，可给予肠内或肠外营养支持。糖尿病患者的肠内、肠外营养支持原则与非糖尿病患者基本相同，但实际实施时应考虑糖尿病特有的代谢特点和血糖监测的问题。

（1）肠内营养

①肠内营养的配方：给予糖尿病患者肠内营养时，在满足营养素需求的同时也要达到最佳的血糖和血脂控制，尤其是那些需要长期接受营养支持的患者。在血糖监测和血糖控制稳定的情况下，一些非糖尿病配方也可安全用于糖尿病患者，但要避免过量、过快地提供，应予缓慢持续滴注。血糖指数的提出已经使缓释淀粉、果糖等血糖指数较低的碳水化合物在糖尿病患者的肠内营养中得到广泛应用。近年来，又有研究提出用单不饱和脂肪酸替代部分复杂糖类，以达到更好的血糖控制效果和代谢状况的改善。在配方中加入膳食纤维，还可减缓胃的排空，降低食物的生糖作用和维持肠道功能。这些方案尤其适用于一些由于神经或机械吞咽困难而需要长期家庭肠内营养的患者。因此，如果病情需要，应该使用这些针对糖尿病的特殊配方肠内营养制剂，临床研究结果表明，它不但可以改善血糖水平、减少降糖药物使用剂量，而且可以降低感染的发生率。

②肠内营养的实施：a. 输注方式：为了更好地控制血糖、减少胃肠道反应，推荐使用输液泵维持的连续滴注方式给予糖尿病患者肠内营养支持；b. 胰岛素的使用：疾病或创伤所致的应激反应可能引起胰岛素抵抗，此时，非胰岛素依赖型的糖尿病患者可能也需给予胰岛素，而胰岛素依赖型的糖尿病患者则可能需要量比平时更多。

（2）肠外营养

①肠外营养的配方：将糖和脂肪一同作为能量来源可减轻糖负荷和血糖反应。糖尿病患者葡萄糖的推荐量与非糖尿病患者相似，为 4～5g/（kg·d），但需注意输注速率；通常情况下，脂肪的供给量也与非糖尿病患者相似，但病情加剧时应适当减少。

②肠外营养中胰岛素的使用：肠外营养应用于糖尿病患者时需根据其中葡萄糖的含量和血糖变化在全营养混合液（total nutrient admixture，TNA）输注袋中额外添加胰岛素，并补充钾和磷，且应维持稳定的输注速度，不宜过快。尽管胰岛素加入输注袋内会被塑料吸附而丢失约 30%，但优点是当输注停止时胰岛素也随即停止输入。有研究者建议，将所需胰岛素总剂量的 2/3 加入 TNA 中，余下剂量通过其他方式给予，以便根据血糖水平及时调整胰岛素用量，对于围手术期和糖代谢不稳定的患者尤有意义。

③营养支持期间的血糖监测：除了体重、体液平衡、血电解质等，血糖是糖尿病患者营养支持过程中最重要的监测项目。血糖平稳患者的血糖水平突然发生变化可能是感染的一个早期信号。刚开始营养治疗时可每 6 小时测定 1 次血糖，稳定后再减少监测次数。随时注意有无非酮症性高渗性脱水和昏迷等危急情况的发生，并及时发现并处理。需特别注意的是，当 TNA 输入突然终止时，也可发生低血糖反应，这是由于胰岛素在循环中的半衰期仅 3～4min，其作用在输入停止后会立即失效。因此，应按之前营养液的输注速率给予 10% 的葡萄糖 2～3 小时以预防低血糖的发生。

第七章

肾小球疾病

第一节 急性肾小球肾炎

一、概　述

急性肾小球肾炎常简称急性肾炎。广义上是指一组病因及发病机制不一，临床上表现为急性起病，以血尿、蛋白尿、水肿、高血压伴有一过性氮质血症和肾功能下降为特点的肾小球疾病，也常称为急性肾炎综合征。急性肾炎综合征常出现于感染之后。以链球菌感染最为常见。此外，偶可见于其他细菌或病原微生物感染之后，如细菌感染（肺炎球菌、脑膜炎球菌、淋球菌、克雷伯杆菌、布鲁氏杆菌、伤寒杆菌等），病毒感染（水痘病毒、麻疹病毒、腮腺炎病毒、乙型肝炎病毒、EB病毒、柯萨奇病毒、巨细胞病毒等），立克次体感染（斑疹伤寒），螺旋体感染（梅毒），支原体感染，霉菌病（组织胞浆菌），原虫（疟疾）及寄生虫（旋毛虫、弓形虫）感染等。本节主要介绍链球菌感染后急性肾小球肾炎，临床上绝大多数病例属急性链球菌感染后肾小球肾炎。此外，本症是小儿时期最常见的一种肾小球疾病，发病年龄3~8岁多见，2岁以下罕见；男女比例约为2∶1。链球菌感染后肾炎多为散发性，但也可呈流行性发病，于学校、团体或家庭中集体发病。近年国内外流行病学资料显示其发病有日益减少的趋势，在发达国家此种下降趋势尤为显著。

二、诊　断

（一）病史采集要点

本病临床表现轻重悬殊，轻者可表现为"亚临床型"，即除实验室检查异常外，并无明显具体临床表现；重者并发高血压脑病、严重急性充血性心力衰竭和/或急性肾功能衰竭。

1. 起病情况

患者一般起病前存在前驱感染，常为链球菌所致的上呼吸道感染，如急性化脓性扁桃体炎、咽炎、淋巴结炎、猩红热等，或是皮肤感染如脓疱病、疖肿等。由前驱感染至临床发病有一无症状间歇期，呼吸道感染起病者约10d（6~14d），皮肤感染起病者约为20d（14~28d）。

2. 主要临床表现

典型临床表现为前驱链球菌感染后，经1~3周无症状间歇期而急性起病，表现为水肿、血尿、高血压及程度不等的肾功能下降。水肿是最常见的症状，主要由肾小球滤过率减低、水钠潴留引起。水肿并不十分严重，起病初期仅累及眼睑及颜面，晨起较重，部分患者仅表现为体重增加，肢体胀满感；严重水肿者可波及全身，少数伴胸、腹腔积液。急性肾炎的水肿呈非凹陷性，与肾病综合征的明显凹陷性水肿不同。半数患者有肉眼血尿，镜下血尿几乎见于所有病例。肉眼血尿时尿色可呈洗肉水样，或烟灰色、棕红色或鲜红色等。血尿颜色差异与尿酸碱度有关；酸性尿呈烟灰或棕红色，中性或碱性尿呈鲜红或洗肉水样。严重肉眼血尿时可伴排尿不适甚至排尿困难。通常肉眼血尿1~2周后即转为镜下血尿，少数持续3~4周，也可因感染、劳累而反复出现。镜下血尿持续1~3个月，少数延续半年或更久，但绝大多可恢复。血尿常伴程度不等蛋白尿，一般为轻至中度，少数可达肾病水平。

尿量减少并不少见，但发展至少尿或无尿者少见，只有少数患者由少尿发展成为无尿，表明肾实质病变严重，预后不良。恢复期尿量逐渐增加，肾功能恢复。高血压见于30%~80%的病例，一般为轻或中度增高，为水钠潴留血容量增加所致。大多于1~2周后随水肿消退而血压恢复正常，若持续不降应考虑慢性肾炎急性发作的可能。血压急剧增高时，可出现高血压脑病，表现为剧烈头痛、恶心、呕吐、复视或一过性失明，严重者突然出现惊厥、昏迷。部分患者由于水、钠潴留，血浆容量增加而出现循环充血及急性心力衰竭。轻者仅有呼吸、心率增快、肝脏增大；严重者可出现呼吸困难、端坐呼吸、颈静脉怒张、咳嗽、粉红色泡沫痰、双肺湿性啰音、心脏扩大、奔马律等急性心力衰竭表现。

除上述临床症状外，患者常有乏力、恶心、呕吐、头晕、腰痛及腹痛等。小部分患者可呈无症状的亚临床型表现。

3. 既往病史

一般无特殊。可有反复上呼吸道和皮肤黏膜感染病史，部分患者可有风湿热病史。

（二）体格检查要点

1. 一般情况

急性病表现，可有精神萎靡，乏力，如存在感染则可有中低度发热、血压升高或心率增快，此外需注意神志改变。

2. 皮肤黏膜

部分患者可见皮肤感染灶。水肿常见，常累及眼睑及颜面；肢体水肿常呈非凹陷性。

3. 浅表淋巴结

部分患者可有头颈部浅表淋巴结肿大，为感染和炎症性淋巴结肿大。

4. 头颈部

咽部及扁桃体可有病毒或细菌感染表现，如滤泡增生、黏膜充血、扁桃体肿大及分泌物附着等。注意颅内高压及脑水肿眼底改变。

5. 胸腔、心脏及肺部

少数严重病例可有胸腔积液，并发心力衰竭者可出现相应心脏及肺部表现。

6. 腹部

少数严重病例可有腹腔积液，若并发全心衰竭者可有肝、脾肿大。

（三）门诊资料分析

1. 尿液检查

血尿几乎见于所有患者。急性期多为肉眼血尿，后转为镜下血尿。尿沉渣中红细胞形态多为严重变形红细胞，但应用袢利尿剂者对变形红细胞形态有一定影响。60%~80%新鲜尿可检测到红细胞管型，是急性肾炎的重要特点。病程早期尿液中还可检测到较多白细胞。尿沉渣尚见肾小管上皮细胞、大量透明和/或颗粒管型。尿蛋白定性常为+~++，尿蛋白多属非选择性。尿中纤维蛋白原降解产物增多。尿蛋白定量常为轻至中度，少数可达肾病水平。尿常规一般在4~8周内恢复正常。部分患者镜下血尿或少量蛋白尿可持续半年或更长。

2. 血常规

红细胞计数及血红蛋白可稍低，与血容量增大、血液稀释有关。白细胞计数可正常或增高，与原发感染灶是否继续存在有关。血沉增快，一般2~3个月内恢复正常。

3. 血液生化及肾功能检查

肾小球滤过率呈不同程度下降，肾血浆流量正常而滤过分数常减少，肾小管重吸收及浓缩功能通常完好。部分患者有短暂的血清尿素氮、肌酐增高，当有肾前性氮质血症时，血尿素氮与血肌酐比值显著增高。部分患者可有高血钾、代谢性酸中毒及轻度稀释性低钠血症。血浆白蛋白一般在正常范围，可因血液稀释而轻度下降，但呈大量蛋白尿者可有低白蛋白血症，并可伴一定程度的高脂血症。

（四）继续检查项目

1. 其他血清学检查

疾病早期可有冷球蛋白血症，部分血液循环免疫复合物阳性。血浆纤维蛋白原、纤溶酶增高，尿中纤维蛋白原降解产物增加，提示急性肾炎时肾脏中存在着小血管内凝血及纤溶作用，这些检查结果与病情的严重性一致。

2. 血补体测定

90%患者病程早期血中总补体CH50及C3、C4显著下降，其后首先C4开始恢复，继之总补体及C3也于4周后上升，6~8周时血清补体水平基本恢复正常。此规律性变化为本病的典型特征性表现。血补体下降程度与急性肾炎病情轻重无明显相关，但低补体血症持续8周以上，则应怀疑系膜毛细血管性肾炎或其他系统性疾病（如红斑狼疮、特发性冷球蛋白血症等）。

3. 病原学及血清学检查

前驱链球菌感染于肾炎起病时大多已经接受抗菌药物治疗，因此发病后从咽部或皮肤感染灶培养出β溶血性链球菌的阳性率较低，仅约30%。链球菌感染后可产生相应抗体，临床上常根据检测血清抗体证实前驱的链球菌感染。如抗链球菌溶血素"O"抗体（ASO），其阳性率达50%~80%，通常于链球菌感染后2~3周出现，3~5周抗体水平达高峰，50%患者半年内恢复正常。判断其临床意义时应注意，抗体水平升高仅表示近期有链球菌感染，与急性肾炎病情严重性无直接相关性；早期经有效抗生素如青霉素治疗者其阳性率减低，皮肤感染患者的抗体阳性率也较低；部分链球菌致肾炎菌株不产生溶血素，故机体亦不产生链球菌溶血素"O"抗体；在患者有明显高胆固醇血症时，胆固醇可干扰检验结果而出现假阳性反应。90%皮肤感染患者血清抗DNA酶B及抗透明质酸酶抗体滴度上升，有较高的诊断意义；此外，在本病患者早期及恢复期，部分患者血清中尚可测得抗胶原Ⅳ及层粘连蛋白抗体以及较高而持久的抗链球菌内物质（ESS）抗体，被认为有一定的诊断意义。近年国外和国内主张采用多种抗链球菌抗体的同时检测，可更好地确定近期内是否有过链球菌感染。

4. 肾活检病理

通常典型病例不需行肾穿刺活检术，当出现下列情况时则应进行活检：①不典型表现如重度蛋白尿、显著氮质血症、少尿持续存在，且缺乏链球菌感染的血清学证据；②显著高血压和肉眼血尿并持续超过2~3周，或蛋白尿持续6个月以上；③持续低补体血症。光镜下典型肾脏病理改变为弥漫性毛细血管内增生性肾炎；肾小球内皮细胞及系膜细胞增生，还可见中性粒细胞浸润；增生显著时毛细血管腔显著狭窄；少数严重病例可见程度不等的新月体形成。电镜下除上述增生浸润性病变外，在肾小球基底膜上皮侧有散在圆顶状电子致密沉积物呈特征性"驼峰"样沉积，4~8周后大多消散。免疫荧光检查可见IgG、C3于肾小球基底膜及系膜区颗粒状沉积，偶还可见IgM和IgA。多数患者病理改变逐步消散，少数未顺利恢复者，其增生的内皮细胞和浸润的炎症细胞虽被吸收，但系膜细胞及其基质继续增生，呈系膜增生性肾炎改变并可逐步进展至局灶节段性硬化，临床上相应地呈慢性肾炎表现。

（五）诊断要点

起病前1~3周有咽部感染或皮肤感染史，短期内发生血尿、蛋白尿、水肿、少尿或高血压，严重时呈肺淤血或肺水肿，即可诊断为急性肾炎综合征；有关链球菌培养及血清学检查阳性、血清补体水平动态改变等，可协助本病确诊。临床表现不典型者，须多次进行尿液常规检查，根据尿液改变及血清补体典型动态改变作出诊断，必要时行肾穿刺活检病理检查。

（六）几种特殊临床类型

1. 亚临床型急性肾炎

大量急性肾炎患者属此型，多发生于与链球菌致肾炎菌株密切接触者，临床上并无水肿、高血压、肉眼血尿等肾炎表现，甚至尿液检查也可正常。但血清补体C3降低，6~8周后恢复正常；链球菌有关血清抗体效价上升。肾活检组织病理学检查有局灶增生性病变或典型弥漫性病变。

2. 肾外症状型急性肾炎

多见于小儿患者。临床上有水肿、高血压，甚至发生高血压脑病、严重心力衰竭等，但尿液检查仅轻微改变或无改变，血清补体水平存在动态变化，早期补体C3降低，6~8周后恢复正常。

3. 肾病综合征型急性肾炎

约占小儿急性肾炎中的5%，成人中更为常见。临床上患者呈大量蛋白尿、水肿、低白蛋白血症及高脂血症，其恢复过程较典型病例延缓，少数患者临床上呈慢性化倾向。

4. 重症型急性肾炎

少数患者起病后病情迅速恶化，进行性尿量减少及肾功能急骤下降，短期内（数日或数周）可发展至尿毒症。肾脏病理改变呈显著内皮及系膜细胞增生，毛细血管腔严重受压闭塞，常伴有程度不一的新月体形成。此型病例临床表现与原发性急进性肾小球肾炎（RPGN）相似，需予以鉴别。典型血清补体改变，血清免疫学指标提示有链球菌感染以及典型肾脏病理改变均有别于RPGN。此类患者虽临床病情严重，但其预后均较原发性RPGN为佳，经积极治疗（包括透析治疗）渡过急性期后，肾功能及尿量可逐步恢复。

5. 老年性急性肾炎

患者临床表现常不典型。前驱感染症状不明显，皮肤感染较咽部感染多见。起病后血尿、水肿、高血压虽与中青年患者相似，但发生大量蛋白尿、心血管并发症及急性肾衰竭患者较多，疾病早期死亡率较年轻患者高。自开展透析治疗以来，本病老年患者急性肾衰竭经透析治疗后，绝大部分患者仍能完全恢复。

（七）鉴别诊断要点

（1）注意勿漏诊或误诊，对以循环充血、急性心力衰竭、高血压脑病为首发症状或突出表现患者应及时进行尿液检查并及时诊断。

（2）急性全身性感染发热疾病：见于高热时出现的一过性蛋白尿及镜下血尿，与肾血流量增加、肾小球通透性增加及肾小管上皮细胞混浊肿胀有关。尿液改变常发生于感染、高热的极期，随着发热消退，尿液检查恢复正常。通常不伴水肿、高血压等肾脏疾病的临床表现。

（3）其他病原体感染后肾小球肾炎：多种病原体感染可引发急性肾炎，临床表现为急性肾炎综合征。如细菌（葡萄球菌、肺炎球菌等）、病毒（流感病毒、EB病毒、水痘病毒、柯萨奇病毒、腮腺炎病毒、ECHO病毒、巨细胞包涵体病毒及乙型肝炎病毒等）、肺炎支原体及原虫等。细菌感染如细菌性心内膜炎时，由感染细菌与抗体引起免疫复合物介导肾小球肾炎，临床上可呈急性肾炎综合征表现，亦可有血清循环免疫复合物阳性、冷球蛋白血症及低补体血症，但有原发性心脏病及感染性细菌性心内膜炎全身表现可资鉴别，应及时给予治疗；此外，革兰阴性菌败血症、葡萄球菌败血症、梅毒、伤寒等也可引起急性肾炎综合征。病毒感染所引起的急性肾炎，临床过程常较轻，无血清补体水平的动态变化，常有自限倾向，根据病史、病原学、血清学及免疫学特点可加以鉴别。

（4）其他原发性肾小球疾病：①系膜毛细血管性肾炎：约40%患者呈典型急性肾炎综合征起病，但常有显著蛋白尿、血清补体C3持续降低，病程呈慢性过程可资鉴别，如急性肾炎病程超2个月仍无减轻或好转，应考虑系膜毛细血管性肾炎，并及时行肾活检以明确诊断；②急进性肾炎：起病与急性肾炎相同，但病情持续进行性恶化，肾功能急剧下降伴少尿或无尿，病死率高。急性肾炎综合征若存在上述临床表现，应及时行肾活检以进行鉴别；③IgA肾病：多于上呼吸道感染后1~2d内即发生血尿，有时伴蛋白尿，通常不伴水肿和高血压。前驱感染多为非链球菌感染（链球菌培养阴性，ASO抗体水平不升高），潜伏期短（数小时至数天），血清补体水平正常，约30%患者血清IgA水平可升高，病程易反复发作，鉴别困难时需行肾活检；④原发性肾病综合征：肾炎急性期偶有蛋白尿严重可达肾病水平者，与肾病综合征易于混淆。病史、血清补体检测可加以区别，诊断困难时须依赖肾活检病理检查。

（5）系统性疾病引起的继发性肾脏损害：过敏性紫癜、系统性红斑狼疮、溶血尿毒综合征、血栓性血小板减少性紫癜等可导致继发性肾脏损害，临床表现与本病类似，但原发病症状明显，且伴有其他系统受累的典型临床表现和实验室检查，不难加以鉴别诊断。若临床诊断存在困难，应考虑及时进行肾活检以协助诊断。

（6）慢性肾炎急性发作：患者有既往肾脏病史，于感染后1~2d发病，临床症状迅速出现（多在1周内），缺乏间歇期，且常有较重贫血、持续高血压、肾功能损害，有时伴心脏、眼底变化，实验室检查除肾小球功能受损外，可有小管间质功能受损表现如浓缩稀释功能异常等，超声影像学检查提示双肾体积缩小；临床上控制急性症状，贫血、肾功能不能恢复正常。

三、治　疗

（一）治疗原则

本病是自限性疾病。临床上主要为对症治疗，去除感染诱因、防治并发症、保护肾功能并促进肾脏功能恢复为主要环节。具体为预防和治疗水、钠潴留，控制循环血容量，减轻临床症状（水肿、高血压），必要时应用透析治疗以预防和治疗严重并发症（心力衰竭、脑病、急性肾衰竭），防止各种加重肾脏病变的因素，促进肾脏组织学及功能上的恢复。

（二）治疗计划

1. 休息

急性起病后建议卧床休息2～3周。当急性肾炎患者各种临床表现好转，如水肿消退、血压恢复正常、肉眼血尿消失，患者可恢复适当活动如散步等，但应注意密切随诊。

2. 饮食

应给富含维生素饮食。有水肿及高血压的患者应注意适当限制钠盐的摄入，食盐每日2～3g；有氮质血症者应给予优质蛋白饮食并限制蛋白质摄入量，在尿量增加、氮质血症消除后应尽早恢复正常蛋白质摄入；有少尿、严重水肿、循环充血的患者应严格维持出入液量平衡，必要时要适当限制水的摄入；少尿患者需同时限制钾的摄入量；饮食需保证每日的热量需要。

3. 消除感染

灶常选用青霉素，过敏者可改用红霉素、克林霉素或头孢菌素，疗程7～10d。抗生素的应用可清除感染灶，减轻机体抗原抗体反应，有助于防止致肾炎菌株的扩散。

4. 对症治疗

（1）利尿治疗：经控制水、盐摄入后仍有明显水肿、少尿、高血压及循环充血患者可给予利尿剂。一般可给予氢氯噻嗪，每日2～3mg/kg，分2～3次口服；必要时可予速效袢利尿剂，常用呋塞米或利尿酸静脉注射，每次1mg/kg，4～8h可重复应用。禁用保钾利尿剂及渗透性利尿剂。

（2）降压治疗：凡经休息、限盐、利尿剂治疗而血压仍高者应给予降压药物治疗。可选用钙通道阻滞剂，如氨氯地平5mg，每日1～2次；β受体阻滞剂，如阿替洛尔12.5～25mg，每日2次；α受体阻滞剂，如哌唑嗪0.5～2.0mg，每日3次；血管扩张剂如肼苯哒嗪10～25mg，每日3次。顽固性高血压者可选用不同类型降压药物联合应用。血管紧张素转换酶抑制剂（ACEI）、血管紧张素Ⅱ受体拮抗剂（ARB）需要谨慎使用，特别在肾功能不全，血肌酐>350μmol/L的非透析治疗患者。

（3）高钾血症的治疗：注意限制饮食中钾的摄入量，应用排钾性利尿剂均可防止高钾血症的发生。如尿量少导致严重高钾血症时，在应用离子交换树脂口服，葡萄糖胰岛素、钙剂及碳酸氢钠静脉滴注基础上，及时进行腹膜透析或血液透析治疗，以避免致命性心律失常的发生。

（4）高血压脑病的治疗：应尽快将血压降至安全水平。可选用硝普钠静脉滴注，推荐以每分钟15μg开始，在严密监测血压基础上调整滴速，并需同时监测血硫氰酸浓度以防止药物中毒；其他可选用的静脉应用药物包括硝酸甘油、柳胺苄心定、乌拉地尔等。高血压脑病除降压药物治疗外，通常需联合应用利尿剂以协同降压治疗并减轻水钠潴留和脑水肿；此外，还需注意止痉、止惊厥、吸氧等对症治疗。

（5）充血性心力衰竭的治疗：主要由水钠潴留、高血容量及高血压所致，故主要应给予利尿、降压、扩张血管以减轻心脏前后负荷。洋地黄类药物对于急性肾炎并发心力衰竭的治疗效果不肯定，不做常规应用，必要时可试用，药物使用剂量应参考肾功能情况进行调整。如心力衰竭经药物保守治疗无效者应及时进行透析治疗。

（6）急性肾功能衰竭及透析治疗：发生急性肾衰竭而有透析指征时，应及时给予透析治疗以帮助患者度过危险期。由于本病具有自愈倾向，肾功能多可逐渐恢复，一般不需要长期维持性透析治疗。

四、病程观察及处理

（一）病情观察要点

（1）临床症状的观察和记录应特别注意神志、血压、水肿、尿量、心脏和肺部体征以及感染灶的变化。

（2）治疗期间特别注意血清补体变化、尿液常规及细胞学检查、血液电解质、酸碱平衡及肾功能的变化。

（3）注意药物剂量根据肾功能进行相应调整，同时注意药物的不良反应，如降压药物、抗生素等。

（二）疗效评定标准

1. 痊愈

水肿消退，尿常规阴性，肾功能正常，血压正常。

2. 好转

水肿消退，血压正常，肾功能正常，尿常规仍有镜下轻度至中度血尿、和/或微量蛋白尿。

3. 无效

与入院时各项表现无明显改善。

4. 未治

患者未接受治疗。

五、预　后

急性链球菌感染后肾炎大多预后良好。绝大部分患者于 1～4 周内出现尿量增加、水肿消退、血压下降或正常，尿液检查也常随之好转；血清免疫学异常一般 28 周内恢复正常，病理检查亦大部分恢复正常或仅遗留轻度细胞增生性病变；部分患者尿检异常可迁延半年至一年以上才恢复正常。小儿预后优于成人及老年人，老年患者可因急性肾衰竭或心力衰竭死亡。远期随访结果报道不一，多数学者认为本病预后虽好，但有 6%～18% 患者遗留有程度不一的尿液检查异常及高血压，少数患者转为慢性，所以应加强随访。老年、持续性高血压、大量蛋白尿或肾脏病理组织增生病变严重，或伴新月体形成者预后较差。

六、随　访

1. 出院带药及医嘱

痊患者无需带药。未愈患者仍须间歇性口服利尿剂治疗和/或使用抗高血压药物治疗，此部分患者需要注意休息和避免剧烈运动，适当低盐饮食，并防止感染；肾功能未完全恢复患者应注意优质低蛋白饮食和/或联合 α 酮酸/必需氨基酸口服治疗。

2. 检查项目与周期

对于未痊愈患者，应定期每 1～2 周复查血压、水肿消退及尿量情况，根据实际每 2～4 周进行尿液常规及细胞学、血液电解质、酸碱平衡及肾功能检查，必要时可复查血清免疫学指标及 24h 尿蛋白定量。

第二节　急进性肾小球肾炎

一、概　述

急进性肾小球肾炎（新月体性肾炎）是以急性肾炎综合征、肾功能恶化、早期出现少尿性急性肾衰竭为特征，病理呈新月体肾小球肾炎表现的一组疾病。因此，急进性肾小球肾炎也被称为新月体肾炎。肾活检显示新月体形成的肾小球数目占全部肾小球数目的 50% 以上，临床表现为血尿、蛋白尿、少尿和肾功能急剧恶化。急进性肾炎是一组由多种原因所致的疾病，主要包括三种情况：①原发性急进性肾小球肾炎；②继发于全身性疾病的急进性肾炎（如狼疮性肾炎）；③继发于原发性肾小球肾炎，即在其他类型肾小球肾炎基础上发生病理类型转变，如膜性肾病、IgA 肾病等。急进性肾炎根据免疫病理可分为三型，其病因和发病机制各不相同：①Ⅰ型又称抗肾小球基底膜（glomerular basement membrane，GBM）型肾小球肾炎：抗GBM肾炎比较少见，约占急进性肾炎的10%～20%，患者血中有抗GBM抗体。抗GBM病包括两种情况，即损害单纯局限于肾脏的抗GBM肾炎和同时累及肺脏的Goodpasture综合征，后者同时伴有肺出血。抗GBM病通常见于两个年龄段，即20～30岁和60～70岁。20～30岁年龄段以男性常见，肺出血发生率较高；60～70岁年龄段以女性常见，肺出血发生率低；②Ⅱ型又称为免疫复合物型：大多数免疫复合物型急进性肾炎继发于免疫复合物型肾炎，少数为原发性免疫复合物型急进性肾炎。本型是我国最常见的急进性新月体肾炎，主要见于青少年。血中可检测到免疫复合物，血清补体C3可降低。总体来说，本型的临床和病理改变比抗GBM型及非免疫复合物型要稍轻；③Ⅲ型为非免疫复合物型，又称寡免疫型（pauci-immune）急进性肾炎：非免疫复合物型主要见于中老年人，以西方国家多见。近年来，由于对血管炎认识的提高或其他原因，在国内本病逐渐多见。大约有1/3的患者仅有肾脏病变，另外2/3继发于全身血管炎改变，前者为狭义的非免疫复合物型肾炎。急进性肾小球肾炎进展很快，如不及时诊断和治疗，患者很快进入不可逆转的终末期肾衰竭。临床医生应该提高对本病的认识，做到早期诊断和治疗，以挽救肾功能。

二、诊　断

（一）病史采集要点

1. 起病情况

急进性肾炎可有呼吸道前驱感染，起病多较急，病情急骤进展。继发于全身性疾病或在其他原发性肾小球疾病基础上发生的急进性肾炎起病时可有原发病的表现，如继发于系统性红斑狼疮者可有发热、皮疹、关节痛等。

2. 主要临床表现

急进性肾炎主要表现为血尿、蛋白尿等肾炎综合征的表现，但突出的表现是肾功能急剧恶化和进行性少尿或无尿，并很快发展为肾衰竭。血尿是必有的，一般肉眼血尿比较常见。但蛋白尿呈轻至中度，一般不表现为肾病综合征，这是由于肾功能急骤恶化，肾小球滤过率下降，尿蛋白排泄也相应减少。继发于原发性肾小球肾炎者可在肾病综合征的基础上出现上述表现。可伴有高血压、贫血等。贫血的发生与肾衰竭时肾脏促红细胞生成素合成减少有关，也可能与基础疾病有关，如系统性红斑狼疮。Goodpasture综合征和继发于全身血管炎的患者可有咯血、气促和肺出血等肾外表现，肺出血严重者加重贫血，继发于全身性疾病如系统性红斑狼疮等还有原发病的表现。肺出血可以比较轻微，但多数严重，死亡率高。肺出血多见于吸烟者，还可能与吸入碳氢化合物或上呼吸道感染有关。推测这些因素使肺毛细血管基底膜的抗原暴露，被抗GBM抗体识别而诱发免疫反应。

继发于全身血管炎的患者有血管炎的肾外表现，受累的器官包括肺、上呼吸道、鼻窦、耳、眼、消化道、皮肤、周围神经、关节和中枢神经系统等。即使没有特定器官受累的表现，也常有发热、乏力、纳差、肌痛和关节痛等。有时在疾病早期并没有肾外表现，疾病发展过程中才出现肾外表现，应引起注意。肺部受累时可有肺出血，肺出血可以是致命的，是决定患者生存的重要指标。

3. 既往病史

抗GBM肾炎可有上呼吸道前驱感染史以及吸烟、吸入碳氢化合物等病史。继发于免疫复合物型肾炎的免疫复合物型急进性肾炎可有基础肾小球肾炎病史，如膜性肾病、IgA肾病等。继发于全身性疾病的急进性肾炎可有原发病病史，如系统性红斑狼疮、血管炎等。

（二）体格检查要点

1. 一般情况

精神萎靡，急性起病面容。

2. 皮肤、黏膜

伴有贫血者呈不同程度贫血貌（面色、口唇、睑结膜、甲床等苍白）；全身皮肤黏膜可有皮损表现，如系统性红斑狼疮可见蝶形红斑、盘状红斑、网状青斑等，继发于过敏性紫癜者可见对称性的紫癜。

3. 血压

血压可有不同程度升高。

4. 其他

严重少尿、高血压、肾功能减退者可伴发充血性心力衰竭、水肿、水钠潴留及酸碱平衡失调等症状和体征。对于继发于血管炎者，体检时应注意有无系统性血管炎的表现。由于血管炎变化多端，可有多器官系统的损害，因而体检时应注意有无相应器官受损的表现，例如眼结膜充血、听力下降、肢端感觉异常等，甚至可有颅内压升高的表现。

（三）门诊资料分析

1. 血常规

伴有贫血者可有红细胞计数下降、血红蛋白下降，呈正细胞正色素性贫血。继发于血管炎的患者常伴有白细胞数增多和中性粒细胞比例增加，血小板可有增多。

2. 尿常规

几乎都有血尿和蛋白尿。血尿多为肾小球源性，尿沉渣镜检可见大量畸形红细胞和红细胞管型、上皮细胞管型和颗粒管型等；尿蛋白呈轻至中度；尿比重一般不降低。

3. 血生化

血尿素氮及血肌酐进行性升高。有时血清钾亦升高，可能伴有酸中毒，可以表现为阴离子间隙（AG）增大，血 HCO_3^- 浓度下降，CO_2 结合力下降，肾功能衰竭者常有低钙血症和高磷血症。

4. 胸部 X 线

继发于血管炎者肺部照片可见片状阴影，容易误诊为肺炎，严重者可以有肺部团块状阴影，甚至可有空洞，容易误诊为肺癌或肺结核，抗 GBM 肾炎或微血管炎出现肺出血者可表现为大片的肺实变阴影，慢性血管炎可见肺间质纤维化。

5. 双肾脏 B 超

B 超常显示双肾增大，肾脏偏小常不支持急进性肾炎的诊断，提示慢性肾炎加重的可能性较大。

（四）继续检查项目

（1）血清抗中性粒细胞胞浆抗体（antineutrophil cytoplasmic antibody，ANCA）：包括 PR3 和 MPO 抗原（PR3 – ANCA 和 MPO – ANCA），详见 ANCA 相关血管炎肾损害。

（2）血清抗肾小球基底膜抗体（抗 GBM 抗体）：血清抗 GBM 抗体的滴度和疾病严重程度呈正比。

（3）怀疑为系统性红斑狼疮者需检测抗核抗体（ANA）和抗双链 DNA（dsDNA）和血补体 C3：C3 的降低提示继发于感染后肾小球肾炎、狼疮性肾炎、系膜毛细血管性肾炎或冷球蛋白血症的肾损害。

（4）动脉血气分析（ABG）：有急性呼吸窘迫综合征者应进行 ABG，表现为 PaO_2 和 $PaCO_2$ 降低。

（5）肾活检：需尽快进行。

①光镜：正常肾小球囊壁层上皮细胞是单层细胞，在病理情况下，壁层上皮细胞增生使细胞增多（多于三层）形成新月体。急进性肾小球肾炎的病理特征是广泛新月体形成。急进性肾炎的新月体体积较大，常累及肾小球囊腔的 50% 以上，而且比较广泛，通常 50% 以上的肾小球有新月体。新月体形成是肾小球毛细血管袢严重损害的结果，故在与新月体相邻的肾小球毛细血管袢常可见有袢坏死。不同亚型急进性肾炎的新月体略有不同。抗基底膜肾小球肾炎的新月体比较一致，在疾病的比较早期阶段，所有新月体均为细胞性新月体；在稍晚的阶段，细胞性新月体转化为细胞纤维性新月体。本病进展相当快，起病 4 周后肾活检即可见到纤维性新月体和肾小球硬化。与新月体相邻的肾小球毛细血管袢常有纤维素样坏死，但也可见到正常或基本正常的肾小球。呈"全或无"现象，即有新月体形成的肾小球病变相当严重而没有受累的肾小球可基本正常。肾小球基底膜染色（PAS 或六胺银染色）可见肾小球基底膜完整性破坏和肾小球囊（Bowman）基底膜断裂。严重者可有全球性肾小球毛细血管袢坏死、环形新月体形成和肾小球囊基底膜的广泛断裂及消失。肾小管损害和肾小球疾病相一致，在肾小球损害明显处有严重的肾小管间质损害，可有小管炎；肾间质有大量炎症细胞浸润，甚至可见多核巨细胞形成。如果有动脉或小动脉坏死性炎症，则提示可能同时并发有血管炎（也称为Ⅳ型急进性肾炎）。免疫复合物型急进性肾炎的新月体数目没有

抗GBM肾炎多，新月体体积也比较小。与新月体相邻的肾小球毛细血管袢可见有核碎裂等坏死现象，但纤维素样坏死少见，肾小球囊基底膜破坏、断裂比较少见，肾小球周围和肾小管间质损害也比较轻。与抗GBM肾炎不同，前者呈"全或无"现象，而免疫复合物型没有新月体的肾小球一般也有系膜增生、基底膜增厚或内皮细胞增生等病变，病变特征主要取决于基础疾病，如膜性肾病有基底膜的弥漫增厚。

非免疫复合物型急进性肾炎的光镜表现和抗GBM肾炎相似，肾小球毛细血管袢纤维素样坏死比较常见，伴有广泛大新月体形成，肾小球囊基底膜断裂和肾小球周围严重的肾小管间质炎症与抗GBM肾炎相似。未受累及的肾小球可以比较正常。肾小球和肾小管间质浸润的炎症细胞包括了各种细胞成分，有中性粒细胞、嗜酸性粒细胞、淋巴细胞、单核巨噬细胞，甚至可见到多核巨细胞，呈肉芽肿样改变。本型可仅限于肾脏（称为原发性非免疫复合物型急进性肾炎），也可继发于全身性血管炎如显微型多血管炎（microscopic polyangiitis，MPA）、Wegener肉芽肿（wegener granulomatosis，WG）或Churg-Strauss综合征（churg-strauss syndrome，CSS）。两者肾脏病变基本相同，但继发于全身性血管炎尚有肾外病变。如果在肾脏发现有小血管炎表现，常提示继发于全身性血管炎肾损害。由于血管炎的病程可呈发作-缓解交替的慢性过程，所以肾活检时可见到有新鲜的活动病变，如纤维素样坏死和细胞性新月体，也可见到慢性病变，如纤维性新月体、肾小球硬化性和肾间质纤维化。这一点和抗GBM肾炎不同，后者病变步调比较一致。

总体来说，免疫复合物型急进性肾炎（特别是继发于其他肾小球疾病者）的病理改变比较轻，新月体数目比较少，体积也较小，新月体中巨噬细胞和上皮细胞的比例较低；而抗肾小球基底膜型和非免疫复合物型则病理改变较重，新月体多而大，新月体中巨噬细胞和上皮细胞的比例比较高。

②免疫荧光：免疫病理是区别三种急进性肾炎的主要依据。IgG沿肾小球毛细血管基底膜呈细线状沉积是抗GBM肾炎的最特征型表现。几乎所有肾小球IgG染色呈中度阳性到强阳性，其他免疫球蛋白一般阴性。有报道IgA型抗GBM肾炎，主要表现为IgA沿基底膜线状沉积。如果λ链也呈线状沉积，则提示重链沉积病。本型可见C3沿基底膜呈连续或不连续的线状或细颗粒状沉积，但C3只有2/3的患者阳性。有时可见IgG沿肾小管基底膜沉积。在糖尿病肾病，有时可见IgG沿基底膜呈线状沉积，但两者的临床表现和光镜特点容易鉴别，糖尿病肾病的IgG沉积是由于小血管通透性增加导致血浆蛋白（包括IgG和白蛋白）渗出的非特异性沉积，因而前者白蛋白染色阳性。免疫复合物型急进性肾炎的免疫荧光主要表现为IgG和C3呈粗颗粒状沉积。由于该型可继发于各种免疫复合物肾炎，因此，继发于免疫复合物肾炎的急进性肾炎同时还有原发病的免疫荧光表现，如继发于IgA肾病者，主要表现为系膜区IgA沉积；继发于感染后肾小球肾炎的急进性肾炎表现为粗大颗粒或团块状的沉积；继发于膜性肾病者可见IgG沿毛细血管细颗粒状沉积。膜性肾病可并发抗GBM肾炎，这时IgG沿毛细血管基底膜呈细线状沉积在细颗粒状沉积的下面。顾名思义，非免疫复合物型急进性肾炎肾脏免疫荧光染色一般呈阴性或微弱阳性。偶尔可见散在IgM和C3沉积。在新月体或血栓处可见有纤维蛋白原染色阳性。有学者报道新月体肾炎肾小球免疫球蛋白沉积越少，其血清ANCA阳性机会越大。

③电镜：急进性肾炎的电镜表现与其光镜和免疫病理相对应。抗GBM肾炎和非免疫复合物型急进性肾炎电镜下没有电子致密物（免疫复合物）沉积。可见到毛细血管基底膜和肾小球囊基底膜断裂，伴中性粒细胞和单核细胞浸润。而免疫复合物型急进性肾炎的电镜特征是可见有多量电子致密物沉积，沉积部位取决于原发性肾小球肾炎的类型，可见于系膜区、上皮下或内皮下。有时也可见毛细血管和肾小球囊基底膜断裂缺口，但比其他亚型少见。

（6）可能还有其他器官受累及的表现（如眼、耳、鼻、口腔、喉、肺或神经系统），请相应专科会诊，必要时考虑做相应部位的组织活检。

（五）诊断要点

对于临床上呈急性肾炎综合征表现的患者，如果出现明显的血尿，并有少尿或无尿、快速进展的肾功能不全，应警惕急进性肾炎的可能。在排除了肾后性梗阻等因素后，应及时行肾活检确诊。同时检查血抗GBM抗体、p-ANCA（MPO-ANCA）和c-PCNA（PR3-ANCA）。免疫荧光对进一步分型有重要作用，如果不能及时获得抗GBM抗体的检测结果，可根据免疫荧光IgG沿基底膜呈线状沉积初步诊断为抗基底膜肾炎，及时给予血浆置换，以免延误治疗时机。

（六）鉴别诊断要点

原发性急进性肾小球肾炎应与下列疾病鉴别：

1. 引起少尿性急性肾衰竭的非肾小球疾病

（1）急性肾小管坏死：常有明确的肾缺血（如休克、脱水）或肾毒性药物（如肾毒性抗生素）或肾小管堵塞（如异型输血）等诱因，临床上以肾小管损伤为主（尿钠增加、低比重尿<1.010及低渗透压尿），尿沉渣镜检可见大量肾小管上皮细胞，一般无急性肾炎综合征表现，血尿不明显，蛋白尿也很轻微，除非是肾结石、肿瘤等尿路梗阻所导致的肾后性梗阻性急性肾衰竭，否则几乎不出现肉眼血尿。

（2）急性过敏性间质性肾炎：常有明确的用药史及药物过敏反应（低热、皮疹）、血及尿嗜酸性粒细胞增加等，可资鉴别。药物过敏所致的急性间质性肾炎血尿不明显，但个别严重的急性间质肾炎可有血管炎的表现，表现为血尿，但蛋白尿的量很少。必要时依靠肾活检确诊。

（3）梗阻性肾病：患者常突发或急骤出现无尿，但无急性肾炎综合征表现，B超、CT、磁共振、膀胱镜检查或逆行尿路造影可证实尿路梗阻的存在。顺便指出，正常人即使单侧输尿管梗阻也不致血肌酐升高，只有双侧输尿管梗阻才导致肾衰竭。

2. 引起急性肾炎综合征表现的其他肾小球病

（1）继发性急进性肾炎：肺出血-肾炎综合征（Goodpasture综合征）、系统性红斑狼疮、过敏性紫癜肾炎均可引起新月体肾小球肾炎，依据系统受累的临床表现和实验室特异检查，鉴别诊断一般不难。

（2）原发性肾小球疾病：有的病理改变中肾小球并无新月体形成，但病变较重和（或）持续，临床上呈急性肾炎综合征，如重症毛细血管内增生性肾小球肾炎或重症系膜毛细血管性肾小球肾炎等。临床上鉴别常较为困难，常需作肾活检协助诊断。

（七）免疫病理分型

急进性肾炎根据免疫病理可分为三型，其病因和发病机制各不相同：①Ⅰ型又称抗肾小球基底膜型肾小球肾炎：由于抗肾小球基底膜抗体（抗GBM抗体）与肾小球基底膜（GBM）抗原相结合激活补体而致病；②Ⅱ型又称为免疫复合物型：因肾小球内循环免疫复合物沉积或原位免疫复合物形成，激活补体而致病，此型患者常有前驱上呼吸道感染史，提示其致病抗原可能为某些病原体（病毒或细菌）；③Ⅲ型为非免疫复合物型，又称寡免疫型（pauci-immune）急进性肾炎：以往认为发病机制与细胞免疫相关。现已证实50%~80%该型患者为肾微血管炎（原发性小血管炎肾损害），肾脏可为首发、甚至唯一受累器官或与其他系统损害并存。原发性小血管炎患者血清中抗中性粒细胞胞浆抗体（ANCA）常呈阳性。近年来有学者将上述类型进一步细分为5个类型：在原Ⅰ型中约有30%患者发现ANCA呈阳性，被归为Ⅳ型；在原Ⅲ型中有20%~50%患者的ANCA呈阴性，被归为Ⅴ型。

三、治 疗

（一）治疗原则

（1）尽早明确诊断，一旦确诊或高度疑似，应给予积极治疗。由于急进性肾炎进展十分迅速，延迟治疗将导致肾小球功能永久性的损害，因此，对本病急性期应强调早期积极治疗。

（2）根据免疫病理分型，制定合理的治疗方案，由于各亚型急进性肾炎的发病机制不同，因此应针对各种亚型选用不同的治疗方案。

（3）在治疗过程中，应密切观察疗效，及时改进治疗方案。

（4）注意药物副反应：由于治疗急性肾小球肾炎的治疗方案常十分强烈，所选用的药物毒性较大，而且短期内使用的剂量也较大，肾功能不全时又使肾脏对药物的排泄减少，易致严重的不良反应，应特别注意防治。

（5）合理支持治疗：由于本病常并发肾衰竭，导致高钾血症、严重酸中毒、急性左心力衰竭等并发症，常需给予透析治疗，帮助患者度过危险期。

(二)治疗计划

1. 一般治疗

急性期应卧床休息,待肉眼血尿消失、水肿消退及血压恢复正常后逐步增加活动量。水肿、高血压者,给予无盐或低盐饮食。不建议患者进食代盐,后者常为钾盐,可加重肾衰竭的高钾血症。氮质血症时应限制蛋白质摄入,并以优质动物蛋白为主,尽量减少植物蛋白,既保证营养,又减轻肾脏的负担,改善氮质血症。对于严格控制蛋白摄入者,可补充 α 酮酸预防营养不良,并保证有足够的热量。饮食中应含丰富的维生素。明显少尿的急性肾衰竭者需限制液体摄入量,若有透析支持者,则对液体摄入的限制可适当放宽。尿少时还应注意避免摄入过多含钾的食物,如柑、橙、香蕉、冬菇、木耳等,避免进食杨桃,后者可使肾衰竭患者出现神经系统损害,甚至昏迷。

2. 对症治疗

(1)利尿消肿:因钠水潴留不仅可以引起水肿、高血压,还可以引起循环负荷过重、心力衰竭等,使用利尿剂可以防治并发症的发生。经限制钠、水摄入量后,仍有水肿、高血压,应加用利尿剂。常用的利尿剂有噻嗪类,但当肾小球滤过率 <25ml/(min·1.73m^2) 时,需要使用强有力的袢利尿剂如呋塞米(速尿)等。呋塞米可以口服或静脉注射,30min 起效,作用仅 4~6h,必要时每日可用 2~3 次,有时需 400~1 000mg/d,应注意大剂量呋塞米对听力的不良反应。还可以加用血管解痉药,如小剂量多巴胺,以加强利尿效果。一般不使用渗透性利尿剂、汞利尿剂和保钾利尿剂。

(2)降压:若经休息、限盐、利尿,血压仍不能恢复者,应进行降压治疗。必要时采用钙通道阻滞剂、α 受体阻断剂控制血压。存在高肾素时,可以使用 ACEI 和 ARB 类药物。但此类药物可减少肾小球滤过率,加重肾功能不全和高钾血症,对于没有透析支持患者需密切观察。由于本病患者常有尿少,不推荐使用硫酸镁降压。有高血压脑病时,应紧急静脉用药降压:如硝普钠,成人剂量 50mg 加入 5% 葡萄糖液中缓慢滴注或用输液泵持续注射,按血压调整滴速。硝普钠降压迅速,用药后数十秒即起作用,维持时间短,停药 3~5min 作用即消失。不良反应有低血压、恶心、呕吐、面红、抽搐、出汗等。由于硫氰酸盐通过肾脏排泄,急进性肾炎时肾功能下降,容易导致硫氰酸盐浓度过高,不宜久用。在没有透析支持的情况下,一般使用不超过 1~2d;如有透析支持则可比较安全使用。改用硝酸甘油滴注可以避免硫氰酸盐蓄积。

(3)充血性心力衰竭的治疗:本病水钠潴留是由于循环血容量增多造成,并非真正的心肌收缩力下降,因此治疗上应限钠、利尿、降压以减轻心脏负荷,纠正水钠潴留,一般不采用增强心肌收缩力的洋地黄类药物。必要时可采用酚妥拉明、硝酸甘油或硝普钠以减轻心脏负荷,经保守治疗仍不能控制病情,尽早采用血液滤过脱水治疗。

3. 诱导缓解

(1)血浆置换:血浆置换能迅速清除血中抗 GBM 抗体,减少肾小球抗原抗体反应,适合于抗 GBM 型(Ⅰ型)急进性肾炎。需配合糖皮质激素和细胞毒药物,早期应用,效果良好。Levy 等报道 71 例抗基底膜病,其平均年龄为 40 岁(17~76 岁),其中 55% 需透析治疗,18% 血肌酐 >500μmol/L,62% 有肺出血。经过血浆置换加上糖皮质激素和细胞毒药物治疗后,1 年肾存活率 > 53%。血肌酐 <500 μmol/L 者肾存活率为 93%,血肌酐 >500μmol/L 但无需透析支持者为 82%,需要透析支持者只有 8%。长期随访资料表明,治疗时血肌酐 < 500 μmol/L 者,10 年肾存活率达 80%;血肌酐 ≥ 500μmol/L 而无需透析支持者为 60%。这说明抗 GBM 病早期给予血浆置换加上糖皮质激素和细胞毒药物具有良好效果。大约有 1/3 的抗 GBM 病同时伴有 ANCA 阳性,但这些患者的临床表现和对血浆置换加免疫抑制剂的治疗反应相似。因此,无论抗 GBM 病患者 ANCA 是否阳性,早期治疗是一样的。但在疾病缓解后的维持治疗阶段,则可能有所不同。因为抗 GBM 病一经治疗,抗 GBM 抗体转阴后,一般不再复发,故无需维持治疗。而血管炎则容易复发,故对于伴有抗 GBM 抗体阳性的患者,仍需监测 ANCA 滴度,来决定维持治疗方案。

血浆置换的剂量是每天 2~4L 或 60ml/kg(最多每天 4L),每天置换 1 次,直至抗 GBM 抗体转阴。如没有抗 GBM 抗体检测,一般需置换 14d。置换时用 5010 人血清白蛋白作为置换液。对有出血倾向和肺出血者,置换后补充新鲜冰冻血浆,以补充凝血因子。因患者同时使用较强的免疫抑制剂,必要时可适当补充丙种球蛋白预防感染。对于免疫复合物型（Ⅱ型）急进性肾炎一般不用血浆置换，但继发于系统性红斑狼疮和冷球蛋白血症的新月体肾炎例外，血浆置换可以去除血中的自身抗体或抗原抗体复合物，有助于狼疮肾炎和冷球蛋白血症的治疗。对于非免疫复合物型（Ⅲ型）急进性肾炎，无论是局限于肾脏还是继发于全身性血管炎的新月体肾炎，新近研究表明，使用血浆置换具有较好的疗效，特别是对于已经需要透析支持者。有肺出血的危险者，血浆置换可能有帮助。

（2）糖皮质激素：无论是哪一型的急进性肾炎，都需用糖皮质激素的治疗，而且需要大剂量冲击治疗。一般采用甲泼尼龙7.0mg/（kg·d）（大约0.5g/d），静脉滴注，每天1次，连续3d，然后给予泼尼松龙1.0mg/（kg·d）口服，8周后逐渐减量，每周减5mg至逐渐停用，总疗程大约半年。免疫复合物型急进性肾炎对强化免疫抑制治疗的反应不如抗GBM肾炎或非免疫复合物型急进性肾炎有效，故糖皮质激素的用量可能需要较大，如甲泼尼龙1.0g静脉滴注，连续3d。如病情需要，3周后可重复一个疗程的冲击治疗。本型糖皮质激素的疗程也可能需要较长，如1~1.5年。抗GBM肾炎经治疗后抗GBM抗体较快转阴，而且很少复发，故一般免疫抑制剂治疗无需太长（半年以内），也无需维持治疗。而免疫复合物型急进性肾炎多继发于其他免疫复合物肾炎，故疗程取决于基础疾病，如系统性红斑狼疮则可能须终身免疫抑制剂维持治疗。非免疫复合物型急进性肾炎的治疗基本上同ANCA相关血管炎，具体疗程需根据血管炎控制情况而定，检测ANCA抗体的滴度有助于决定治疗方案。由于血管炎不同于抗GBM病，前者容易复发，故通常免疫抑制剂的疗程需要较长。由于糖皮质激素使用的剂量较大，患者病情较重（如肾衰竭），故容易出现感染、高血压和高血糖等不良反应，应注意及时发现和防治。

（3）细胞毒药物：无论是哪一型的急进性肾炎一般都需要合用细胞毒药物。常用环磷酰胺，可以口服或静脉注射，口服剂量1.5~2.0mg/（kg·d）。静脉注射有多种方法，例如可采用$0.5g/m^2$的剂量，加入100ml生理盐水静脉注射，每月1次，根据病情可将剂量增加至$1.0g/m^2$；也可以采用15mg/kg的剂量，加入100ml生理盐水静脉注射，每2周1次；还可以用0.2g，加入40ml生理盐水静脉注射，隔日1次。采用隔日口服或静脉注射的方式，环磷酰胺的累计剂量增加较快，不良反应也可能比较大。应每2周检查1次血常规，如血白细胞计数$<3.0×10^9/L$或中性粒细胞绝对计数$<1.5×10^9/L$，则应暂时停药观察。有时使用每月1次的治疗方案不容易控制疾病的活动，则可改用每2周1次或隔日1次的方法。环磷酰胺的总疗程一般需3~6个月，需根据病情如ANCA的滴度来决定疗程长短。一般认为1年内环磷酰胺治疗总量以控制在150mg/kg为宜。如环磷酰胺已经用足量而病情尚未完全控制，可考虑用硫唑嘌呤口服维持，剂量为每天2.0mg/kg。硫唑嘌呤用于诱导ANCA相关血管炎缓解疗效不如环磷酰胺，但用于维持治疗疗效与环磷酰胺相似，而不良反应可能比环磷酰胺轻，适合用于维持治疗。如白细胞计数偏低不能使用环磷酰胺或硫唑嘌呤，可采用霉酚酸酯（mycophenolate mofetil，MMF），剂量为0.25~0.75g，每日2次。MMF起效较慢，用于诱导缓解的疗效一般认为不如环磷酰胺快，故多用于维持治疗。MMF的优点是骨髓抑制和性腺抑制的不良反应较小，缺点是价格昂贵。近年来，有学者发现MMF有时也可出现严重的粒细胞减少，其机制不明。MMF在肾功能不全患者的毒性较大，主要为贫血和白细胞减少，这时需要减少剂量甚至停用。有学者注意到，先前使用了有骨髓抑制不良反应的药物又使用MMF，可能易出现白细胞减少，故应注意监测血常规。环磷酰胺除有骨髓抑制和性腺抑制的不良反应外，还可见脱发、出血性膀胱炎、肝损害和感染等，还可能有致畸和致肿瘤作用。抗基底膜病一旦经过治疗，复发罕见，故细胞毒药物疗程一般无需太长，而且也无需维持性治疗。而免疫复合物型急进性肾炎的治疗则取决于基础疾病。对于原发性免疫复合物型急进性肾炎，细胞毒药物剂量常需偏大，而且疗效不如抗基底膜病或ANCA相关性血管炎；对于非免疫复合物型急进性肾炎，细胞毒药物的剂量取决于血管炎控制的效果，可以借助ANCA等指标来指导用药。血肌酐的高低不是决定是否使用免疫抑制剂治疗的唯一因素，肾脏病理改变具有重要参考价值。如果血肌酐高而肾脏病理改变主要为活动性病变（毛细血管袢坏死、细胞性新月体、肾小管炎和肾小血管炎），则免疫抑制剂仍可能逆转肾功能；如果血肌酐升高而肾脏病理改变以慢性病变（肾小球硬化、纤维性新月体、肾小管萎缩和肾间质纤维化）为主，免疫抑制剂可能弊大于利。如果B超检查双肾不是增大而是缩小，则已进入终末期肾衰竭，过度治疗已无意义。ANCA阳性的抗基底膜肾炎对免疫抑制剂反应可能优于ANCA阴性者，即使血肌酐已经明显升高，使用环磷酰胺等免疫抑制剂可能仍有效。

4. 支持治疗

对于已有肾衰竭的患者应及时给予透析支持。急性肾衰竭达到透析指征者应尽早透析治疗，经血浆置换和/或免疫抑制剂治疗后患者可能脱离透析。慢性肾衰竭患者只能维持性透析治疗。经过治疗缓解或好转的患者，常遗留有不同程度的肾损害或肾功能不全。这时应注意保护残存的肾功能，如使用ACEI或ARB，防止肾小球过度滤过和减少尿蛋白，保护肾功能；同时应注意控制血压和避免使用肾毒性的药物。终末期肾衰竭者可考虑肾移植，但移植一般应在病情控制半年到1年左右后进行。抗GBM肾炎需在抗GBM抗体阴转后方能移植，否则非常容易复发。如果在抗GBM抗体阴转后移植一般罕见复发。非免疫复合物型急进性肾炎肾移植后较容易复发。继发于全身性血管炎的新月体肾炎肾移植后复发率约为20%，而局限于肾脏的原发性非免疫复合物型新月体肾炎复发率稍低一些。与抗GBM病不同，肾移植时血清ANCA阳性似乎不增加复发危险，但一般肾移植仍需在发病或最近一次复发6个月后才进行，而且在疾病的缓解期进行。免疫复合物型新月体肾炎肾移植后复发的情况取决于基础疾病，原发性免疫复合物型肾炎肾移植复发率的资料不详。

5. 维持治疗、防止复发

（1）药物治疗

①硫唑嘌呤：1.0～1.5mg/（kg·d）口服，合用小剂量糖皮质激素（泼尼松：7.5～10mg/d）。

②吗替麦考酚酯（MMF）：1.0～2.0g/d，分两次服用作为维持治疗，并合用小剂量糖皮质激素（泼尼松：7.5～10mg/d）。

（2）监测随访

①每月查血常规和肝功能一次，如血白细胞计数<3.0×10^9/L，中性粒细胞绝对计数<1.5×10^9/L或出现肝损害时需停药观察并给予对症处理。

②停用免疫抑制剂后需定期随访（每3～6个月1次），检测抗GBM抗体或ANCA并结合其他临床或病理指标判断是否有复发，并及时防治。

6. 防治并发症

（1）肺部感染：由于急进性肾小球肾炎病情进展迅速，常需使用大剂量免疫抑制剂冲击治疗，患者常因免疫力低下发生肺部感染，加速病情进展。一旦发现，应积极治疗。主要为细菌感染，但也可表现为肺念珠菌病，包括念珠菌支气管肺炎和念珠菌肺炎。此外，还需要注意肺部病毒感染，最为严重者是巨细胞病毒（cytomegalovirus，CMV）肺炎，肺部症状多与其他非细菌性肺炎相似，但呼吸困难可能较明显，有发绀及三凹征等。听诊多无异常，与肺部X线改变不相平行。X线胸片可见广泛的条索状纹理增粗和小叶性炎症浸润灶，呈网点状阴影。本病缺乏独特的临床表现，从临床标本中分离出CMV病毒或其特异性抗体（呈4倍以上增加或持续抗体滴度升高）有助于确诊。出现CMV感染，会对患者的生命造成严重威胁。因此，应积极预防CMV肺炎，避免过度使用免疫抑制剂。

（2）肺出血-肾炎综合征和继发于全身血管炎的患者可有肺出血的表现：肺出血可比较轻微，但多数病情严重，甚至是致命的，是决定患者生存的重要指标。临床上要予以足够的重视。对于老年人和有吸烟、吸入碳氢化合物史及有血管炎病史的急进性肾小球肾炎的患者若出现咳嗽、咳血丝痰应首先考虑是否并发有肺出血。此时应立即行胸部X线摄片，卧床患者行床边X线摄片。出现肺出血者X线片可表现为大片的肺实质阴影。肺出血早期，X线片可以没有明显变化，肺出血者病情进展极为迅速，往往等X线片出现明显改变时，病情已不易控制。因此，本病强调早期发现，并积极给予强有力的治疗。一旦急进性肾小球肾炎患者出现肺出血表现，应立即给予血浆置换，并采用甲泼尼龙（MP）0.5～1.0g/d，静脉滴注，每天1次，连续3d进行冲击治疗。血浆置换通常每日或隔日1次，每次置换血浆2～4L，一般需置换10～14次左右。如有可能，尽量用新鲜冰冻血浆进行置换。如果用5%人血清白蛋白作为置换液，则置换后补充新鲜冰冻血浆，以补充凝血因子，防止出血加重。因患者同时使用较强的免疫抑制剂，必要时可适当补充丙种球蛋白预防感染。肺出血者常因肺毛细血管受损，通透性增加伴渗出，导致肺泡弥散功能障碍，常发生急性呼吸窘迫综合征（ARDS）。临床表现除急进性肾炎和肺出血表现，还出现突发性进行性呼吸窘迫、气促、发绀、常伴有烦躁、焦虑、出汗等。早期体征可无异常，或仅闻及少量湿啰音；后期多可闻及水泡音，可有管状呼吸音。动脉血气分析（ABC）显示 PaO_2 降低，$PaCO_2$ 降低。应立即给予氧疗，一般需用高浓度给氧，才能使 $PaO_2>60mmHg$ 或 $SaO_2>90\%$。轻症者可用面罩给氧，但多数患者需用机械通气支持。

（3）肝损害：细胞毒药物易导致肝损害，常发生在用药后的1～4周，临床表现和其他肝炎大致相同，轻者仅转氨酶轻度升高，严重者可有疲乏、食欲不振、恶心、呕吐、尿黄、肝区不适等表现。住院期间每2周查肝功能一次，注意其转氨酶和胆红素情况。一旦发现肝损害，应立即停用细胞毒药物，给予保肝解毒药物治疗，如还原谷胱甘肽等。对于有肝功能不全病史的患者，应尽量选用同类药物中肝毒性较小的免疫抑制剂。泼尼松需经肝脏转化为泼尼松龙才能发挥作用，在肝功能不全时，宜直接使用甲泼尼龙或泼尼松龙，后两者无需经肝脏转化可以直接发挥作用。

（三）治疗方案的选择

1. Ⅰ型抗肾小球基底膜型肾小球肾炎

首选血浆置换。通常每日或隔日1次，每次置换血浆2～4L，直至血清抗GBM抗体转阴、病情好转。如无抗GBM抗体检测，一般需置换14d。该疗法需配合糖皮质激素及细胞毒药物，以防止反跳，可采用甲泼尼龙加环磷酰胺冲击治疗。在决定细胞毒药物剂量时需结合患者病情、年龄和肾功能综合考虑，年龄60岁以上或肾脏慢性病变显著者，环磷酰胺考虑减少剂量20%。

2. Ⅱ型免疫复合物型急进性肾炎

对于免疫复合物型急进性肾炎一般不用血浆置换，但对于继发于系统性红斑狼疮或冷球蛋白血症的新月体肾炎，血浆置换可以去除血中的自身抗体或冷球蛋白。一般多采用糖皮质激素联合细胞毒药物治疗。但免疫复合物型急进性肾炎多继发于其他免疫复合物肾炎，故糖皮质激素联合细胞毒药物治疗的疗程取决于基础疾病，如系统性红斑狼疮则可能需要终身免疫抑制剂维持治疗。

3. Ⅲ型非免疫复合物型急进性肾炎

对于非免疫复合物型急进性肾炎，无论是局限于肾脏还是继发于全身性血管炎的新月体肾炎，血浆置换主要用于需要透析支持者或有肺出血者。非免疫复合物型急进性肾炎的免疫抑制剂的治疗基本上同ANCA相关血管炎：糖皮质激素 $1.0mg/(kg·d)$ 口服，使用8周后每周减量5mg至维持剂量 $[0.25mg/(kg·d)]$；对于肾脏有显著活动病变（毛细血管袢坏死、新月体形成和大量炎症细胞浸润）并伴有短期肾功能恶化者，给予甲泼尼龙（MP）0.5～1.0g，静脉滴注，每天一次，连续3d；环磷酰胺0.5～1.0g/m^2，静脉注射，每月注射一次至基本缓解（一般3～6个月）或环磷酰胺 $1.5～2.0mg/(kg·d)$，口服至基本缓解（一般3个月）。需要指出，单用糖皮质激素并不能有效预防血管炎复发，通常需要加用细胞毒药物。

4. Ⅳ型即抗GBM肾炎中ANCA阳性

治疗方案同Ⅰ型抗肾小球基底膜型肾小球肾炎，但因此型可能较Ⅰ型容易复发，因而免疫抑制剂的疗程可能需要较长。

5. Ⅴ型即非免疫复合物型急进性肾炎中ANCA阴性

治疗方案同Ⅲ型非免疫复合物型急进性肾炎，但因ANCA阴性，在后期随访过程中病情的判断有一定影响，需根据临床指标及相关检查综合判断疗效。

四、病程观察及处理

（一）病情观察要点

（1）患者病情比较严重，查房时需注意有无心率过慢（高钾血症）、心率过快（血容量过多或心功能不全）、呕吐（肾衰竭）、抽搐（低钙血症）、双肺啰音增多和颈静脉怒张（血容量过多或心力衰竭）、呼吸深长（酸中毒）、水肿（水过多）等情况。

（2）每周检测尿常规和血生化等，以了解肾脏病变及血生化的变化，特别注意是否有高钾血症、酸中毒、低钙血症和高磷血症等电解质紊乱并给予相应处理。低钠血症常提示患者体内水过多，需行利尿或透析超滤脱水（需排除缺钠所致，前者常有血压升高、水肿等表现）。注意肝酶变化，有肝酶升高者可能需暂停环磷酰胺。

（3）定期检测血清抗体：如抗肾小球基底膜抗体（抗GBM抗体）、抗中性粒细胞胞浆抗体（ANCA）、抗核抗体（ANA）和抗双链DNA（dsDNA）的滴度是否阴转或降低。

（4）注意监测血常规：住院期间每2周查血常规一次，如血白细胞计数 $<3.0\times10^9$/L或中性粒细胞绝对计数 $<1.5\times10^9$/L需停药观察并给予对症处理；了解患者是否有贫血并给予相应处理。贫血可能是血管炎本身和肾衰竭的表现，但突然的血红蛋白下降应注意有无肺出血。

（5）注意药物不良反应

①糖皮质激素：由于糖皮质激素使用的剂量较大，而患者病情较重（如肾衰竭），容易出现感染、高血压和高血糖等不良反应，注意及时防治。

②环磷酰胺：有骨髓抑制和肝损害的不良反应，故要定期监测血常规，还需留意有无脱发、出血性膀胱炎、性腺抑制和感染等不良反应。

③MMF：骨髓抑制的不良反应较小，但有时也可出现严重的粒细胞减少。MMF在肾功能不全患者的毒性增大，主要为贫血和白细胞减少，部分患者可有消化道症状，如腹痛、腹泻、腹胀等。

（二）疗效判断与处理

1. 疗效判断

（1）基本治愈：血尿、蛋白尿基本阴转，肾功能基本正常。实验室检查显示血清抗体（如抗GBM抗体、ANCA等）转阴或滴度明显降低。

（2）缓解：血尿、蛋白尿减轻，肾功能好转。实验室检查显示血清抗体（如抗GBM抗体、ANCA等）滴度降低。

（3）无效：经充分治疗后症状、血尿、蛋白尿、肾功能均无改善。实验室检查显示血清抗体滴度无降低。

2. 处理

（1）有效或缓解者：可以将免疫抑制剂剂量逐渐减少至维持剂量，维持的时间取决于缓解的指标及基础疾病。

（2）无变化：经积极治疗2周以上未见疗效者，需重新评估诊断是否正确，治疗方案是否合理及时。

（3）病情恶化：常提示免疫抑制剂治疗强度不足，或病情已进入终末期，也可能是合并了其他并发症如感染，需重新全面评估患者目前的情况并调整治疗方案。

五、随　访

1. 定期随访

每月监测血、尿常规、肝肾功能及其他免疫学指标（如ANCA或抗GBM抗体）。

2. 保护肾功能

避免加重肾脏损害的因素，如感染、劳累及使用肾毒性药物（如氨基糖苷类抗生素等）。

六、预　后

患者若能及时诊断和早期强化治疗，预后可得到显著改善。早期强化治疗可使部分患者得到缓解，避免或脱离透析，甚至少数患者肾功能得以恢复。若诊断或治疗不及时，多数患者于数周至半年内进展至不可逆肾衰竭。影响预后的主要因素有：①免疫病理类型：Ⅲ型较好，Ⅰ型最差，Ⅱ型居中；②强化治疗是否及时：临床无少尿、血肌酐 $<530\mu mol$/L或肌酐清除率 $>15ml$/min、病理尚未显示广泛不可逆病变（纤维性新月体、肾小球硬化或间质纤维化）时即开始治疗者预后较好，否则预后差，血肌酐升高的程度是决定肾存活率的主要指标，早期治疗预后较好。需要透析支持的患者经治疗也有脱离透析的可能；③老年患者预后相对较差；④血清抗GBM抗体的滴度和疾病严重程度呈正比。如果抗GBM抗体仍然阳性时进行肾移植，将不可避免地出现抗GBM病复发。如果能在疾病早期及时给予血浆置换、细胞毒药物和糖皮质激素治疗，患者预后尚可；晚期治疗则疗效很差。本病缓解后的长期转归，常逐渐转为慢性病变，发展为慢性肾衰竭，故应特别注意采取措施保护残存肾功能，延缓疾病进展和慢性肾衰竭的发生。部分患者可获得长期维持缓解。少数患者可复发，必要时可重复肾活检。复发时部分患者强化治疗仍可有效。

第三节 慢性肾小球肾炎

一、概 述

慢性肾小球肾炎简称慢性肾炎，是指由不同病因、不同病理所构成的一组原发性肾小球疾病。临床上以缓慢进展的肾炎综合征为特点。其基本表现是水肿、高血压、蛋白尿、血尿及不同程度的肾功能损害。病理上双侧肾小球呈弥漫性或局灶性改变，病理改变多样，可表现为系膜增生性肾炎、膜性肾病、系膜毛细血管性肾炎及 IgA 肾病等，所以严格来说慢性肾炎是一组原发性肾小球疾病的总称，而不是一个独立性的疾病，由于临床上未能广泛开展肾组织活检病理检查，临床工作中仍保留慢性肾炎的诊断，并对其进行临床分型以帮助制定治疗方案与预防病情进展和肾功能恶化。临床上部分患者在肾脏慢性损害的过程中病变急性加重和进展，治疗比较困难，并最终出现肾功能衰竭，预后相对较差。

二、诊 断

（一）病史采集要点

1. 起病情况

患者一般无前驱症状，无急性肾炎或链球菌感染病史，难于确定病因。起病方式不一，部分患者起病无明显临床症状，仅于体格检查时发现血压高或血尿、蛋白尿。多数患者有乏力、头痛、水肿、贫血等临床表现；少数患者起病急、水肿明显，尿中出现大量蛋白；也有部分患者始终无症状直至出现尿毒症表现方就诊。因此需耐心分析，以便了解病情和疾病进展情况。

2. 主要临床表现

部分患者无明显临床症状。早期可有乏力、疲倦、腰部酸痛、纳差等一般表现；水肿可有可无，一般不严重；部分患者可有头痛、头晕、失眠等，与高血压、贫血、某些代谢及内分泌功能紊乱等有关；少数患者可出现少尿，肾小管功能损害较明显者可出现尿量增多、夜尿频繁，此类患者水肿不明显甚至可出现脱水表现。此外，部分患者病情常因感染、劳累、使用肾毒性药物等因素呈急性发作或急骤恶化，经及时去除诱因和恰当治疗后病情可有一定程度缓解，但也可能由此而进入不可逆的肾功能衰竭进程。肾功能严重恶化者可出现各器官系统受累相应的临床表现如贫血、血压增高及消化道症状等。

3. 既往病史

对疾病的诊断和鉴别诊断具有重要意义，特别注意感染史、特殊用药及吸毒史，有无高血压、糖尿病及痛风病史，有无肝炎、寄生虫等传染病史，各种手术史、射线及化学物质及重金属接触史。

（二）体格检查要点

1. 一般情况

慢性病表现。可有精神萎靡、乏力；部分患者如存在感染等诱因可有发热；血压可升高，多为持续中等度的血压升高，尤其以舒张压升高为明显。

2. 皮肤黏膜

皮肤黏膜苍白提示存在贫血。水肿常较轻，眼睑及颜面水肿为主，晨起症状较明显；肢体水肿呈凹陷性。注意皮疹、黏膜溃疡及毛发改变。

3. 浅表淋巴结

如有上呼吸道急性或慢性感染诱因，部分患者可有头颈部浅表淋巴结肿大。部分自身免疫性疾病患者也可出现全身浅表淋巴结肿大。

4. 头颈部

如存在上呼吸道急性或慢性感染，咽部及扁桃体可有相应感染表现，如滤泡增生、黏膜充血、扁桃体肿大及分泌物附着等。注意眼部病变、听力改变、颅内高压及脑水肿眼底改变；高血压常伴有眼底视网膜动脉变细、纡曲和动、静脉交叉压迫现象，少数可见视盘水肿、眼底絮状渗出物和/或出血。

5. 胸腔、心脏及肺部

少数严重病例可有胸腔积液。如存在肺部感染诱因可出现相应肺部体征。长期严重高血压者可出现相应心脏表现。

6. 腹部

少数严重病例可有腹腔积液，若并发全心衰竭者可有肝、脾肿大。

7. 四肢及关节

注意关节有否红，肿、痛、畸形及活动受限等改变。

（三）门诊资料分析

1. 尿液检查

尿常规检查提示尿比重偏低，多在 1.020 以下，疾病晚期常固定低比重尿。部分患者肾小管间质损伤严重可出现糖尿、氨基酸尿及尿液酸化功能障碍。尿沉渣中常有红细胞及管型（颗粒管型、透明管型）。尿蛋白定性由微量至大量不等。急性发作期有明显血尿或肉眼血尿，蛋白尿也可明显加重。

2. 血常规

常有轻、中度正色素性贫血，红细胞及血红蛋白成比例下降。白细胞计数多正常。

3. 血液生化及肾功能检查

可有低蛋白血症，一般血清电解质及酸碱平衡无明显异常。早期血清尿素氮及肌酐可在正常范围，随着病情发展，肾功能下降者血尿素氮及肌酐可有不同程度的增高。

（四）继续检查项目

1. 尿蛋白定量

尿蛋白定量常在 1~3g/24h，部分患者尿蛋白定量可达到肾病综合征水平。

2. 其他血液学检查

患者血沉常增快。部分大量蛋白尿患者可有低白蛋白血症及高脂血症，部分患者可有免疫球蛋白水平异常，如为系膜毛细血管性肾炎可有补体水平降低。血清蛋白电泳或免疫固定电泳、肿瘤标志物血清学检查、风湿性或自身免疫性疾病血清免疫学检查有助于排除继发于全身性疾病及肿瘤的肾小球肾炎，如狼疮性肾炎、血管炎肾损害、多发性骨髓瘤肾损害等。

3. 肾功能检查

包括肾小球滤过功能和肾小管功能评估。部分患者可有肾小球滤过率、内生肌酐清除率降低，酚红排泄试验、尿浓缩稀释功能及酸化功能均减退。肾功能分期多属代偿期或失代偿期。

4. 影像学检查

超声影像学检查早期可见双肾正常或缩小，肾皮质变薄或肾内结构紊乱。

5. 肾活检病理

对于慢性肾炎患者应强调肾活检以进一步明确诊断，如无肾穿刺活检禁忌证，应对所有慢性肾炎患者行肾活检病理检查。一方面有助于与继发性肾小球肾炎相鉴别；另一方面可以明确肾小球病变的组织学类型，作出正确的临床病理诊断；此外，肾活检尚可明确病理损害的程度及病变活动性，从而指导临床采取正确积极的治疗措施，延缓慢性肾脏病的进展。慢性肾小球肾炎病理改变与病因、病程和类型有关，可表现为弥漫性或局灶节段性系膜增殖、膜增殖、膜性、轻微病变、局灶硬化或晚期肾小球纤维化等。除肾小球病变外，尚可伴有不同程度肾小管间质炎症及纤维化。晚期肾小球硬化及毛细血管袢萎缩，肾小球呈玻璃样变或纤维化，残存肾小球可代偿性增大，肾小管萎缩等。

（五）诊断要点

根据临床表现，尿检查异常，不同程度水肿，高血压及肾功能异常，病程持续达 1 年以上并除外继发性和遗传性肾炎，临床上可诊断慢性肾炎。肾穿刺活检组织病理检查可以确定肾小球疾病性质及病理类型。

（六）鉴别诊断要点

1. 继发于全身疾病的肾小球疾病

不少全身性疾病可引起继发性肾损害，其表现与慢性肾炎相似，如狼疮性肾炎、过敏性紫癜性肾炎、糖尿病肾病、痛风性肾病、多发性骨髓瘤肾损害、肾淀粉样变、感染性心内膜炎、乙型肝炎病毒相关性肾炎等。根据相应的临床表现及实验室检查，一般不难鉴别。肾活检病理检查更有助于进一步的鉴别诊断和确诊。

2. 原发性高血压肾损害

高血压亦可引起肾脏损害，出现尿异常改变和肾功能改变。鉴别原发性高血压肾损害（即良性肾小动脉性肾硬化症）与慢性肾炎所致高血压，病史很重要，前者高血压病史在先，而后者则先有尿液检查异常。高血压肾损害先有较长期高血压，其后再出现肾损害；临床上远端肾小管功能损伤（如浓缩功能减退、夜尿增多）较肾小球功能损伤早；尿沉渣改变轻微，尿蛋白定量较少，仅微量至轻度蛋白尿，可有镜下血尿及管型，罕有持续性血尿及红细胞管型；一般无贫血及低蛋白血症；常伴有高血压其他靶器官（如心、脑等）损伤的临床表现。肾穿刺活检病理检查常有助于进行鉴别诊断。

3. 遗传性肾小球疾病

Alport综合征为性连锁显性遗传性疾病。临床表现与慢性肾炎相似，但常起病于青少年（多在10岁之前），患者有眼（球形晶状体）、耳（神经性耳聋）、肾（血尿、蛋白尿及进行性肾功能损害）异常，并多有阳性家族史。

4. 其他原发性肾小球病

症状轻微的慢性肾炎应与隐匿型肾炎相鉴别，后者主要表现为无症状性血尿和（或）蛋白尿，无水肿、高血压和肾功能减退的临床表现。有前驱感染并以急性发作起病的慢性肾炎需与感染后急性肾炎相鉴别，慢性肾炎急性发作多在短期内（数日）病情急剧恶化，血清补体水平无动态变化有助于与感染后急性肾炎相鉴别；此外，慢性肾炎病程迁延，无自愈倾向，呈慢性进展性，也可与感染后急性肾炎相鉴别。

三、治 疗

（一）治疗原则

慢性肾炎的治疗应以防止或延缓肾功能进行性恶化、改善或缓解临床症状及防治严重并发症为主要目标，而不以消除尿中蛋白、红细胞为主要目标，因此临床上着重强调综合性防治措施。

（二）治疗计划

1. 一般治疗

（1）休息：慢性肾炎患者应注意休息，避免过度劳累而加重病情。如患者无明显水肿、高血压，血尿和蛋白尿不严重，无肾功能不全表现，可以从事一般日常生活、工作和劳动。如有明显高血压、水肿或短期内肾功能明显减退，则应卧床休息。

（2）饮食：肾功能不全患者应根据肾功能减退程度控制蛋白质及磷的摄入量，低蛋白饮食已成为非透析疗法的重要组成部分，其疗效已为大量的动物实验和临床研究所证实。对轻度肾功能减退者，蛋白摄入量一般限制在 0.6g/（kg·d）；如患者肾功能减退而又并发大量蛋白尿，则可适当放宽蛋白摄入量，但不宜超过 1.0g/（kg·d），以免加重肾小球高滤过及肾小球硬化；摄入蛋白质以优质蛋白为主（牛奶、蛋、瘦肉等）。对于慢性肾炎、肾功能损害的患者长期限制蛋白质摄入可能导致机体负氮平衡、必需氨基酸缺乏乃至蛋白质营养不良，因此应辅以 α-酮酸（异亮氨酸、亮氨酸、苯丙氨酸、结氨酸及甲硫氨酸的酮酸）和必需氨基酸（赖氨酸、苏氨酸、色氨酸）口服治疗，以补充体内必需氨基酸的不足。在低蛋白饮食时，应适当增加糖类摄入量，以保证机体基本能量需要，防止负氮平衡。有高血压和水肿的慢性肾炎患者应适当限制食盐的摄入，建议<3.0g/d，特别应注意食物中含盐的调味品，少食盐腌食品及各类咸菜。对并发高脂血症患者应适当限制脂肪摄入，尤其应限制含有大量饱和脂肪酸的肉类的摄入。

2. 药物治疗

（1）控制高血压：氮质血症和高血压常提示慢性肾炎患者预后不良。持续高血压是加速肾小球硬化、促进肾功能恶化的重要危险因素，因此积极控制高血压十分重要。治疗过程中应力争把血压控制在理想水平：蛋白尿≥1g/d者，血压应控制在125/75mmHg以下；尿蛋白<1g/d者，血压控制在130/80mmHg以下。应选择能延缓肾功能恶化、具有肾脏保护作用的降压药，如血管紧张素转换酶抑制剂（ACEI）、血管紧张素Ⅱ受体拮抗剂（ARB）等。治疗过程应使血压平稳下降，避免血压的大幅度波动。现已公认血管紧张素转换酶抑制剂（ACEI）和血管紧张素Ⅱ受体拮抗剂（ARB）具有降低血压、减少尿蛋白和延缓肾功能恶化的肾脏保护作用。其肾脏保护作用主要通过对肾小球血流动力学的特殊调节起作用，一方面，此类药物扩张入球小动脉和出球小动脉，但对出球小动脉扩张作用强于入球小动脉，从而降低肾小球内高压力、高灌注和高滤过；另一方面，药物通过其非血流动力学作用，如抑制细胞因子、减少尿蛋白和细胞外基质的蓄积等达到减缓肾小球硬化的发展和肾脏保护作用。常用的ACEI的口服制剂有：卡托普利12.5～25mg，每日2～3次；依那普利10mg，每日1～2次；贝那普利10mg，每日1～2次；培朵普利4mg，每日1～2次；西拉普利2.5mg，每日1～2次等。应用该类药物应注意防止高钾血症。肾功能不全患者应用该类药物时应严密监测血清肌酐和尿素氮水平；少数患者服药后有持续性干咳的不良反应。

存在水钠潴留的高血压患者可联合应用利尿剂，肾功能正常者可选用噻嗪类如氢氯噻嗪12.5～50mg/d，单次或分次口服；肾功能较差者应选用袢利尿剂如呋塞米20mg，每日2～3次；利尿药物与ACEI及ARB具有协同效应，但长期应用可导致血液电解质紊乱、高凝状态和加重高脂血症。此外，也可选用钙通道阻滞剂控制血压，有报道认为部分长效二氢吡啶类钙通道阻滞剂和非二氢吡啶类钙通道阻滞剂具有一定的肾脏保护作用，可延缓肾功能的恶化。钙通道阻滞剂能减少氧消耗，抗血小板聚集，通过细胞膜效应减少钙离子在间质沉积和细胞膜过度氧化，以达到减轻肾脏损伤及稳定肾功能的作用。常用的口服制剂有：氨氯地平5～10mg，每日1～2次；硝苯地平控释片30～60mg，每日1～2次；贝尼地平4～8mg，每日1次；非洛地平5～10mg，每日1～2次。

其他可选用的降压药物包括β受体阻滞剂，如阿替洛尔12.5～25mg，每日2次；美托洛尔25～50mg，每日2次；比索洛尔2.5mg，每日1～2次，但应注意部分β受体阻滞剂如阿替洛尔脂溶性低，经肾脏排泄，在肾功能不全时应调整剂量和延长用药时间。也可选用α受体阻滞剂，如特拉唑嗪2～4mg，每日2～3次，该类药物对小动脉和小静脉均有扩张作用，主要药物不良反应为直立性低血压，故应小剂量开始逐步增至治疗剂量。高血压控制不理想患者可选用不同类型降压药物的联合应用。

（2）减少尿蛋白：大量研究表明，蛋白尿是慢性肾损害进程中至关重要的独立危险因素，大量尿蛋白可导致肾小管阻塞、肾组织损伤及纤维化，控制蛋白尿可以延缓肾脏疾病的进展。目前研究证实ACEI和ARB的应用可减少尿蛋白且治疗作用并不单纯依赖于降压作用，因此，有蛋白尿的慢性肾炎患者可使用ACEI和/或ARB治疗以减少蛋白尿，但应注意这类药物治疗蛋白尿和保护肾脏作用在一定范围内与药物剂量相关，往往需要较大剂量才会有较好的降低蛋白尿和肾脏保护作用。

（3）抗凝和抗血小板药物：对某些类型的肾炎（如IgA肾病），抗凝药和抗血小板药有一定的稳定肾功能和减轻肾脏病理损伤的作用，但目前尚无对这类药物使用的统一方案。对有明确高凝状态和容易发生高凝状态的病理类型，如膜性肾病、系膜毛细血管性肾小球肾炎，或肾活检显示为局灶、节段性肾小球硬化而糖皮质激素治疗效果不佳患者可较长时间应用。常用的抗凝药有口服的华法林，应用时注意个体化并应定期检测凝血功能以防止出血，使用剂量1～10mg/d，根据凝血功能调整药物剂量。此外，也可使用低分子量肝素皮下注射进行抗凝治疗，临床应用时出血不良反应较少，常用制剂有达肝素钠5 000U/d皮下注射；依诺肝素钠4 000U/d皮下注射。常用的抗血小板药物包括：双嘧达莫200～300mg/d，分3～4次口服；肠溶阿司匹林50～100mg/d；氯吡格雷75mg/d或盐酸噻氯匹定250～500mg/d，以上药物除具有血小板解聚作用外，部分还有扩张血管及抗凝作用，有出血倾向者慎用或禁用。

（4）降血脂：脂质代谢障碍引起的肾损害机制还不完全清楚，而氧化脂蛋白和氧化低密度脂蛋白可以导致组织损伤。他汀类调脂药物不仅可以降血脂，更重要的是可以抑制与肾脏纤维化有关的分子活性，减轻肾组织的损伤和纤维化。因此，并发高脂血症的患者应积极控制血脂，如选用普伐他汀10～20mg/d，辛伐他丁5～10mg/d等。调脂药物使用过程中，应注意横纹肌溶解及肝功能损害等不良反应。

（5）糖皮质激素和细胞毒药物的应用：对慢性肾炎患者使用糖皮质激素和（或）细胞毒药物，目前尚无一致的看法。慢性肾炎为一临床综合征，其临床表现、病理类型有所不同，因此应进行综合分析考虑。肾活检病理检查对于诊断和治疗具有重要意义，若无肾穿刺活检禁忌证，应尽可能行活检术以明确病理类型，为糖皮质激素和细胞毒药物的应用提供依据。根据肾穿刺活检病理结果，若为活动性病变为主且伴大量蛋白尿者则应积极治疗，如无用药禁忌证，可选择糖皮质激素如泼尼松1mg/（kg·d）和/或细胞毒药物如环磷酰胺2mg/（kg·d）治疗，并需密切观察临床疗效和肾功能情况，必要时可根据病理分型及临床情况选用其他类型免疫抑制剂如霉酚酸酯、他克莫斯等；若肾穿刺病理结果已提示为慢性病变为主则不考虑使用糖皮质激素等免疫抑制剂治疗；若病理结果表现为活动性病变与慢性病变并存，而临床肾功能损害较轻但伴有大量蛋白尿，在密切监测肾功能改变基础上，也可考虑使用免疫抑制药物治疗。若患者由于各种原因未能行肾活检病理检查，应结合临床情况决定是否使用免疫抑制药物治疗，如患者临床有大量尿蛋白而肾功能正常或轻度损害者，可考虑给予用药，但治疗过程中需密切观察肾功能改变，如肾功损害加重应酌情减量或停药；若肾功能显著减退，则不宜使用免疫抑制药物治疗。

（6）致肾损害加重因素的防治：感染是慢性肾炎患者病情急性加重的最常见因素，应尽可能避免；对已有感染则应积极治疗，治疗时应避免使用肾毒性药物及易于诱发肾功能损害的药物，如氨基糖苷类、磺胺类抗生素，非甾体类抗炎药等。慢性肾炎患者肾功能减退常伴有高尿酸血症，部分药物如利尿剂、β受体阻滞剂也可影响血尿酸水平，血尿酸升高可对肾脏造成进一步损害，因此应严格限制富含嘌呤类食物的摄入，必要时给予抑制尿酸合成的药物，如别嘌醇0.1～0.3g/d口服，在肾功能受损患者需调整给予药剂量；此外，注意在肾功能受损时应慎重使用促尿酸排泄药物控制高尿酸血症。

四、病程观察及处理

（一）病情观察要点

（1）临床症状的观察和记录需特别注意水肿、血压、尿量以及感染的变化。

（2）治疗期间特别注意尿液常规、尿蛋白定量及尿沉渣细胞学检查、血液电解质、酸碱平衡、肾功能变化以及血尿酸、血脂水平改变；肾功能不全患者采用饮食治疗应定期评估营养学指标如白蛋白、前白蛋白等，同时还应定期（4～8周）复查有关肾性贫血如红细胞计数、血红蛋白水平、铁蛋白及转铁蛋白水平和钙磷代谢指标如血清钙、磷及甲状旁腺激素水平等。

（3）注意药物剂量根据肾功能进行相应调整，同时注意药物的不良反应，如降压药物、抗生素等。

（二）疗效评定标准

1. 完全缓解

尿蛋白阴转，水肿消退，血压正常，肾功能正常。

2. 好转

尿蛋白减少50%或以上，水肿消退，血压正常，血清肌酐水平下降>50%或以上。

3. 无效

与入院比较临床表现和实验室指标无明显改变。

4. 未治

未经治疗，症状和/或实验室指标无明显改善。

五、预 后

慢性肾炎病情迁延，病变均为缓慢进展，最终将发展至慢性肾衰竭。病变进展速度差异很大，肾脏病理改变是影响疾病进展的重要因素，但也与是否重视肾脏保护，以及并发症和病情加重因素是否得到及时恰当治疗有着密切关系。对短期内进行性加重的肾功能损害应仔细寻找病因并及时去除，在去除诱发因素后，不少病例在相当长时期内尚可保持良好的肾功能。若医疗及监护措施不恰当，慢性肾炎反复急性发作，病情发展将大大加速并迅速发展成终末期肾功能衰竭。

六、随 访

1. 出院带药及医嘱

痊愈患者无需带药。未愈患者仍须间歇性口服利尿剂治疗和/或使用抗高血压药物治疗，此部分患者需要注意休息和避免剧烈运动，适当低盐饮食，并防止感染等各种加重病情的因素；肾功能未完全恢复患者应注意优质低蛋白饮食或联合α酮酸/必需氨基酸口服治疗。

2. 检查项目与周期

对于未痊愈患者，应定期每2～4周复查血压、水肿消退情况、尿量情况，根据实际每2～4周进行血液常规、尿液常规及细胞学、血液电解质、酸碱平衡及肝肾功能检查，必要时可复查营养学指标、24小时尿蛋白定量、肾性贫血及钙磷代谢紊乱相关指标。

第四节 隐匿性肾小球肾炎

一、概 述

隐匿性肾小球肾炎又称无症状性血尿和（或）蛋白尿，一般指在体检或偶然情况下尿常规检查发现异常，不伴水肿、高血压和肾功能损害的一组肾小球疾病。临床表现为无症状性血尿或无症状性蛋白尿，或二者均有，但以一种表现更为突出。它是一组病因、发病机制及病理类型不尽相同、临床表现类似、预后各异的原发性肾小球疾病。

二、诊 断

（一）病史采集要点

1. 起病情况

本病多见于青少年，男女均较为常见。疾病起病隐匿，无明显起病前驱症状及表现，也无水肿及高血压等肾小球肾炎常见临床症状，多数患者仅从常规体格检查或偶然尿液常规检查中（如升学、婚检、入伍及招工体检）发现此病。

2. 主要临床表现

无明显临床表现。尿常规化验或存在轻度蛋白尿（尿蛋白定量<1.0g/d，以白蛋白为主），或见镜下血尿（肾小球源性血尿），或二者兼有。尿异常或持续或间断，在感冒、劳累后尿中红细胞常增多，甚至出现肉眼血尿。病情迁延，时轻时重，但大多数患者随访期间无明显临床症状和体征，无水肿、高血压及肾功能减退等表现。

3. 既往病史

对疾病的诊断和鉴别诊断具有重要意义，特别注意感染史、特殊用药及吸毒史、有无肝炎等传染病史、高血压、糖尿病及痛风病史、各种手术史、放射线和化学物质及重金属接触史。

（二）体格检查要点

1. 一般情况

一般状况良好。无疾病表现，无高血压。

2. 皮肤黏膜

无异常表现。应注意皮肤黏膜有无苍白、水肿。注意皮疹、结节、黏膜溃疡及毛发改变。

3. 浅表淋巴结

一般无明显异常。

4. 头颈部

一般无异常发现。应注意咽部及扁桃体有无慢性感染表现，如滤泡增生、黏膜充血、扁桃体肿大及分泌物附着等。注意眼部病变、听力改变、颅内高压及脑水肿眼底改变。注意有否甲状腺病变表现。

5. 胸腔、心脏及肺部

一般无异常发现。应注意心脏、胸腔及肺部病变表现。

6. 腹部

一般无异常发现。应注意有无肝、脾肿大及腹部包块。

7. 四肢及关节

注意关节有否红、肿、畸形及活动障碍等关节改变。

(三) 门诊资料分析

1. 尿液检查

尿常规化验或存在轻度蛋白尿，或镜下血尿，或二者兼有。相差显微镜尿红细胞形态学检查及尿红细胞容积分布曲线检查提示为肾小球源性血尿。

2. 血常规

一般无异常发现。

3. 血液生物化学及肾功能检查

一般无异常发现。血清尿素氮、肌酐水平在正常范围。

(四) 继续检查项目

1. 尿蛋白定量

无症状蛋白尿患者 24 小时尿蛋白定量一般 <1.0g/24h，部分患者可达 1.0 ~ 2.0g/24h，以白蛋白为主。

2. 其他血液学检查

主要目的为进行鉴别诊断，特别是早期无明显临床表现疾病的鉴别诊断。患者血小板、出凝血功能正常，血沉、白蛋白、血脂、免疫球蛋白、补体水平正常。如为 IgA 肾病患者，部分患者血清 IgA 水平可增高，其他免疫球蛋白正常。血清蛋白电泳或免疫固定电泳、肿瘤标志物血清学检查、风湿性或自身免疫性疾病血清免疫学检查有助于排除继发于全身性疾病及肿瘤的肾小球肾炎，如狼疮性肾炎、血管炎肾损害、多发性骨髓瘤肾损害等。

3. 肾功能检查

包括肾小球滤过功能和肾小管功能评估在正常范围。肾小球滤过率、内生肌酐清除率正常，酚红排泄试验、尿浓缩稀释功能及酸化功能均在正常范围。

4. 影像学检查

超声影像学检查早期可见双肾正常，肾皮质或肾内结构正常。同位素显像、膀胱镜检查及静脉肾盂造影均可无异常发现。

5. 肾活检病理

对于隐匿性肾小球肾炎患者，肾活检可帮助进一步明确诊断。对于肾穿刺活检的指征，目前意见不一致。部分学者认为蛋白尿明显，特别是尿蛋白定量 >1.0g/24h 应考虑进行肾穿刺活检，明确病理类型；随访过程中如发现尿蛋白增加，和（或）出现血尿、蛋白尿，和（或）出现水肿、高血压、肾功能损害等肾脏病表现，也应及时行肾活检以帮助明确病理类型及病变程度，并制定相应治疗措施。病理活检可呈多种病理类型表现，但病变程度多较轻，如肾小球轻微病变（肾小球节段性系膜细胞及基质增生）、轻度系膜增生性肾小球肾炎及局性节段性肾小球肾炎（病变肾小球节段性内皮细胞及系膜细胞增生）。根据免疫病理表现，又可将系膜增生性肾小球肾炎分为 IgA 肾病和非 IgA 系膜增生性肾小球肾炎。

(五) 诊断要点

本病诊断要点：患者呈轻度蛋白尿（一般 <1.0g/24h，白蛋白为主）和（或）肾小球源性血尿；无高血压、水肿及肾功能损害等临床表现；并已排除生理性蛋白尿、功能性血尿、继发性及遗传性肾小球疾病。

(六) 临床类型

1. 无症状性血尿

此型以持续性镜下血尿和/或反复发作性肉眼血尿为共同临床表现，大部分患者为青年人，无临床症状和体征，多于体检时发现肾小球源性血尿，呈持续性或反复发作性，部分患者于剧烈运动、感染、发热等情况时出现一过性肉眼血尿。此型患者无水肿、高血压、蛋白尿及肾功能损害。

2. 无症状性蛋白尿

多发生于青年人，蛋白尿呈持续性，偶有波动。尿蛋白定量通常在 1.0g/24h 以下，以白蛋白为主。尿沉渣检查正常，无水肿、高血压及肾功能损害。无症状性蛋白尿患者预后不一，部分预后良好。病理组织学检查可为不同类型的肾小球疾病，如膜性肾病、系膜增生性肾炎、微小病变肾病、局灶节肾段肾小球硬化或某些早期 IgA 肾病。

3. 无症状性血尿和蛋白尿

临床上同时存在血尿和蛋白尿，尿蛋白定量通常在 1.0~2.0g/24h，无高血压、水肿和肾功能损害表现。由于无明显临床症状及体征，容易被患者和医生忽略致漏诊。因部分患者其实为进展性肾小球疾病，预后通常较单纯血尿者差。

（七）鉴别诊断要点

1. 无症状性血尿型隐匿性肾炎

以血尿为主要表现的隐匿性肾炎应与以下常见疾病相鉴别：

（1）IgA 肾病：IgA 肾病患者几乎皆有血尿，表现为单纯性血尿者约占 50%，肉眼血尿约占 60%。镜下血尿患者中约 60% 由 IgA 肾病所引起。鉴别诊断主要依赖肾活检病理检查，病理改变主要为肾小球系膜细胞和系膜基质增生；免疫病理检查提示 IgA 为主的免疫球蛋白和补体 C3 在系膜区沉积，系膜区可有免疫复合物。部分患者可有血清 IgA 水平升高。

（2）非 IgA 系膜增生性肾小球肾炎：非 IgA 系膜增生性肾小球肾炎在我国发病率也较高。表现为单纯性血尿者约占 40%，30% 患者有肉眼血尿。镜下血尿患者中约 30% 由此病引起。鉴别诊断主要依赖肾活检病理检查，其病理改变主要为肾小球系膜细胞和系膜基质增生；系膜区可有免疫复合物沉积，免疫病理检查有 IgG 和（或）IgM 为主的免疫球蛋白和补体 C3 沉积。

（3）局灶性肾小球肾炎：局灶性肾小球肾炎为病理学诊断，是一组不同致病因素和不同发病机制引起的组织病理改变近似的局灶、节段性肾小球炎。临床特征为反复发作性血尿（常为肉眼血尿）。它可以是原发性肾小球疾病的一种病理类型，也常继发于过敏性紫癜性肾炎、狼疮性肾炎、感染性心内膜炎等多种系统性疾病，鉴别诊断主要依赖肾活检病理检查并结合临床表现和实验室检查。

（4）薄基底膜肾病：薄基底膜肾病的主要表现为持续镜下血尿，偶发肉眼血尿，部分患者伴轻度蛋白尿，无水肿及高血压，肾功能持续正常，预后良好，既往又称良性家族性血尿。薄基底膜肾病的诊断需行肾穿刺活检病理电镜检查，电镜下肾小球基底膜弥漫性变薄，但光镜下肾小球正常或基本正常。

2. 无症状性蛋白尿型隐匿性肾炎

多次检测尿蛋白对诊断尤为重要，以确定持续性蛋白尿的存在。首先，临床上需确定尿蛋白性质，需行尿蛋白电泳以排除肾小管性蛋白尿、组织性蛋白尿或溢出性蛋白尿；肾小管性蛋白尿主要见于肾小管损伤性疾病如重金属中毒、药物或毒物中毒等；组织性蛋白尿主要见于肾脏和尿路的肿瘤及炎症性疾病；溢出性蛋白尿可见于多发性骨髓瘤、巨球蛋白血症、淀粉样变、轻链病、淋巴瘤及白血病等。其次，临床上需排除生理性蛋白尿，包括功能性蛋白尿（见于剧烈运动、发热或寒冷）及体位性蛋白尿（直立腰椎前凸时出现，卧床后消失，多见于青少年，部分人是由"胡桃夹现象"引起，系站立时腹主动脉及肠系膜上动脉夹角压迫左肾静脉淤血致蛋白尿），后者需行影像学检查，如超声、计算机断层扫描、磁共振成像及血管造影检查以明确诊断，临床鉴别诊断困难时常需行肾穿刺活检病理检查。最后，需排除部分疾病早期的肾脏损害，如糖尿病肾病早期可以很长时间表现为微量白蛋白尿，肾淀粉样变的早期，亦可表现为单纯性蛋白尿，鉴别诊断需结合临床表现及实验室检查，必要时需行肾活检病理检查以明确诊断。

3. 无症状性血尿和蛋白尿型隐匿性肾炎

（1）大量血尿造成的假性蛋白尿：泌尿系统局部出血使血浆成分进入尿液可导致尿蛋白假阳性，如泌尿系统肿瘤、结石、血管畸形等，应注意进行鉴别。必要时需进行相关影像学检查。

（2）泌尿系统炎症所致血尿伴蛋白尿：泌尿系统存在炎症如细菌感染、真菌感染或泌尿系结核时，炎症渗出可导致尿液中出现血尿及蛋白尿，但一般伴有白细胞尿，并有相应的尿路刺激症状，尿病原学检查阳性有助于确诊。

（3）继发性及遗传性肾小球疾病：部分继发性肾小球疾病患者，早期可呈无症状性血尿和蛋白尿，如过敏性紫癜性肾炎、狼疮性肾炎、乙肝病毒相关性肾炎等，但患者通常伴有血清免疫学检查异常，必要时需行肾穿刺活检病理检查加以鉴别，少数诊断困难患者需长期密切随访观察才能明确诊断。其他遗传性肾炎如 Alport 综合征早期亦可呈血尿伴蛋白尿表现，但阳性家族史、青少年起病、并发眼（球形晶状体）及耳（神经性耳聋）异常等可加以鉴别，诊断困难者肾穿刺活检有助于明确诊断，病理组织电镜检查可见肾小球基底膜广泛变厚、分层且与变薄的基底膜相间。

三、治　疗

（一）治疗原则

隐匿性肾小球肾炎无特殊治疗方法。临床上以长期随访观察、预防和治疗诱发疾病加重因素、减少尿蛋白和勿用肾毒性药物为治疗原则。

（二）治疗计划

（1）注意保养，防止感冒和过度劳累，如有反复发作的慢性扁桃体炎，待急性期过后可行扁桃体摘除术。

（2）定期门诊密切随访，监测血压、尿常规、尿蛋白定量及肾功能变化；女性患者在妊娠及分娩过程中需加强监测及进行产后随访。

（3）保护肾功能，避免各种肾损伤的因素，特别避免使用肾毒性药物。

（4）尿蛋白阳性者可尝试使用 ACEI 和 / 或 ARB 治疗。

四、病程观察及处理

（一）病情观察要点

监测血压、尿常规、尿蛋白定量及肾功能变化；及时发现和治疗诱发疾病加重的因素；使用 ACEI 和 / 或 ARB 治疗者须注意药物剂量调整和药物不良反应。

（二）疗效评定标准

因病情漫长，且无临床症状，实际疗效难于估计。

五、预　后

隐匿性肾小球肾炎病情可长期迁延，大多数患者的肾功能可长期维持正常，尿液检查也可时轻时重（劳累或感冒常使尿蛋白及血尿一过性增加）。少数患者尿蛋白渐多、出现高血压和肾功能减退而呈慢性肾炎表现。其预后与随访及治疗措施是否合理密切相关。

六、随　访

1. 出院带药及医嘱

患者需要注意休息、避免剧烈运动和过度劳累，并防止感染等各种加重病情的因素；使用 ACEI 和 / 或 ARB 治疗者须注意血压以及药物不良反应。

2. 检查项目与周期

患者应定期随访检查（至少每 3 ~ 6 个月 1 次），复查尿常规、尿蛋白定量、肾功能和血压变化，女性患者在妊娠及其过程中需加强监测，产后长期随访。

第八章

消化系统感染性疾病

第一节 乙型病毒性肝炎

一、病原学

乙型肝炎病毒（hepatitis B virus，HBV）属于嗜肝 DNA 病毒科（hepadnavirus）正嗜肝 DNA 病毒属（orthohepadnavirus）。1965 年 Blumberg 等报道在研究血清蛋白多样性中发现澳大利亚抗原，1967 年 Krugman 等发现其与肝炎有关，故称其为肝炎相关抗原（hepatitis associated antigen，HAA），1972 年世界卫生组织将其正式命名为乙型肝炎表面抗原（hepatitis B surface antigen，HBsAg）。1970 年 Dane 等在电镜下发现 HBV 完整颗粒，称为 Dane 颗粒。HBV 基因组由不完全的环状双链 DNA 组成，长链（负链）约含 3 200 个碱基（bp），短链（正链）的长度可变化，为长链的 50%~80%。HBV 基因组长链中有 4 个开放读码框（open reading frame，ORF）即 S 区、C 区、P 区和 X 区，它们可分别编码 HBsAg、HBeAg/HBcAg、DNA 聚合酶及 HBxAg。

二、流行病学

全世界 HBsAg 携带者约 3.5 亿，其中我国约 9 千万，约占全国总人口的 7.18%。按流行的严重程度分为低、中、高度三种流行地区。低度流行区 HBsAg 携带率 0.2%~0.5%，以北美、西欧、澳大利亚为代表。中度流行区 HBsAg 携带率 2%~7%，以东欧、地中海、日本、俄罗斯为代表。高度流行区 HBsAg 携带率 8%~20%，以热带非洲、东南亚和中国部分地区为代表。本病婴幼儿感染多见；发病男性高于女性；以散发为主，可有家庭聚集现象。

1. 传染源

乙型肝炎患者和携带者血液和体液（特别是组织液、精液和月经）的 HBV 都可以成为传染源。

2. 传播途径

HBV 通过输血、血液制品或经破损的皮肤、黏膜进入机体而导致感染，主要的传播途径下列几种。

（1）母婴传播：由带有 HBV 的母亲传给胎儿和婴幼儿，是我国乙型肝炎病毒传播的最重要途径。真正的宫内感染的发生只占 HBsAg 阳性母亲的 5% 左右，可能与妊娠期胎盘轻微剥离等因素有关。围生期传播或分娩过程传播是母婴传播的主要方式，系婴儿因破损的皮肤、黏膜接触母血、羊水或阴道分泌物而传染。分娩后传播主要由于母婴间密切接触导致。虽然母乳中可检测到 HBV，但有报道显示母乳喂养并不增加婴儿 HBV 的感染率。HBV 经精子或卵子传播未被证实。

（2）血液、体液传播：血液中 HBV 含量很高，微量的污染血进入人体即可造成感染，如输血及血制品、注射、手术、针刺、血液透析、器官移植等均可传播。

（3）日常生活接触传播：HBV 可以通过日常生活密切接触传播给家庭成员。主要通过隐蔽的胃肠道外传播途径，如共用剃须刀、牙刷等可引起 HBV 的传播；易感者的皮肤、黏膜微小破损接触带有 HBV 的微量血液及体液等，是家庭内水平传播的重要途径。

（4）性接触传播：无防护的性接触可以传播HBV。因此，婚前应做HBsAg检查，若一方为HBsAg阳性，另一方为乙型肝炎易感者，则应在婚前应进行乙肝疫苗接种。

（5）其他传播途径：经破损的消化道、呼吸道黏膜或昆虫叮咬等只是理论推测，作为传播途径未被证实。

3. 易感人群

抗HBs阴性者均为易感人群，婴幼儿是获得HBV感染的最危险时期。高危人群包括HBsAg阳性母亲的新生儿、HBsAg阳性者的家属、反复输血及血制品者（如血友病患者）、血液透析患者、多个性伴侣者、静脉药瘾者、经常有血液暴露的医务工作者等。

三、发病机制与病理学

（一）发病机制

乙型肝炎的发病机制非常复杂，目前尚不完全清楚。HBV侵入人体后，未被单核-巨噬细胞系统清除的病毒到达肝脏或肝外组织（如胰腺、胆管、脾、肾、淋巴结、骨髓等）。病毒包膜与肝细胞膜融合，导致病毒侵入。HBV在肝细胞内的复制过程非常特殊，其中包括一个逆转录步骤，同时细胞核内有稳定的cDNA作为HBV持续存在的来源。

乙型肝炎慢性化的发生机制亦是研究关注的热点和难点。HBeAg是一种可溶性抗原，其大量产生可能导致免疫耐受。非特异性免疫应答方面的功能障碍亦可能与慢性化有明显关系。慢性化还可能与遗传因素有关。在围生期和婴幼儿时期感染HBV者，分别有90%和25%~30%发展成慢性感染；在青少年和成人期感染HBV者，仅5%~10%发展成慢性。慢性HBV感染的自然病程一般可分为4个时期：

第一时期为免疫耐受期，其特点是HBV复制活跃，血清HBsAg和HBeAg阳性，HBV-DNA滴度较高，但血清丙氨酸氨基转移酶（ALT）水平正常或轻度升高，肝组织学亦无明显异常，患者无临床症状。与围生期感染HBV者多有较长的免疫耐受期，此期可持续存在数十年。

第二时期为免疫清除期，随年龄增长及免疫系统功能成熟，免疫耐受被打破而进入免疫清除期，表现为HBV-DNA滴度有所下降，但ALT升高和肝组织学有明显坏死炎症表现，本期可以持续数月到数年。成年期感染HBV者可直接进入本期。

第三时期为非活动或低（非）复制期，这一阶段表现为HBeAg阴性，抗-HBe阳性，HBV-DNA检测不到（PCR法）或低于检测下限，ALT/AST水平正常，肝细胞坏死炎症缓解，此期也称非活动性HBsAg携带状态。进入此期的感染者有少数可以自发清除HBsAg，一般认为每年有1%左右的HBsAg可以自发转阴。

第四时期为再活动期，非活动性抗原携带状态可以持续终身，但也有部分患者可能随后出现自发的或免疫抑制等导致HBV-DNA再活动，出现HBV-DNA滴度升高（血清HBeAg可逆转为阳性或仍保持阴性）和ALT升高，肝脏病变再次活动。HBV发生前C区和C区变异者，可以通过阻止和下调HBeAg表达而引起HBeAg阴性慢性乙型肝炎。在6岁以前感染的人群，最终约25%在成年时发展成肝硬化和HCC，但有少部分患者可以不经过肝硬化阶段而直接发生HCC。慢性乙型肝炎患者中，肝硬化失代偿的年发生率约3%，5年累计发生率约16%。

（二）病理学

慢性乙型肝炎的肝组织病理学特点是：汇管区炎症，浸润的炎症细胞主要为淋巴细胞，少数为浆细胞和巨噬细胞；炎症细胞聚集常引起汇管区扩大，并可破坏界板引起界面肝炎（interface hepatitis）。小叶内可见肝细胞变性、坏死，包括融合性坏死和桥形坏死等，随病变加重而日趋显著。肝细胞炎症坏死、汇管区及界面肝炎可导致肝内胶原过度沉积，肝纤维化及纤维间隔形成。如病变进一步加重，可引起肝小叶结构紊乱、假小叶形成最终进展为肝硬化。目前国内外均主张将慢性肝炎进行肝组织炎症坏死分级（G）及纤维化程度分期（S）。目前国际上常用Knodell HAI评分系统，亦可采用Ishak、Scheuer和Chevallier等评分系统或半定量计分方案，了解肝脏炎症坏死和纤维化程度，以及评价药物疗效。

四、临床表现

乙型肝炎潜伏期 1～6 个月，平均 3 个月。临床上，乙型肝炎可表现为急性肝炎、慢性肝炎及重型肝炎（肝衰竭）。

（一）急性肝炎

急性肝炎包括急性黄疸型肝炎和急性无黄疸型肝炎。具体表现可参见"戊型肝炎"部分。5 岁以上儿童、少年及成人期感染 HBV 导致急性乙型肝炎者，90%～95% 可自发性清除 HBsAg 而临床痊愈；仅少数患者可转为慢性。

（二）慢性肝炎

成年急性乙型肝炎有 5%～10% 转慢性。急性乙肝病程超过半年，或原有 HBsAg 携带史而再次出现肝炎症状、体征及肝功能异常者；发病日期不明确或虽无肝炎病史，但根据肝组织病理学或症状、体征、化验及 B 超检查综合分析符合慢性肝炎表现者。慢性乙型肝炎依据 HBeAg 阳性与否可分为 HBeAg 阳性或阴性慢性乙型肝炎。

（三）淤胆型肝炎

淤胆型肝炎（cholestatic viral hepatitis），是一种特定类型的病毒性肝炎，可参见"戊型肝炎"部分。

（四）重型肝炎

又称肝衰竭（liver failure），是指由于大范围的肝细胞坏死，导致严重的肝功能破坏所致的临床症候群；可由多种病因引起、诱因复杂，是一切肝脏疾病重症化的共同表现。在我国，由病毒性肝炎及其发展的慢性肝病所引起的肝衰竭亦称"重型肝炎"。临床表现为从肝病开始的多脏器损害症候群：极度乏力，严重腹胀、食欲低下等消化道症状；神经、精神症状（嗜睡、性格改变、烦躁不安、昏迷等）；有明显出血倾向，凝血酶原时间显著延长及凝血酶原活动度（PTA）<40%；黄疸进行性加深，胆红素每天上升 ≥17.1μmol/L 或大于正常值 10 倍；可出现中毒性巨结肠、肝肾综合征等。

根据病理组织学特征和病情发展速度，可将肝衰竭分为四类：

1. 急性肝衰竭（acute liver failure，ALF）

又称暴发型肝炎（fulminant hepatitis），特点是起病急骤，常在发病 2 周内出现 II 度以上肝性脑病的肝衰竭症候群。发病多有诱因。本型病死率高，病程不超过 3 周；但肝脏病变可逆，一旦好转常可完全恢复。

2. 亚急性肝衰竭（subacute liver failure，SALF）

又称亚急性肝坏死。起病较急，发病 15d～26 周出现肝衰竭症候群。晚期可有难治性并发症，如脑水肿、消化道大出血、严重感染、电解质紊乱及酸碱平衡失调。白细胞升高、血红蛋白下降、低血糖、低胆固醇、低胆碱酯酶。一旦出现肝肾综合征，预后极差。本型病程较长，常超过 3 周至数月。容易转化为慢性肝炎或肝硬化。

3. 慢加急性（亚急性）肝衰竭（acute-on-chronic liver failure，ACLF）

是在慢性肝病基础上出现的急性肝功能失代偿。

4. 慢性肝衰竭（chronic liver failure，CLF）

是在肝硬化基础上，肝功能进行性减退导致的以腹腔积液或门脉高压、凝血功能障碍和肝性脑病等为主要表现的慢性肝功能失代偿。

（五）肝炎肝硬化

由于病毒持续复制、肝炎反复活动而发展为肝硬化，其主要表现为肝细胞功能障碍和门脉高压症。

五、实验室检查

（一）血常规

急性肝炎初期白细胞总数正常或略高，黄疸期白细胞总数正常或稍低，淋巴细胞相对增多，偶可见异型淋巴细胞。重型肝炎时白细胞可升高，红细胞及血红蛋白可下降。

（二）尿常规

尿胆红素和尿胆原的检测有助于黄疸的鉴别诊断。肝细胞性黄疸时两者均阳性，溶血性黄疸以尿胆原为主，梗阻性黄疸以尿胆红素为主。深度黄疸或发热患者，尿中除胆红素阳性外，还可出现少量蛋白质、红、白细胞或管型。

（三）病原学检查

1. 乙肝抗原抗体系统的检测意义

（1）HBsAg 与抗 HBs：成人感染 HBV 后最早 1~2 周，最迟 11~12 周血中首先出现 HBsAg。急性自限性 HBV 感染时血中 HBsAg 大多持续 1~6 周，最长可达 20 周。无症状携带者和慢性患者 HBsAg 可持续存在多年，甚至终身。抗 HBs 是一种保护性抗体，在急性感染后期，HBsAg 转阴后一段时间开始出现，在 6~12 个月逐步上升至高峰，可持续多年。抗 HBs 阳性表示对 HBV 有免疫力，见于乙型肝炎恢复期、既往感染及乙肝疫苗接种后。

（2）HBeAg 与抗 HBe：急性 HBV 感染时 HBeAg 的出现时间略晚于 HBsAg，在病变极期后消失，如果 HBeAg 持续存在预示转向慢性。HBeAg 消失而抗 HBe 产生称为血清转换（HBeAg seroconversion）。一般来说，抗 HBe 阳转阴后，病毒复制多处于静止状态，传染性降低；但在部分患者由于 HBV 前 -C 区及 BCP 区发生了突变，仍有病毒复制和肝炎活动，称为 HBeAg 阴性慢性肝炎。HBcAg 与抗 HBc 血液中 HBcAg 主要存在于 Dane 颗粒的核心，故一般不用于临床常规检测。抗 HBc - IgM 是 HBV 感染后较早出现的抗体，绝大多数出现在发病第一周，多数在 6 个月内消失，抗 HBc - IgM 阳性提示急性期或慢性肝炎急性活动。抗 HBc - IgG 出现较迟，但可保持多年甚至终身。

2. HBV - DNA 测定

HBV - DNA 是病毒复制和传染性的直接标志。目前常用聚合酶链反应（PCR）的实时荧光定量技术测定 HBV，对于判断病毒复制水平、抗病毒药物疗效等有重要意义。

3. HBV - DNA 基因耐药变异位点检测

对核苷类似物抗病毒治疗有重要指导意义。

（四）甲胎蛋白（AFP）

AFP 含量的检测是筛选和早期诊断 HCC 的常规方法。但在肝炎活动和肝细胞修复时 AFP 有不同程度的升高，应动态观察。急性重型肝炎 AFP 升高时，提示有肝细胞再生，对判断预后有帮助。

（五）肝纤维化指标

透明质酸（HA）、Ⅲ型前胶原肽（PⅢP）、Ⅳ型胶原（C-Ⅳ）、层连蛋白（LN）、脯氨酰羟化酶等，对肝纤维化的诊断有一定参考价值。

（六）影像学检查

B 型超声有助于鉴别阻塞性黄疸、脂肪肝及肝内占位性病变。对肝硬化有较高的诊断价值，能反映肝脏表面变化，门静脉、脾静脉直径，脾脏大小，胆囊异常变化，腹腔积液等。在重型肝炎中可动态观察肝脏大小变化等。彩色超声尚可观察到血流变化。CT、MRI 的临床意义基本同 B 超，但更准确。

（七）肝组织病理检查

对明确诊断、衡量炎症活动度、纤维化程度及评估疗效具有重要价值。还可在肝组织中原位检测病毒抗原或核酸，有助于确定诊断。

六、并发症

慢性肝炎时可出现多个器官损害。肝内并发症主要有肝硬化，肝细胞癌，脂肪肝。肝外并发症包括胆管炎症、胰腺炎、糖尿病、甲状腺功能亢进、再生障碍性贫血、溶血性贫血、心肌炎、肾小球肾炎、肾小管性酸中毒等。

各型病毒型肝炎所致肝衰竭时可发生严重并发症，主要有：

（一）肝性脑病

肝功能不全所引起的神经精神症候群，可发生于重型肝炎和肝硬化。常见诱因有上消化道出血、高蛋白饮食、感染、大量排钾利尿、大量放腹腔积液、使用镇静剂等，其发生可能是多因素综合作用的结果。

（二）上消化道出血

病因主要有：①凝血因子、血小板减少；②胃黏膜广泛糜烂和溃疡；③门脉高压。上消化道出血可诱发肝性脑病、腹腔积液、感染、肝肾综合征等。

（三）腹腔积液、自发性腹膜炎及肝肾综合征

腹腔积液往往是严重肝病的表现，而自发性细菌性腹膜炎是严重肝病时最常见的临床感染类型之一。发生肝肾综合征者约半数病例有出血、放腹腔积液、大量利尿、严重感染等诱因，其主要表现为少尿或无尿、氮质血症、电解质平衡失调。

（四）感染

肝衰竭时易发生难于控制的感染，以胆道、腹膜、肺多见，革兰阴性杆菌感染为主，细菌主要来源于肠道，且肠道中微生态失衡与内源性感染的出现密切相关，应用广谱抗生素后，也可出现真菌感染。

七、诊　断

病毒性肝炎的诊断主要依靠临床表现和实验室检查，流行病学资料具有参考意义。

（一）流行病学资料

不安全的输血或血制品、不洁注射史等医疗操作，与 HBV 感染者体液、血液及无防护的性接触史，婴儿母亲是 HBsAg 阳性等有助于乙型肝炎的诊断。

（二）临床诊断

1. 急性肝炎

起病较急，常有畏寒、发热、乏力、纳差、恶心、呕吐等急性感染症状。肝大、质偏软，ALT 显著升高，既往无肝炎病史或病毒携带史。黄疸型肝炎血清胆红素 >17.1μmol/L，尿胆红素阳性。

2. 慢性肝炎

病程超过半年或发病日期不明确而有慢性肝炎症状、体征、实验室检查改变者。常有乏力、厌油、肝区不适等症状，可有肝病面容、肝掌、蜘蛛痣、胸前毛细血管扩张、肝大质偏硬、脾大等体征。根据病情轻重，实验室指标改变等综合评定轻、中、重三度。

3. 肝衰竭

急性黄疸型肝炎病情迅速恶化，2 周内出现 Ⅱ 度以上肝性脑病或其他重型肝炎表现者，为急性肝衰竭；15d 至 26 周出现上述表现者为亚急性肝衰竭；在慢性肝病基础上出现的急性肝功能失代偿为慢加急性（亚急性）肝衰竭。在慢性肝炎或肝硬化基础上出现的渐进性肝功能衰竭为慢性肝衰竭。

4. 淤胆型肝炎

起病类似急性黄疸型肝炎，黄疸持续时间长，症状轻，有肝内胆汁淤积的临床和生化表现。

5. 肝炎肝硬化

多有慢性肝炎病史。可有乏力、腹胀、肝掌、蜘蛛痣、脾大、白蛋白下降、PTA 降低、血小板和白细胞减少、食管胃底静脉曲张等肝功能受损和门脉高压表现。一旦出现腹腔积液、肝性脑病或食管胃底静脉曲张破裂出血则可诊断为失代偿期肝硬化。

（三）病原学诊断

1. 慢性乙型肝炎

（1）HBeAg 阳性慢性乙型肝炎：血清 HBsAg、HBV-DNA 和 HBeAg 阳性，抗 HBe 阴性，血清 ALT 持续或反复升高，或肝组织学检查有肝炎病变。

（2）HBeAg 阴性慢性乙型肝炎：血清 HBsAg 和 HBV-DNA 阳性，HBeAg 持续阴性，抗 HBe 阳性或阴性，血清 ALT 持续或反复异常，或肝组织学检查有肝炎病变。

2. 病原携带者

（1）慢性 HBV 携带（免疫耐受状态）：血清 HBsAg 和 HBV-DNA 阳性，HBeAg 阳性，但 1 年内连续随访 3 次以上，血清 ALT 和 AST 均在正常范围，肝组织学检查一般无明显异常。

（2）非活动性 HBsAg 携带者：血清 HBsAg 阳性、HBeAg 阴性、抗 HBe 阳性或阴性，HBV-DNA 检测不到（PCR 法）或低于最低检测限，1 年内连续随访 3 次以上，ALT 均在正常范围。肝组织学检查显示：Knodell 肝炎活动指数（HAI）<4 或其他的半定量计分系统病变轻微。

八、鉴别诊断

（一）其他原因引起的黄疸

1. 溶血性黄疸

常有药物或感染等诱因，表现为贫血、腰痛、发热、血红蛋白尿、网织红细胞升高，黄疸大多较轻，主要为间接胆红素升高。治疗后（如应用肾上腺皮质激素）黄疸消退快。

2. 肝外梗阻性黄疸

常见病因有胆囊炎、胆石症、胰头癌、壶腹周围癌、肝癌、胆管癌、阿米巴脓肿等。有原发病症状、体征，肝功能损害轻，以直接胆红素为主。肝内外胆管扩张。

（二）其他原因引起的肝炎

1. 其他病毒所致的肝炎

巨细胞病毒感染、EB 病毒等均可引起肝脏炎症损害。可根据原发病的临床特点和病原学、血清学检查结果进行鉴别。

2. 感染中毒性肝炎

如流行性出血热、恙虫病、伤寒、钩端螺旋体病、阿米巴肝病、急性血吸虫病、华支睾吸虫病等。主要根据原发病的临床特点和实验室检查加以鉴别。

3. 药物性肝损害

有使用肝损害药物的病史，停药后肝功能可逐渐恢复。如为中毒性药物，肝损害与药物剂量或使用时间有关；如为变态反应性药物，可伴有发热、皮疹、关节疼痛等表现。

4. 酒精性肝病

有长期大量饮酒的病史，可根据个人史和血清学检查综合判断。

5. 自身免疫性肝病

主要有原发性胆汁性肝硬化（PBC）和自身免疫性肝炎（AIH）。鉴别诊断主要依靠自身抗体的检测和病理组织检查。

6. 肝豆状核变性（Wilson 病）

先天性铜代谢障碍性疾病。血清铜及铜蓝蛋白降低，眼角膜边沿可发现凯-弗环（Kayser-Fleischeringg）。

九、预 后

（一）急性肝炎

多数患者在 3 个月内临床康复。成人急性乙型肝炎 60%~90% 可完全康复，10%~40% 转为慢性或病毒携带。

（二）慢性肝炎

慢性肝炎患者一般预后良好，小部分慢性肝炎发展成肝硬化和 HCC。

（三）肝衰竭

预后不良，病死率 50%~70%。年龄较小、治疗及时、无并发症者病死率较低。急性重型肝炎（肝衰竭）存活者，远期预后较好，多不发展为慢性肝炎和肝硬化；亚急性重型肝炎（肝衰竭）存活者多数转为慢性肝炎或肝炎后肝硬化；慢性重型肝炎（肝衰竭）病死率最高，可达 80% 以上，存活者病情可多次反复。

（四）淤胆型肝炎

急性者预后较好，一般都能康复。慢性者预后较差，容易发展成胆汁性肝硬化。

（五）肝炎肝硬化

静止性肝硬化可较长时间维持生命。乙型肝炎活动性肝硬化者一旦发生肝功能失代偿，5年生存率低于20%。

十、治 疗

（一）急性肝炎

急性乙型肝炎一般为自限性，多可完全康复。以一般对症支持治疗为主，急性期症状明显及有黄疸者应卧床休息，恢复期可逐渐增加活动量，但要避免过劳。饮食宜清淡易消化，适当补充维生素，热量不足者应静脉补充葡萄糖。避免饮酒和应用损害肝脏药物，辅以药物对症及恢复肝功能，药物不宜太多，以免加重肝脏负担。急性乙型肝炎一般不采用抗病毒治疗，但症状重或病程迁延者可考虑给予核苷（酸）类抗病毒治疗。

（二）慢性乙型肝炎

根据患者具体情况采用综合性治疗方案，包括合理的休息和营养，心理疏导，改善和恢复肝功能，系统有效的抗病毒治疗是慢性乙型肝炎的重要治疗手段。

1. 一般治疗

包括适当休息（活动量已不感疲劳为度）、合理饮食（适当的高蛋白、高热量、高维生素）及心理疏导（耐心、信心、切勿乱投医）。

2. 常规护肝药物治疗

（1）抗炎保肝治疗只是综合治疗的一部分，并不能取代抗病毒治疗：对于ALT明显升高者或肝组织学有明显炎症坏死者，在抗病毒治疗的基础上可适当选用抗炎保肝药物。但不宜同时应用多种抗炎保肝药物，以免加重肝脏负担及因药物间相互作用而引起不良反应。

（2）甘草酸制剂、水飞蓟宾制剂、多不饱和卵磷脂制剂及还原型谷胱甘肽：他们有不同程度的抗炎、抗氧化、保护肝细胞膜及细胞器等作用，临床应用这些制剂可改善肝脏生化学指标。联苯双酯和双环醇等也可降低血清氨基转移酶的水平。

（3）腺苷蛋氨酸注射液、茵栀黄口服液：有一定的利胆退黄作用，对于胆红素明显升高者可酌情应用。对于肝内胆汁淤积明显者亦可口服熊去氧胆酸制剂。

3. 抗病毒治疗

对于慢性乙型肝炎，抗病毒治疗是目前最重要的治疗手段。目的是抑制病毒复制改善肝功能；减轻肝组织病变；提高生活质量；减少或延缓肝硬化、肝衰竭和HCC的发生，延长存活时间。符合适应证者应尽可能积极进行抗病毒治疗。抗病毒治疗的一般适应证包括：HBV-DNA水平：HBeAg阳性患者，HBV-DNA ≥ 20 000IU/ml（相当于10^5拷贝/ml）；HBeAg阴性患者，HBV-DNA ≥ 2 000IU/ml（相当于10^4拷贝/ml）。ALT水平：一般要求ALT持续升高 ≥ 2倍正常值上限（ULN×ULN）；如用干扰素治疗，一般情况下ALT应 ≤ 10×ULN，血清总胆红素应 <2×ULN；对持续HBV-DNA阳性、达不到上述治疗标准、但有以下情形之一者，疾病进展风险较大，可考虑给予抗病毒治疗：①存在明显的肝脏炎症（2级以上）或纤维化，特别是肝纤维化2级以上（A1）。② ALT持续处于1×ULN ~ 2×ULN，特别是年龄大于30岁者，建议行肝组织活检或无创性检查明确肝脏纤维化情况后给予抗病毒治疗（B2）。③ ALT持续正常（每3个月检查1次），年龄 >30岁，伴有肝硬化或HCC家族史，建议行肝组织活检或无创性检查，明确肝脏纤维化情况后给予抗病毒治疗（B_2）。④存在肝硬化的客观依据时，无论ALT和HBeAg情况，均建议积极抗病毒治疗（A_1）。特别需要提醒的是，在开始治疗前应排除合并其他病原体感染或药物、酒精和免疫等其他因素所致的ALT暂时性正常。

（1）普通α-干扰素（IFN-α）和聚乙二醇化干扰素（PegIFN-α）：它通过诱导宿主产生细胞因子，在多个环节抑制病毒复制。以下预测其疗效较好的因素：ALT升高、病程短、女性、HBV-DNA滴度较低、肝组织活动性炎症等。有下列情况者不宜用IFNα：①血清胆红素 >正常值上限2倍；②失代偿性肝硬化；③有自身免疫性疾病；④有重要器官病变（严重心、肾疾患、糖尿病、甲状腺功能亢进或低下以及神经精神异常等）。IFNα治疗慢性乙型肝炎：普通干扰素α推荐剂量为每次5MU，每周3次，皮下或肌内注射，对于HBeAg阳性者疗程6个月至1年，对于HBeAg阴性慢性乙肝疗程至少1年。PegIFN-α每周1次，HBeAg阳性者疗程1年，对于HBeAg阴性慢性乙肝疗程至少1年；多数认为其抗病毒效果优于普通干扰素。

干扰素者治疗过程中应监测：①使用开始治疗后的第1个月，应每1～2周检查1次血常规，以后每月检查1次，直至治疗结束；②生化学指标，包括ALT、AST等，治疗开始后每月检测1次，连续3次，以后随病情改善可每3个月1次；③病毒学标志，治疗开始后每3个月检测1次HBsAg、HBeAg、抗-HBe和HBV-DNA；④其他，如3个月检测1次甲状腺功能、血糖和尿常规等指标，如治疗前就已存在甲状腺功能异常，则应每月检查甲状腺功能；⑤定期评估精神状态，尤其是对有明显抑郁症和有自杀倾向的患者，应立即停药并密切监护。

IFN-α的不良反应与处理：①流感样综合征：通常在注射后2～4h发生，可给予解热镇痛剂等对症处理，不必停药；②骨髓抑制：表现为粒细胞及血小板计数减少，一般停药后可自行恢复。当白细胞计数$<3.0×10^9/L$或中性粒细胞$<1.5×10^9/L$，或血小板$<40×10^9/L$时，应停药。血常规恢复后可重新恢复治疗，但须密切观察；③神经精神症状：如焦虑、抑郁、兴奋、易怒、精神病。出现抑郁及精神症状应停药；④失眠、轻度皮疹、脱发，视情况可不停药；出现少见的不良反应如癫痫、肾病综合征、间质性肺炎和心律失常等时，应停药观察；⑤诱发自身免疫性疾病：如甲状腺炎、血小板减少性紫癜、溶血性贫血、风湿性关节炎、1型糖尿病等，亦应停药。

（2）核苷（酸）类似物：核苷（酸）类似物作用于HBV的聚合酶区，抑制病毒复制。本类药物口服方便、抗病毒活性较强、直接不良反应很少，但是疗程长、治疗过程可产生耐药及停药后复发。

①拉米夫定（lamivudine）：剂量为每日100mg，顿服。其抗病毒作用较强，耐受性良好。随着其广泛使用，近年来耐药现象逐渐增多。

②阿德福韦酯（adefovir dipivoxil）：剂量为每日10mg，顿服。在较大剂量时有一定肾毒性，应定期监测血清肌酐和血磷。

③替比夫定（telbivudine）：为600mg，每天1次口服。抗病毒活性较强，耐药性较低。

④恩替卡韦（entecavir）：初治患者每日口服0.5mg能迅速降低患者HBV病毒载量。其耐药发生率很低。本药服用前后2小时内避免进食。如耐药改用替诺福韦。

⑤特诺福韦（tenofovir）对上述4种药物耐药的HBV均有效。300mg，每天1次口服。抗病毒活性很强，安全性好，孕妇可用，耐药性最低。如耐药改用恩替卡韦。应用核苷（酸）类似物治疗初治慢性乙型肝炎患者，无论肝病严重度，长期应用一种高耐药屏障的强力NA为治疗选择。首选方案为恩替卡韦、替诺福韦单药治疗，不推荐拉米夫定、阿德福韦和替比夫定。

核苷（酸）类似物的疗程：HBeAg阳性慢性肝炎的总疗程建议至少4年，在达到HBV-DNA低于检测下限、ALT复常、HBeAg血清学转换后，再巩固治疗至少3年（每隔6个月复查一次）仍保持不变者，可考虑停药，但延长疗程可减少复发；对于HBeAg阴性慢性肝炎患者治疗建议达到HBsAg消失且HBV-DNA低于检测下限，再巩固治疗1年半（经过至少3次复查，每次间隔6个月）仍保持不变时，可考虑停药。

核苷（酸）类似物治疗过程中的监测：一般每3个月测定一次HBV-DNA、肝功能（如用阿德福韦酯还应测定肾功能），根据具体情况每3～6个月测定一次乙肝HBsAg、HBeAg/抗HBe。治疗结束后的监测：不论有无应答，停药后6个月内每2个月检测1次，以后每3～6个月检测1次ALT、AST、HBV血清标志和HBV-DNA。如随访中有病情变化，应缩短检测间隔。

（3）抗肝纤维化：有研究表明，经IFNα或核苷（酸）类似物抗病毒治疗后，肝组织病理学可见纤维化甚至肝硬化有所减轻，因此，抗病毒治疗是抗纤维化治疗的基础。根据中医学理论和临床经验，肝纤维化和肝硬化属正虚血瘀证范畴，因此，对慢性乙型肝炎肝纤维化及早期肝硬化的治疗，多以益气养阴、活血化瘀为主，兼以养血柔肝或滋补肝肾。据报道，国内多家单位所拟定的多个抗肝纤维化中药方剂均有一定疗效。今后应根据循证医学原理，按照新药临床研究管理规范（GCP）进行大样本、随机、双盲临床

十一、预 防

(一)对患者和携带者的管理

对于慢性乙肝患者、慢性 HBV 携带者及 HBsAg 携带者,应注意避免其血液、月经、精液及皮肤黏膜伤口污染别人及其他物品。这些人除不能献血及从事有可能发生血液暴露的特殊职业外,在身体条件允许的情况下,可照常工作和学习,但要加强随访。

(二)注射乙型肝炎疫苗

接种乙型肝炎疫苗是预防 HBV 感染的最有效方法。乙型肝炎疫苗的接种对象主要是新生儿,其次为婴幼儿和高危人群。乙型肝炎疫苗全程接种共 3 针,按照 0、1、6 个月程序,即接种第 1 针疫苗后,间隔 1 及 6 个月注射第 2 及第 3 针疫苗。新生儿接种乙型肝炎疫苗越早越好,要求在出生后 24h 内接种。接种部位新生儿为大腿前部外侧肌肉内,儿童和成人为上臂三角肌中部肌内注射。对 HBsAg 阳性母亲的新生儿,应在出生后 24h 内尽早注射乙型肝炎免疫球蛋白(HBIG),最好在出生后 12h 内,剂量应 ≥ 100IU,同时在不同部位接种 10μg 重组酵母乙型肝炎疫苗,可显著提高阻断母婴传播的效果。新生儿在出生 12h 内注射 HBIG 和乙型肝炎疫苗后,可接受 HBsAg 阳性母亲的哺乳。

(三)切断传播途径

大力推广安全注射(包括针刺的针具),对牙科器械、内镜等医疗器具应严格消毒。医务人员应按照医院感染管理中标准预防的原则,在接触人的血液、体液、分泌物、排泄物时,均应戴手套,严格防止医源性传播。服务行业中的理发、刮脸、修脚、穿刺和文身等用具也应严格消毒。注意个人卫生,不共用剃须刀和牙具等用品。

第二节 疟 疾

疟疾(malaria)是疟原虫感染所致的地方性传染病,以出现周期性的畏寒、寒战、高热、出汗、退热发作为临床特征。由于多次反复发作,红细胞被大批破坏,逐渐出现贫血和脾大。有 5 种疟原虫可感染人类,包括既往的 4 种:间日疟原虫(plasmodium vivax, P. vivax)、恶性疟原虫(plasmodium falciparum, P. falciparum)、三日疟原虫(plasmodium malariae, P. malariae)、及卵形疟原虫(plasmodium ovale, P. ovale),以及近年报道娄勒疟原虫(plasmodium knowlesi, P. knowlesi),既往引起灵长类动物(长尾猿猴,Macaca fascicularis)疟疾,现在感染人引起发病;主要发生在南亚地区,成为世界的第五种人类疟疾的病原体。这种病原体引起的疟疾从 1965 年有报道,从 2004 年起来自于东南亚地区国家(马来西亚、新加坡、泰国、菲律宾、越南等)报道人感染 P. knowlesi 的数量增加。在 Sarawak 的某些地区 70% 的疟疾病例由 P. knowlesi 疟原虫引起。不同疟原虫感染后的临床表现存在一定的差别。由一种以上的疟原虫引起的混合感染为 5% ~ 7%。大多数疟疾感染引起的死亡与恶性疟疾有关,且 90% 的疟疾死亡发生在亚撒哈拉非洲。过去几年,疟疾感染发生率在增加,其因素如下:疟原虫对化疗药的耐药性增加;蚊虫对杀虫剂的耐药性增加;生态环境及气候的改变;到疟疾流行区旅游的人员增加。1949 年,估计全国每年发病 3 000 万人以上,经大力防治,发病率显著下降。1963 年全国仅报告疟疾患者 18 例。1964 年停止了杀虫剂的滞留喷洒后,1968—1970 年日疟暴发流行,3 年内报告疟疾病例 150 万。近年来不仅仍呈上升趋势,而且,我国一些地区发现抗氯喹恶性疟虫株,增加了防治的难度。

一、病原学

(一)分类及特征

引起疟疾的病因为疟原虫,属于真球虫目(Eu - coccidiida)、疟原虫科(Plasmodidae)、疟原虫属(Plasmodium),引起人类疾病的疟原虫有 5 种,即间日疟原虫(Plasmodium vivax)、恶性疟原虫(Plasmodium falciparum)、三日疟原虫(Plasmodium malariae)、卵形疟原虫(Plasmodium ovale)和娄勒疟原虫

（Plasmodium knowlesi）分别引起间日疟、恶性疟、三日疟、卵形疟和人及猴疟疾。在我国主要有间日疟原虫和恶性疟原虫，三日疟原虫少见，卵形疟原虫罕见。形态疟原虫的基本结构包括核、胞质和胞膜，环状体以后各期尚有消化分解血红蛋白后的最终产物——疟色素。血片经姬氏或瑞氏染液染色后，核呈紫红色，胞质为天蓝至深蓝色，疟色素呈棕黄色、棕褐色或黑褐色。经典的四种人体疟原虫的基本结构相同，但发育各期的形态又各有不同，可资鉴别。除了疟原虫本身的形态特征不同之外，被寄生的红细胞在形态上也可发生变化。被寄生红细胞的形态有无变化以及变化的特点，对鉴别疟原虫种类很有帮助。

（二）疟原虫的生活史

寄生于人体的4种经典疟原虫生活史基本相同，需要人和按蚊二个宿主。在人体内先后寄生于肝细胞和红细胞内，进行裂体增殖（schizogony）。在红细胞内，除进行裂体增殖外，部分裂殖子形成配子体，开始有性生殖的初期发育。在蚊体内，完成配子生殖（gametogony），继而进行孢子增殖（sporogony）。

1. 在人体内的发育为无性繁殖期（asexual multiplication stage）

分肝细胞内的发育和红细胞内的发育二个阶段。

（1）红细胞外期（exo - erythrocytic cycle，简称红外期）：当涎腺中带有成熟子孢子（sporozoite）的雌性按蚊刺吸入血时，子孢子随唾液进入人体，约经30min后随血流侵入肝细胞，摄取肝细胞内营养进行发育并裂体增殖，形成红细胞外期裂殖体。成熟的红细胞外期裂殖体内含数以万计的裂殖子。裂殖子胀破肝细胞后释出，一部分裂殖子被巨噬细胞吞噬，其余部分侵入红细胞，开始红细胞内期的发育。间日疟原虫完成红细胞外期的时间约8d，恶性疟原虫约6d，三日疟原虫为11～12d，卵形疟原虫为9d。目前一般认为间日疟原虫和卵形疟原虫的子孢子具有遗传学上不同的两种类型，即速发型子孢子（tachy sporozoites，TS）和迟发型子孢子（brady sporozoites，BS）。当子孢子进入肝细胞后，速发型子孢子继续发育完成红细胞外期的裂体增殖，而迟发型子孢子视虫株的不同，需经过一段或长或短（数月至年余）的休眠期后，才完成红细胞外期的裂体增殖。经休眠期的子孢子被称之为休眠子（hypnozoite）。恶性疟原虫和三日疟原虫无休眠子。子孢子：子孢子形状细长，长约11μm，直径为1.0μm，常弯曲呈C形或S形，前端稍细，顶端较平，后端钝圆，体表光滑。子孢子内的细胞器基本上与裂殖子相似。表膜由一外膜、双层内膜和一层表膜下微管组成。膜下微管自极环向后延伸至核或稍越过核而终止。虫体的微弱运动可能是膜下微管的伸缩引起的。子孢子的前端顶部有一向内凹入的顶杯（anterior cup）即顶突，在顶突的周围有3～4个极环。细胞核一个，长形。有一对电子致密的棒状体，可能开口于顶环。在核的前方或后方，有数量很多的微线体，呈圆形、卵圆形或长形。娄勒疟原虫（P. knowlesi）在红细胞外期经历与其他疟原虫相同的发育过程包括：子孢子－裂殖体－裂殖子。

（2）红细胞内期（erythrocytic cycle，简称红内期）：红细胞外期的裂殖子从肝细胞释放出来，进入血流后很快侵入红细胞。疟原虫在红细胞内发育各期的形态，疟原虫在红细胞内生长、发育、繁殖，形态变化很大。

①三个主要发育期：a. 滋养体（trophozoite）：为疟原虫在红细胞内摄食和生长、发育的阶段。按发育先后，滋养体有早、晚期之分。早期滋养体胞核小，胞质少，中间有空泡，虫体多呈环状，故又称之为环状体（ring form）。以后虫体长大，胞核亦增大，胞质增多，有时伸出伪足，胞质中开始出现疟色素（malarial pigment）。间日疟原虫和卵形疟原虫寄生的红细胞可以变大、变形，颜色变浅，常有明显的红色薛氏点（Schuffner's dots）；被恶性疟原虫寄生的红细胞有粗大的紫褐色茂氏点（Maurer's dots）；被三日疟原虫寄生的红细胞可有齐氏点（Ziemann's dots）。此时称为晚期滋养体，亦称大滋养体。b. 裂殖体（schizont）：晚期滋养体发育成熟，核开始分裂后即称为裂殖体。核经反复分裂，最后胞质随之分裂，每一个核都被部分胞质包裹，成为裂殖子（merozoite），早期的裂殖体称为未成熟裂殖体，晚期含有一定数量的裂殖子且疟色素已经集中成团的裂殖体称为成熟裂殖体。c. 配子体（gametocyte）：疟原虫经过数次裂体增殖后，部分裂殖子侵入红细胞中发育长大，核增大而不再分裂，胞质增多而无伪足，最后发育成为圆形、卵圆形或新月形的个体，称为配子体；配子体有雌、雄（或大小）之分：雌（大）配子体虫体较大，胞质致密，疟色素多而粗大，核致密而偏于虫体一侧或居中；雄（小）配子体虫体较小，胞质稀薄，疟色素少而细小，核质疏松、较大、位于虫体中央。

②裂殖子侵入红细胞的过程包括以下步骤：a. 裂殖子（merozoite）通过特异部位识别和附着于红细胞膜表面受体；b. 红细胞广泛性变形，红细胞膜在环绕裂殖子处凹入形成纳虫空泡；c. 裂殖子入侵完成后纳虫空泡密封。在入侵过程中裂殖子的细胞表被（surface coat）脱落于红细胞中。侵入的裂殖子先形成环状体，摄取营养，生长发育，经大滋养体、未成熟裂殖体，最后形成含有一定数量裂殖子的成熟裂殖体。红细胞破裂后，裂殖子释出，其中一部分被巨噬细胞吞噬，其余再侵入其他正常红细胞，重复其红细胞内期的裂体增殖过程。完成一代红细胞内期裂体增殖，间日疟原虫约需48h，恶性疟原虫需36~48h，三日疟原虫约需在72h，卵形疟原虫约需48h。娄勒疟原虫（P. knowlesi）完成一代红细胞内繁殖仅需要24h，因此在短时间内产生大量的原虫数量，如果不及时治疗将引起严重的疾病过程。恶性疟原虫的早期滋养体在外周血液中经十几小时的发育后，逐渐隐匿于微血管、血窦或其他血流缓慢处，继续发育成晚期滋养体及裂殖体，这2个时期在外周血液中一般不易见到。疟原虫经几代红细胞内期裂体增殖后，部分裂殖子侵入红细胞后不再进行裂体增殖而是发育成雌、雄配子体。恶性疟原虫的配子体主要在肝、脾、骨髓等器官的血窦或微血管里发育，成熟后始出现于外周血液中，在无性体出现后7~10d才见于外周血液中。配子体的进一步发育需在蚊胃中进行，否则在人体内经30~60d即衰老变性而被清除。娄勒疟原虫（P. knowlesi）在红细胞内期的发育过程为：裂殖子（Merozoite）→滋养体（trophozoite）→裂殖体（schizont）→裂殖子（merozoites）。4种经典疟原虫寄生于红细胞的不同发育期，间日疟原虫和卵形疟原虫主要寄生于网织红细胞，三日疟原虫多寄生于较衰老的红细胞，而恶性疟原虫可寄生于各发育期的红细胞。红细胞内疟原虫所需的脂类可由摄入的葡萄糖代谢的产物组成，其中主要为磷脂，磷脂增多与疟原虫膜的合成有关。致病疟原虫的主要致病阶段是红细胞内期的裂体增殖期。致病力强弱与侵入的虫种、数量和人体免疫状态有关。

2. 疟原虫在按蚊体内的发育

当雌性按蚊刺吸疟疾患者或带虫者血液时，在红细胞内发育的各期原虫随血液入蚊胃，仅雌、雄配子体能在蚊胃内继续发育，其余各期原虫均被消化。在蚊胃内，雄配子体核分裂成4~8块，胞质也向外伸出4~8条细丝；不久，每一小块胞核进入一条细丝中，细丝脱离母体，在蚊胃中形成雄配子（male gamete, microgamete）。雄配子体在蚊胃中游动，此后，钻进雌配子（female gamete, macrogamete）体内，受精形成合子（zygote）。合子变长，能动，成为动合子（ookinete）。动合子穿过胃壁上皮细胞或其间隙，在蚊胃基底膜下形成圆球形的卵囊（oocyst）。卵囊长大，囊内的核和胞质反复分裂进行孢子增殖，从成孢子细胞（sporoblast）表面芽生子孢子，形成数以万计的子孢子（sporozoite）。子孢子随卵囊破裂释出或由囊壁钻出，经血淋巴集中于按蚊的涎腺，发育为成熟子孢子。当受染蚊再吸血时，子孢子即可随唾液进入人体，又开始在人体内的发育。在最适条件下，疟原虫在按蚊体内发育成熟所需时间：间日疟原虫为9~10d，恶性疟原虫为10~12d，三日疟原虫为25~28d，卵形疟原虫为16d。

娄勒疟原虫（P. knowlesi）在蚊虫体内的发育与其他疟原虫相同，经历的发育过程为：配子体（gametocyte）→小配子和大配子（microgamete or macrogamete）→合子（zygote）→动合子（ookinete）→囊合子（oocyst）→子孢子（sporozoites）。疟原虫在蚊体内发育受多种因素影响，诸如配子体的感染性（成熟程度）与活性、密度及雌雄配子体的数量比例，蚊体内生化条件与蚊体对入侵疟原虫的免疫反应性，以及外界温度、湿度变化对疟原虫蚊期发育的影响。营养代谢疟原虫可通过表膜的渗透或经胞口以吞饮方式摄取营养。在肝细胞内寄生的红细胞外期疟原虫，以肝细胞的胞质为营养。

二、流行病学

（一）流行状况

2010年统计每年全球有3亿~5亿人发病，70万~270万人死亡，特别是热带发展中国家的儿童。恶性疟疾主要流行于热带非洲、南亚、太平洋（oceania）、海地、南美的亚马逊基部（Amazon basin）、以及多明修士共和国（Dominican Republic）；间日疟主要流行于中美洲国家、中东和印度。流行国家在农村其疟疾传播的危险在增加，且许多地区随着季节的不同传播也存在差异，传播率最高为雨季的末期，海拔2 000m以下传播率下降，人是重要的疟原虫宿主，有三种生活状态的原虫。在全球范围内，疟疾传播率最高的地区是太平洋及撒哈拉以下的非洲，例如在肯尼亚的雨季，某些地区的人每月可能受到 50～100 个感染蚊子的叮咬。印度亚大陆（Indian subcontinent），具有第三高的传播率；其次是南亚、南美、中美洲国家。旅游者感染疟原虫的危险与在流行区居住的时间有关，有研究显示，在高流行区居住 1 个月以上且未进行化学预防者感染率高。每年大约有 3 万旅游者接触疟疾，不同地区危险性也有差异。如太平洋地区感染率为 1：30 或更高，亚撒哈拉非洲地区为 1：50，印度亚大陆地区为 1：250，南亚为 1：1 000；南美为 1：2 500，中美洲为 1：100 000。在 2005 年期间，美国 CDC 接到 1 528 例疟疾病例报告，死亡 7 例，对于 775 例患者按照 CDC 推荐的预防方案进行了处理。娄勒疟疾（knowles-imalaria）主要流行于东南亚，不流行于非洲，可能与非洲无长尾猴存在有关，且许多西非人缺乏 Duffy 抗原。

我国云南对边境 26 个县进行调查结果，当地居民感染率 1.83%，内地到边境人员发热血检原虫阳性率 14.75%，pf 占 31.75%，入境外国人和出境回归带虫率为 10.09% 和 6.04%，森林新垦区 API 高达 249.28%。恶性疟原虫对氯喹抗生率 >95.7%，ID50>122nmol/L，对咯萘啶、青蒿琥酯敏感性下降。

（二）流行病学的三个环节

1. 传染源

疟疾患者及带疟原虫者。在高发病地区几乎每人均受到过感染，带疟原虫者未进行治疗，作为传染源的威胁更大。近年发现的第 5 种娄勒疟原虫（Plasmodium knoWlesi）感染可来自于灵长类动物猕猴（macaques），包括长尾猕猴合猪尾猕猴。同时感染了 P. knowlesi 的人也可通过蚊虫叮咬传播给他人。

2. 传播途径

主要是经过蚊虫叮咬传播，能引起传播的媒介是雌性按蚊。其次是输血传播或母婴传播。我国重要的传播媒介为中华按蚊，是平原地区间日疟的主要传播媒介。已经明确白踝按蚊（A. nopheles leucosphyrus）可使娄勒疟原虫（P. knowlesi）从猴传播给人类，这些蚊子典型的存在于东南亚的森林中，随着森林的消失转变为农田，人对这些媒介的暴露增加，进而易引起感染。

3. 易感人群

人群普遍易感，感染后获得一定的免疫力，但免疫力不持久，且各型疟疾之间无交叉免疫。一个人可以多次反复感染同一型疟原虫，也可以感染一种以上的疟原虫，尤其是非流行区的外来人员更容易感染，症状常常较重。

三、致病机制和病理

（一）疟疾周期性发生的机制

疟原虫在红内期生长和繁殖过程中一般无症状，只有当裂殖子经过环状体（ring form）、滋养体（trophozoite）阶段，在红细胞内发育为成熟的裂殖体，到一定数量（数个或数十个）时，红细胞破裂，释放出裂殖子及其代谢产物，引起临床上典型的疟疾发作。释放出的裂殖子再侵犯未被感染的红细胞，重新开始新一轮的繁殖并重新引起细胞破裂及临床症状发作。间日疟及卵形疟于红细胞内的发育周期约为 48h，三日疟约为 72h，恶性疟的发育周期为 36～48h，且先后发育不一。因此，间日疟、卵形疟及三日疟发作具有周期性，而恶性疟发作周期不明显，所有疟原虫均消化红细胞的蛋白质及血红蛋白，疟原虫通过葡萄糖的无氧酵解获得能量并产生乳酸，因此导致低血糖和乳酸中毒。同时疟原虫也改变红细胞膜，使它可变形性减小，引起红细胞溶解，且增加脾脏清除，最终引起贫血。

（二）发热及肝脾大的机制

由红细胞溶解刺激引起前炎症因子释放，包括肿瘤坏死因子（TNF）-α，TNF-α 抑制红细胞溶解，也与贫血有关。整个时期中肝脾大，后期可以变得过度长大。由脾阻隔增加引起血细胞减少，且减少了血小板的存活时间（也称为脾功能亢进）。

（三）脏器损害发生的机制

微血管病和堵塞 – 恶性疟原虫有独特的特征，有助于解释它严重的与致死疾病的独特原因。因为恶性疟原虫在红细胞内成熟，可引起红细胞体积增大，胞膜出现微孔，并产生一种黏附蛋白附着在红细胞表面，使红细胞形成黏性小团块。这些小团块结合到毛细血管及小血管的受体，引起这些小血管中血流受阻，使相应部位的组织细胞发生缺血性缺氧进而引起细胞变性、坏死的病理改变。发生于脑、肺、肾、心脏等重要器官，则引起相应病症及严重临床表现，如脑型疟疾及肾功能不全等。同时也使得疟原虫通过一般循环及脾发生障碍，这种黏附是引起疟疾出血并发症的主要因素。感染了疟原虫的细胞又与未感染的红细胞黏附，形成玫瑰花结（rosettes）阻塞微循环。玫瑰花结是通过恶性疟原虫红细胞膜蛋白1的一种相互作用所介导，这种蛋白被暴露到感染红细胞表面的小团块外面，例如补体受体1（comlement receptor -1, CR1），最后宿主发生继发性器官功能不全及严重并发症。已有报道红细胞CR1启动子多态性导致CR1缺陷且减少了红细胞的玫瑰花结形成，且它明显地与恶性疟疾的保护相关。

（四）黑尿热的发生机制

大量被疟原虫寄生的红细胞在血管内裂解，引起高血红蛋白血症，出现腰痛、酱油色小便，严重者可出现中度以上的贫血、黄疸，甚至发生急性肾衰竭，这种现象称为溶血尿毒综合征（hemolytic uremic syndrome），亦称为黑尿热（black water fever）。这种现象可发生于伯氨喹治疗过程中，尤其是G-6-PD缺乏的个体。

（五）遗传因素在疟疾发病中的作用

1. 原虫的遗传差异性（genetic diversity of the parasite）

在对不同地理区域恶性疟原虫基因监测发现了明显的遗传差异性，这些差异性明显地影响了致病性、治疗和预防的差异。例如在毒力方面，TNF-α基因的多态性在恶性疟原虫感染的严重性中起重要作用。在对于Cambian儿童研究中证实了TNF-α的潜在重要性。在TNF-α基因（TNF2等位基因）启动子具有多态性的那些恶性疟疾在严重神经系统后遗症及死亡方面增加了7倍危险性。此外，严重贫血也与不同的等位基因有关，表明不同的遗传因素会影响对这两种疾病表现的敏感性。明确的遗传图谱可能又使鉴别基因介导的药物耐药性和潜在的疫苗靶位成为可能。

2. 宿主的遗传性（host genetics）

正常的血红素基因可介导红细胞受体的蛋白质合成，产生的蛋白质同疟原虫表面的蛋白质结合，两者相互作用，容易引起疟原虫侵入红细胞内。与血红蛋白与红细胞抗原相关的几种遗传特征增加了患者处理疟疾感染的能力。一个典型的例子是Duffy血液组群因子，它是间日疟原虫侵入所必需的一种红细胞抗原。在对来自于西非及亚撒哈拉非洲的大量人群研究发现，红细胞表面Duffy抗原的缺乏保护间日疟疾。然而，在巴西及肯尼亚中Duffy抗原阴性的人群研究发现，间日疟原虫正在逐步改变侵入Duffy抗原阴性的红细胞的途径。血红蛋白病可保护患者免受严重疟疾。有明确的证据表明，镰刀状细胞遗传改变的发生对于致死性恶性疟疾产生了部分保护作用。观察到的数据表明，5岁以下患HbAS的儿童比患HbAA的儿童发生恶性疟疾的危险度明显下降，血中的疟原虫密度低，住院率低。然而，在疟疾流行区镰刀状血红蛋白对疟疾的保护作用可能增加，而流行区外的保护程度较小。

α-地中海贫血可以间接保护恶性疟原虫感染，而增加了对非致死性间日疟虫的敏感性，特别是儿童。此外，地中海贫血性红细胞可以一直对恶性疟原虫的侵入敏感，但伴有明显的疟原虫繁殖的减少。

β-地中海贫血者红内期疟原虫繁殖减少，可能由于不同程度的血红蛋白F持续存在，由于疟疾血红蛋白酶对血红蛋白的消化相对抵抗有关，南亚卵形细胞病中卵形细胞对疟疾感染的抵抗力可能与减少侵入、红内期生长不良或减少感染红细胞的细胞间黏附有关。丙酮酸激酶缺陷显示对人红细胞内恶性疟原虫的感染及复制有保护作用，表明丙酮酸激酶等位基因的突变可能对流行区疟疾赋予保护作用。

四、免疫性

（一）人体对疟疾原虫的免疫性

随着疟疾感染后会产生免疫反应，生活在流行区的人对重复感染后的疾病产生部分免疫性，这些人被归类为"半免疫（semi-immune）"。然而，这种部分免疫不能预防感染，由于感染蚊虫叮咬他们仍然发生疟原虫血症，但症状的严重性有限。这种部分保护在离开流行区后快速减弱。对疟疾有半免疫性的居民，当生活在本国以外的国家进行学习及工作一段时间后，常常不熟悉他们的免疫力已下降，返家后如果不服用适当的化学预防药仍然有发生疟疾的危险。

1. 疟原虫抗原

疟原虫抗原来源于虫体表面或内部，包括裂殖子形成过程中疟原虫残留的胞质、含色素的膜结合颗粒、死亡或变形的裂殖子、疟原虫空泡内容物及其膜、裂殖子分泌物及疟原虫侵入红细胞时被修饰或脱落的表被物质。种内和种间各期疟原虫可能有共同抗原，而另外一些抗原则具有种、期特异性。这些具有种、期特异性的抗原在产生保护性抗体方面可能有重要作用。来自宿主细胞的抗原不仅包括被疟原虫破坏的肝细胞和红细胞，也包括局部缺血或辅助免疫机制的激活（如补体系统）所破坏的许多其他组织细胞。

2. 体液免疫

体液免疫在疟疾保护性免疫中有十分重要的作用。当原虫血症出现后，血清中 IgG、IgM 和 IgA 的水平明显增高，尤以前两者更甚。但这些 Ig 中具有对疟原虫特异性的抗体只是一小部分。通过单克隆抗体及免疫血清对体外培养的疟原虫生长的抑制以及在机体内作被动转移免疫力的实验，都可以证明体液免疫对疟原虫的重要作用。抗体可通过下列几种方式阻止裂殖子侵入红细胞：补体介导损害裂殖子；空间上干扰对红细胞配体的识别以影响侵入过程；阻止表面蛋白成熟；裂殖体破裂时，通过凝集裂殖子阻止其释放。

3. 细胞介导免疫

疟疾感染过程中，细胞介导免疫具有重要的作用。细胞介导免疫主要包括单核吞噬细胞、T 细胞和自然杀伤细胞，以及由这些细胞分泌的细胞因子，如 IFN-γ、TNF 等。总之，抗疟疾的免疫机制十分复杂，非特异性与特异性免疫互为条件、相互补充，体液与细胞免疫相互调节、相互平衡，疟原虫抗原与宿主的 MHC 之间的相互关系等都可能对机体的免疫过程及其后果产生影响，很多问题还有待深入研究。

4. 带虫免疫及免疫逃避

人类感染疟原虫后产生的免疫力，能抵抗同种疟原虫的再感染，但同时其血液内又有低水平的原虫血症，这种免疫状态称为带虫免疫（premunition）。通过被动输入感染者的血清或已致敏的淋巴细胞给易感宿主，可使之对疟原虫的感染产生抵抗力，这说明机体有特异性抑制疟原虫在红细胞内的发育的免疫效应。宿主虽有产生各种体液免疫和细胞免疫应答的能力，以抑制疟原虫的发育增殖，但疟原虫也有强大的适应能力来对抗宿主的免疫杀伤作用。疟原虫逃避宿主免疫攻击的机制十分复杂，与之有关的主要因素包括下列几个方面。

（1）寄生部位：不论红细胞外期或红细胞内期的疟原虫，主要在宿主细胞内生长发育以逃避宿主的免疫攻击。

（2）抗原变异（antigenic variation）和抗原多态性（polymorphism）：即与前身抗原性稍有改变的变异体。诺氏疟原虫在慢性感染的猴体内每次再燃都有抗原变异。大量证据说明在同一疟原虫虫种内存在着许多抗原性有差异的株。效的免疫反应常受到高度多态性抗原的制约。几种疟原虫蛋白质序列多态性很常见，特别是有广泛重复区的蛋白，例如环子孢子蛋白（CSP），该抗原能下调抗体成熟和高亲和力抗体产生；恶性疟裂殖子表面蛋白-1

（MSP-1）可以诱导 MSP-1 的"阻断抗体"，这种抗体可以阻止任何有抑制能力抗体的连接。

（3）改变宿主的免疫应答性：患急性疟疾时，机体的免疫应答性和淋巴细胞亚群在外周血液、脾和淋巴结中的分布都有明显改变。一般均有 T 细胞的绝对值减少，B 细胞相对值增加，与此同时，表现有免疫抑制、多克隆淋巴细胞活化、细胞毒性淋巴细胞抗体（lymphocytotoxic antibody）及可溶性循环抗原等。

（二）媒介按蚊对疟原虫的免疫

按蚊（anopheles）是疟疾的传播媒介，不但为疟原虫在蚊体内的配子生殖和孢子生殖提供了必要的内环境和相关因子，而且按蚊的免疫系统也对疟原虫的发育和繁殖发挥抑制作用。蚊吸血时，通常有大量的配子体随血餐进入蚊胃，但是蚊胃内的疟原虫受按蚊的免疫攻击，只有 1/20~1/10 的能发育成动合子，当动合子穿过蚊胃上皮细胞后，只有极少数卵囊成熟，孢子生殖产生大量的子孢子释放到蚊血淋巴中，但能在涎液腺内发育成感染性子孢子的也只有很少一部分。由此可见，按蚊的免疫系统能抑制疟原虫的发育。按蚊对疟原虫的杀灭作用主要是通过黑化包被反应进行的，此外，受染按蚊产生的 NO 和抗菌肽也对疟原虫在蚊体内的发育具有一定的抑制作用。黑化包被反应是一种体液性黑化反应（humoral melanization）。与其他昆虫一样，按蚊的黑化反应是由前酚氧化酶级联反应（prophenoloxidase cascade）介导引起的。通过激活前酚氧化酶活化酶，使前酚氧化酶转变成有活性的酚氧化酶（phenoloxidase，PO），然后，PO 羟化单酚氧化酶并氧化双酚氧化酶，产生大量的醌类中间产物聚合形成黑色素。这些黑色素协同具有细胞毒性的醌类中间产物沉积到入侵的病原体周围，起到隔离杀死病原体的作用，即黑化包被反应。

五、临床表现

典型的疟疾表现为急起的畏寒、寒战、高热、大汗、热退，呈周期性发作，体温正常后稍感疲乏，无明显的毒血症状，精神食欲无明显改变。伴有肝脾大，轻度贫血及黄疸。

（一）疟疾发作的分期

临床上分为二期，潜伏期及发作期：

1. 潜伏期

从人体感染疟原虫到发病（口腔温度超过 37.8℃），称潜伏期。潜伏期包括整个红外期和红内期的第一个繁殖周期。一般间日疟、卵形疟 14d，恶性疟 12d，三日疟 30d。感染原虫量、株的不一，人体免疫力的差异，感染方式的不同均可造成不同的潜伏期。温带地区有所谓长潜伏期虫株，可长达 8～14 个月。输血感染潜伏期 7～10d。胎传疟疾，潜伏期就更短。有一定免疫力的人或服过预防药的人，潜伏期可延长。

间日疟（tertian malaria）多急性起病。初次感染者常有前驱症状，如乏力、头痛、四肢酸痛；食欲下降，腹部不适或腹泻；不规则低热。一般持续 2～3d，长者 1 周。随后转为典型发作。

2. 发作期

典型发作分为寒战、高热及大汗 3 期。

（1）畏寒及寒战期：急起畏寒，先为四肢末端发凉，迅觉背部、全身发冷。皮肤起鸡皮疙瘩，口唇，指甲发绀，颜面苍白，全身肌肉关节酸痛。进而全身发抖，牙齿打战，有的人盖几床被子不能阻止其发冷及寒战，持续约 10min，长者可达 1h，寒战自然停止后体温上升。此期患者常有重病感。

（2）发热期：冷感消失以后，面色转红，发绀消失，体温迅速上升，通常发冷越显著，则体温就越高，可达 40℃以上。高热患者痛苦难忍。有的患者出现谵妄，甚至抽搐或意识丧失；有的患者伴剧烈头痛，顽固呕吐、心慌、气促；结膜充血；皮肤灼热而干燥；脉搏增快；尿少呈深黄色。此期持续 2～6h，个别长达 10h 多。有的患者发作数次后唇鼻常见疱疹。

（3）出汗期：高热后期，颜面手心微汗，随后遍及全身，大汗淋漓，衣服湿透，2～3h 体温降到正常，有时呈低体温状态达 35.5℃。患者感觉舒适，但十分困倦，常安然入睡。一觉醒来，精神轻快，食欲恢复，又可照常工作。此刻进入间歇期。发作一段时间后这种规律就变得不典型，可能只有发热，而缺乏寒战。

（二）疟疾的发作的规律及特点

疟疾发作的整个过程为 6～12h，不同类型的疟疾发作特点各异，常见疟疾的特点如下：

1. 间日疟

典型间日疟疾发作表现为隔日发作一次的畏寒、寒战、高热、大汗，热退。间歇 48h 又重复上述过程。一般发作 5～10 次，因体内产生免疫力而自然终止。多数病例早期发热不规律，可能系血内有几批先后发育成熟的疟原虫所致。部分患者在几次发作后，由于某些批疟原虫被自然淘汰而变得同步。数次发作以后患者常有体弱、贫血、肝脾大。发作次数愈多，脾大、贫血愈著。由于免疫力的差异或治疗的不彻底，有的患者可成慢性。

2. 三日疟（quartan malaria）

发作与间日疟相似，但为 3d 发作 1 次，发作多在早晨，持续 4～6h。脾大贫血较轻，但复发率高，且常有蛋白尿，尤其儿童感染，可形成疟疾肾病。三日疟易混合感染，此刻病情重很难自愈。

3. 卵形疟（ovale malaria）

与间日疟相似，我国仅云南及海南有个别报道。

4. 恶性疟（subtertian malaria）

起病缓急不一，临床表现多变，其特点为：①起病后多数仅有冷感而无明显的寒战。②体温高，热型不规则，有的为超高热型，体温超过41℃。初期常呈间歇发热，或不规则，后期持续高热，长达20h，甚至一次刚结束，接着另一次又发作，不能完全退热。③退热出汗不明显或不出汗。④脾大、贫血严重。⑤可致凶险发作。⑥前驱期血中即可检出疟原虫；无复发。

5. 娄勒疟疾（knowlesi malaria）

在人感染时的症状有头痛、发热、寒战及冷汗。来自马来西亚的一个报道总结了94例P. knowlesi疟疾的临床特点，100%的患者具有发热、畏寒及寒战，32%的患者有头痛，18%的患者有咳嗽，16%的患者有呕吐，6%的患者有恶心，4%的患者有腹泻。在人体及猕猴体内的无性增殖均需要24h左右，因此这种疟疾也称为每日发作的疟疾，与间日疟疾和三日疟疾一致。除用PCR法诊断的实验室诊断外，它也存在自身表现如C-反应蛋白增高和血小板减少症。由于缺乏红细胞外期的休眠子，娄勒疟疾没有复发。娄勒疟原虫感染常不严重，只有少数患者会发生威胁生命的并发症导致死亡，最常见的并发症为呼吸窘迫，肝功能异常包括黄疸和肾衰竭，病死率约为2%。

（三）凶险型疟疾

有88.3%～100%的凶险发作由恶性疟疾引起，偶可因间日疟或三日疟发生。主要发生在缺乏免疫力的人群，如在暴发流行时发生在5岁以下的幼儿，外来无免疫力的人群发生率可成20倍的增长；也可发生于当地发病后治疗不及时的人群。临床上可观察患者原虫数量作为监测项目，若厚片每视野达300～500个原虫，就可能发生；如每视野600个以上则极易发生。临床上主要有下列几种类型。

1. 脑型

最常见。

（1）常在寒热发作2～5d后出现，少数突然昏倒起病。

（2）剧烈头痛，恶心呕吐。

（3）意识障碍，开始表现为烦躁不安，进而嗜睡，昏迷。

（4）抽搐，有半数患者可发生，儿童更多见。

（5）治疗不及时，发展成脑水肿，致呼吸、循环或肾衰竭。

（6）查体：①肝脾大，2/3的患者在出现昏迷时肝脾已大；贫血、黄疸、皮肤出血点均可见；②神经系统检查，脑膜刺激征阳性，可出现病理征阳性。

（7）实验室检查：血涂片可查见疟原虫。腰椎穿刺脑脊液压力增高，细胞数常在50个/μm以下，以淋巴细胞为主；生化检查正常。

2. 胃肠型

除发冷发热外，尚有恶心呕吐、腹痛腹泻、泻水样便或血便，可似细菌性痢疾样病变，即出现里急后重感。有的仅有剧烈腹痛，而无腹泻，常被误为急腹症。吐泻重者可发生休克、肾衰竭而死。

3. 过高热型

疟疾发作时，体温迅速上升达42℃或更高。患者气促、谵妄、抽搐乃至昏迷，常于数小时后死亡。

4. 黑尿热

是一种急性血管内溶血，并引起血红蛋白尿及溶血性黄疸，严重者发生急性肾功能不全。其原因可能是自身免疫反应，还可能与G-6-P脱氢酶缺乏有关。临床以骤起的寒战、高热、腰痛、酱油色尿、排尿刺痛感，以及严重贫血、黄疸、蛋白尿、管型尿为特点。本病地理分布与恶性疟疾一致，国内主要发生于西南地区的云南边界如西双版纳、瑞丽等，沿海个别地区（广西）外，其他地区少见国外主要发生于南亚地区如泰国、缅甸等。

六、辅助检查

（一）疟疾的病原学检查

1. 血涂片染色检查疟原虫

应该涂厚、薄血片各一张，厚血片增加检出率，薄血片识别滋养体的形态。人体四种疟原虫只有恶性疟一种在周围血内仅见环状体和配子体，且在发作期检出机会较多，发作间歇期多数原虫进入内脏毛细血管，如当时配子体尚未出现，则血检可能暂呈阴性，因此恶性疟在发作期间查血最为适宜；其余3种疟疾的血检不受时间限制，无论在发作期及间歇期均可见到原虫。临床上酷似疟疾，血检原虫阴性者，应坚持1d查血2次，连续几天细致地按规定检查厚血膜，其功率高于薄血膜很多倍。只要是疟疾，最终定能在周围血中查到疟原虫，从患者耳垂或指尖刺取血液涂片、染色、镜检，迄今仍是最可靠的确诊疟疾方法，如发现红内期疟原虫即可确诊。鉴于镜检法的准确性受到血中原虫密度、制片和染色技术、服药后原虫变形或密度下降以及镜检经验等因素的影响，近年来对传统的血检法有了一些改进。其一为 Becton Dickinson 公司 QBC 法（quanti-tative buffy coat）。用含有抗凝剂和吖啶橙的毛细管取患者 $60\mu l$ 血加一个浮器，离心后，疟原虫浓集在红细胞上层和白细胞下层，由于管中央有浮器存在，把上述两层细胞和疟原虫推向管壁，可以直接在荧光显微镜下检查发荧光的疟原虫。此法有浓缩作用，可提高敏感度，不需要染色，节省了时间。其二是 0.5%～1.0% 皂素溶液代替普通水溶血，然后以吉氏液染色后镜检。优点是以皂素处理过的厚血膜底板清晰，无红细胞残骸和血小板干扰有助于疟原虫检出。患者症状初发时，释放到外周血中的疟原虫数量较少，往往不易查见。故应随病程发展反复多查几次。恶性疟原虫发育迟缓，血中原虫数量少，早期常不易查获；而进入晚期后，大量含原虫的受染红细胞黏附于内脏微血管时，也减少了外周血中的原虫数量，增加了检出的困难。所以，对临床怀疑疟疾的患者，倘若血片检测结果阴性，必要时可采骨髓涂片。但不作为常规检查方法用于诊断疟疾。娄勒疟疾的形态与三日疟相似，因此从形态学上无法区别。

2. 免疫学检测

（1）检测疟原虫抗原：可查出原虫血症，故对临床诊断为现症患者以及从人群中查传染源、考核疗效均可使用。主要方法有琼脂糖扩散试验、对流免疫电泳、酶联免疫吸附试验、直接荧光或酶免疫染色法等。

（2）检测疟原虫抗体：可用于流行病学调查，追溯传染源；借助测定流行区人群抗体水平的高低，来推断疟疾的流行趋势；过筛供血者以预防疟疾输血感染，以及考核抗疟措施的效果等。此外对多次发作又未查明原因者，检测疟疾抗体有助于诊断检测抗体的方法较常用的有间接荧光抗体试验间接血凝试验酶联免疫吸附试验等。

3. 核酸探针检测

目前国内外已有几种不同的核酸探针用于疟原虫的检测。由于其独特的高特异性，敏感性可高于镜检，认为核酸探针技术非常有希望替代常规的显微镜检查，且可在短时间内成批处理大量样本，已被认为可以定量及估算疟原虫血症水平，是疟疾流行病学调查及评价抗疟措施效果很有潜力的诊断工具。目前大量生产核酸探针和大规模现场使用尚存在一些技术问题须解决。

4. PCR 检测

在各种疟疾检测方法中，PCR 方法的敏感性和特异性是最高，为进一步提高 PCR 技术的敏感性和特异性，以及便于在实际工作中推广，又发展了巢式 PCR（nested PCR）、PCR-ELISA 等诊断方法。除能够直接检测抗凝血样中的疟原虫外，PCR 检测滤纸干血滴的疟原虫技术也已成熟从而便于以 PCR 技术监测边远地区的疟疾。由于它对实验技术和条件的要求较高从而限制了其在现场的应用。就目前多数疟疾流行区的条件，现场采血后，尚要回到具有较好条件的实验室做进一步的分析处理。此外，PCR 检查应注意假阳性的问题。

5. Dipstick 方法

目前世界卫生组织推荐应用 Dipstick 方法，其原理是利用恶性疟原虫能够合成、分泌一种稳定的水溶性抗原-富组蛋白Ⅱ（histidine rich protein Ⅱ，HRP Ⅱ），以其制备的单克隆抗体滴于免疫层析条上，经过吸附、洗涤与显色检测血中富组蛋白Ⅱ的存在。据国外比较 Dipstick 及其他几种方法的报道，Dipstick 方法诊断疟疾的敏感性和特异性均高（分别为 84.2%～93.9% 和 81.1%～99.5%），且具有操作简便、快速稳定、易掌握的特点，适用于镜检或实验室技术质量难以保证及待确定疟疾的流行范围、疟疾呈低度传播需避免药物滥用以减少耐药性发展的地区。应该注意的是，应用 Dipstick 方法也有一定的局限性，用此法难以检出尚处于潜伏期或血中仅含有成熟配子体的恶性疟原虫。

（二）其他实验室检查

1. 血常规

患者的外周血白细胞计数及中性粒细胞在急性发作时可增加，发作过后则恢复正常。多次发作后，则白细胞计数减少而单核细胞增多，同时出现红细胞总数减少和血红蛋白量降低等贫血的表现。贫血可刺激造血功能活跃，使网织红细胞数表现增加。由于恶性疟原虫侵犯各期的红细胞，故贫血较严重。而三日疟原虫一般侵犯衰老红细胞，故患者贫血相对较轻。血小板多正常。

2. 尿常规

一般正常，如果为恶性疟疾可引起尿蛋白轻度增高；发生黑尿热时可有尿血红蛋白阳性。尿胆原及尿胆红素增高。

3. 血生化

血胆红素增高，以直接胆红素增高为主，谷丙及谷草转氨酶多正常。恶性疟疾及黑尿热时可发肾功能异常，表现为尿素氮（BUN）、肌酐（Crea）增高。

七、诊断及鉴别诊断

（一）诊断疟疾的依据

1. 临床特点

典型疟疾表现为特征性的周期性冷热发作。凡患者出现周期性发冷、发热、出汗，而在间歇期间无明显症状，伴有进行性贫血及脾大者，均应想到疟疾的可能性。然后结合流行病学资料，以病原学诊断结果作为确诊的根据。

2. 流行病学史

曾在有蚊季节去过疫区，近期有疟疾病史或输血史，发生原因未明的发热，或伴有进行性贫血及脾大，对于提示疟疾的可能性非常重要。若临床表现有典型发作过程，则可做出初步的拟诊。

3. 病原学诊断

（1）查疟原虫：检获疟原虫是确诊疟疾的依据，但掌握采集标本的正确方法对提高检出率非常重要。采集时间虽然可以随时进行，但最好安排在发热期或退热后数小时内，尤其是疑为患恶性疟者。采血涂片厚薄片各一，染色后在镜下仔细检查。厚片可使受检量增大10倍，提高了发现疟原虫的机会，但较难识别疟原虫的形态；经溶血处理后观察，则无法确定红细胞与疟原虫的定位关系。薄片所含有的疟原虫数量少，但较易观察分辨其形态和定位；所以，常在一张玻片上做厚薄涂片各一块，先在厚片中查找有无疟原虫，然后将薄片移动到镜头下进行分类学鉴定。对于血涂片阴性者，可进行骨髓涂片检查以增加检查阳性率。在进行疟原虫某检测时需要注意的是，某些疟原虫携带者，可因有免疫力而无症状。故血中检出疟原虫时，并不一定意味着此次就诊疾病的临床表现系源自疟疾，必须进一步全面检查，以便做出正确诊断。

（2）免疫血清学检测

①检测疟原虫抗原：通过采用多种免疫学技术，例如酶联免疫技术（ELISA）、免疫荧光技术等，检测疟原虫的特异性抗原。缺点是无法确定疟原虫的形态；而且，难以检出尚处于潜伏期或血中仅含成熟配子体的恶性疟原虫。

②检测疟原虫抗体：通过采用 ELISA 技术，检测患者对疟原虫产生的抗体。由于 IgG 型抗体产生较晚，对发作期患者的临床诊断帮助不大。主要用作血清流行病学的回顾性检查。

（3）基因诊断：利用 PCR 技术及 DNA 探针技术已用于疟疾的诊断，直接检测血标本中的疟原虫 DNA，方法简单快捷，灵敏度很高，但应警惕假阳性的问题。用核酸探针检测恶性疟原虫的敏感性可达感染红细胞内 0.000 1% 的原虫密度。国内学者用套式 PCR 技术扩增间日疟原虫 SSU rRNA 基因 120bp 片段，检测血标本的灵敏度可达 0.1 原虫 /μl。现有的 PCR 法和分子特征是检查和诊断娄勒疟原虫感染最可靠的方法。但它不是快速方法且不能用作常规鉴定，多用于特别诊断使用。

（4）治疗性诊断：对于反复进行血涂片检查阴性，但临床表现酷似疟疾，并能排除其他疾病者，可考虑采用红细胞内期疟原虫杀灭药进行抗疟治疗（例如氯喹 3d 疗法）。在服药 24～48h 未再发作的患者，视为抗疟治疗有效，可拟诊为疟疾。但在已发现耐氯喹虫株的地区，对于使用氯喹进行抗疟治疗试验无效者，尚不能轻言排除疟疾的诊断。

4. 疟疾的再燃与复发

（1）再燃（recrudescence）：疟疾多次发作后，宿主免疫力逐渐将原虫大部清除，发作自行停止。此后，转入隐匿期的残存原虫可能通过抗原变异，绕过宿主的免疫防御机制，重新大量繁殖，然后导致症状的再度发作，称为再燃。大约在半年内，这些疟原虫被宿主免疫机制完全清除，多数患者最终获得痊愈，病程很少超过1年。再燃的现象易见于恶性疟，常出现于初发后8周内，一般不超过4次。此外，未经彻底治疗的间日疟、三日疟或卵形疟亦可再燃。

（2）复发（relapse）：另一方面，初发患者经治愈或自然痊愈后一段时间，血中再度出现疟原虫，并且发作症状，则称为复发，多见于间日疟和卵形疟。复发系因迟发型子孢子经休眠后发育为裂殖子而造成。这种发育滞后的迟发型子孢子仅见于间日疟或卵形疟原虫。临床上所见到的其他类型疟疾病例的症状再现，实质上往往属于"再燃"而已，并非真正意义上的"复发"。间日疟的复发多数出现在1年内，一般不超过2年。经多次复发后，随着宿主免疫力的不断增强，复发的发作间隔期逐渐延长，最终将疟原虫完全清除而痊愈。

（3）"复发"或"再燃"的判断："复发"抑或是"再燃"究竟如何判断，临床上有时会有困难。一般而言，三日疟和恶性疟无迟发型子孢子，故此类患者的发作症状即使再度出现，实际上均属于再燃。而间日疟和卵形疟患者发作再现的性质，则可借助距离上次病情中止的时间长短进行研判；若再度发作系出现于上次病情"痊愈"后的8周内，应判断为再燃，若超过8周，则可视为复发。进行这种分析的意义主要是回顾性的。若某个经过治疗的疟疾病例的确发生了再燃，则反映其前期的治疗未能彻底，需要对其治疗方案进行总结，以便完善。然而，倘若无法排除患者存在再感染的可能性，则上述的分析和判断难以进行。不过，从临床处理的角度而言，无论是"复发""再燃"，抑或是"再感染"，在处理原则上并无根本的区别。

（二）疟疾的鉴别诊断

疟疾发作的特点之一是发冷发热，临床上可能与其他热证相混淆。尤其非典型疟疾病例的临床表现错综复杂，必须与下述疾病鉴别：

1. 败血症

发冷、不规则发热、出汗、白细胞计数与中性粒细胞计数增高等表现，均可见于不典型疟疾及败血症患者。但败血症可能出现皮疹、原发灶及引流淋巴结肿痛，外周血白细胞及中性粒细胞常明显增多，血培养有致病菌生长；而疟疾患者的白细胞计数与中性粒细胞计数虽然可在发作时增高，但发作过后则恢复正常；多次发作后，则白细胞计数减少而单核细胞增多，并且明显贫血。

2. 阿米巴肝脓肿

阿米巴肝脓肿病程长，可有慢性腹泻、解大量果酱色大便史，常呈弛张热及盗汗，肝脾大，氯喹治疗亦有一定疗效，有时可能误诊为疟疾。但肝脓肿患者肝肿痛较明显，X线检查常见有膈肌上升，肝区超声探查可发现液平段，白细胞计数与中性粒细胞计数增高的现象持续存在，诊断性肝穿刺可获巧克力脓液。

3. 急性血吸虫病

本病可有弛张热、盗汗、肝脾大等类似疟疾的表现；但根据其1个月内有血吸虫疫水接触史、腹痛腹泻较明显、荨麻疹、血常规白细胞与嗜酸粒细胞计数增多等情况，鉴别不难。大便查到血吸虫卵、血清学检查血吸虫病抗体阳性可明确诊断。

4. 钩端螺旋体病

发病季节以秋节为主，钩体病患者常有具有疫水接触史，经常是打谷子后发病，患者表现颜面和球结膜明显充血，腹股沟淋巴结显著肿大，腓肠肌显著压痛，白细胞及中性粒细胞计数增高，青霉素治疗有效等特点。患者早期采血检测 IgM 抗体；或利用 PCR 技术检测血、尿标本中的钩端螺旋体 DNA；晚期时做凝溶试验，均有助于诊断钩体病。

5. 伤寒及其他沙门菌感染

此类疾病有时可能与疟疾混淆。因其流行季节多在夏秋，某些患者起病较急，表现为弛张热且肝脾轻度肿大。不过，伤寒等沙门菌感染患者发热无周期性，并可见玫瑰疹、相对缓脉、重听、腹胀及便秘等，中枢神经系统中毒症状较显著，贫血不明显。不能查出疟原虫；而血培养和骨髓培养分离到伤寒杆菌，血清肥达反应阳性。

6. 丝虫病

在丝虫病流行区，疟疾有时须与急性丝虫热相鉴别。丝虫病患者血片中可查到微丝蚴，白细胞与嗜酸粒细胞计数明显增多等，反复发作的丝虫患者常有象皮肿样皮肤改变，以下肢为多见。均有助于两者的鉴别；但对某些患者尚不排除须两病并存的可能性。

7. 黑热病

寒战、发热、溶血性贫血、脾大是黑热病的常见临床表现。发热为弛张热型，脾常为巨脾，可大到髂窝，常伴有脾功能亢进、血清球蛋白明显增加等表现。该病有严格的地区性，在某些地区流行，国内一般流行于四川的阿坝、陕西的文强、甘肃的文县、新疆的南疆等地。患者若在夏秋季节起病而就诊，有时需要与疟疾鉴别。厚薄血涂片或骨髓穿刺液涂片查见利杜体可确诊黑热病，利杜体常位于骨髓的巨噬细胞内，巨噬细胞胀破后位于胞核周围。

8. 其他疾病

脑型疟疾患者血片暂未能查见疟原虫时，应与乙型脑炎、病毒性脑炎、中毒型菌痢及中暑等疾病鉴别。黑尿热则应与阵发性血红蛋白尿症、蚕豆病（胡豆黄）鉴别。某些霍奇金病、恶性组织细胞病患者以突然发热、肝脾大、贫血而起病，有时也需要与疟疾相鉴别。

（三）疟疾常见的并发症

1. 黑尿热（black water fever）

黑尿热是疟疾患者的严重并发症之一，尤其多见于恶性疟。患者主要为新进入疟区的人员，或重度感染者。黑尿热的实质是急性血管内溶血，引起患者血尿及血红蛋白尿。发病机制尚未完全阐明，但可能与疟原虫感染患者先天缺乏 G-6-PD（即 6-磷酸葡萄糖脱氢酶）或其他红细胞酶有关，并涉及免疫复合物反应。使用奎宁和伯氨喹，甚至某些其他药物（例如退热药）则是其诱因。

黑尿热的临床特点为：起病急骤，有寒战、高热、腰痛、呕吐、腹痛，小便呈暗红色或酱油样黑色，尿中出现白蛋白、管型、上皮细胞、及血红蛋白，尿量骤减，严重者发生肾小管坏死。患者脾显著肿大，并可有溶血性黄疸及肝功能异常。发生黑尿热后，患者感极度虚弱，恢复很慢；而且易复发，导致进行性贫血。倘若多次复发，则可能死于肾衰竭、心力衰竭等。由于含虫红细胞首先溶解，故在黑尿热发作期间不易在血中找到疟原虫。

2. 疟疾肾病

严重的疟疾长期反复发作后，可在并无明显溶血及血红蛋白尿的情况下，出现肾损害。患者可表现为肾病综合征，即水肿、少尿、血压升高，尿中有蛋白质、红细胞及管型。疟疾抗原抗体复合物沉积于肾小球毛细血管基底膜与血管间质，是其发病机制；主要见于三日疟，也见于恶性疟。疟疾肾病重者发生急性肾衰竭，出现进行性少尿和尿闭，需要进行血液透析治疗。抗疟治疗在肾病早期可获明显效果，晚期效果差。

八、疟疾的治疗

包括杀灭疟原虫、控制疟疾凶险发作，对症支持等三个环节。

（一）抗疟治疗的基本原则

"早期、有效、彻底"地杀灭疟原虫是抗疟治疗的原则。抗疟治疗愈早愈好，不仅可缩短病程，更重要的是防止恶性疟转化为凶险型发作。为确保治疗迅速显效，对凶险型发作患者的抗疟治疗必须采用注射途径给药。而且，鉴于疟原虫感染的特点，抗疟用药方案应将红细胞前期和红细胞内期的疟原虫全部杀灭，以务求根治，避免复发或转成慢性。所以，抗疟治疗包括控制发作和抗复发两个方面。抗疟药物目前的种类应属不少，用药方案也颇为复杂多样，有时似有令人难以适从之感。形成这种状况的重要原因是疟原虫的种类和耐药状况在各地可能不同，使治疗效应出现差别。所以，临床上应因地制宜，因人而异，根据疟疾的类型、当地流行株的耐药状况、宿主的免疫状况等综合因素，确定适当的治疗计划。

例如，在已发现耐氯喹虫株的地区，重症及恶性疟患者应尽量避免采用氯喹。对有溶血病史或红细胞缺乏 G-6-PD 的患者，忌用伯氨喹类药物。输血性疟疾无红细胞前期，单独应用氯喹、咯萘啶、奎宁等药物杀灭裂殖体，即可达到治愈的目的，无须再进行抗复发治疗。

（二）控制发作的抗疟治疗

目标是杀灭红细胞内期的疟原虫。可供选用的药物很多，应根据所感染虫株是否耐药而定。

1. 非耐药虫株的治疗

（1）磷酸氯喹（chloroquine phosphate）：每片 0.25g（含氯喹基质 0.15g），口服后 1～2h 达血药浓度高峰，半衰期 5d，通过与虫体 DNA 结合，干扰疟原虫代谢等多种方式杀灭疟原虫。氯喹是经典的抗疟药，对疟原虫有很高的亲合能力，含虫红细胞内的药物浓度为血浆内浓度的 250～500 倍，故抗疟作用强。口服首剂 1g，6～8h 后再服 0.5g，第 2、3d 各服 0.5g。不良反应少，偶有恶心、呕吐、头痛、烦躁、视力障碍、皮疹等，停药后可消失。但若过量服用，则可能发生房室传导阻滞，导致阿斯综合征。凡是不稀释静脉注射或对儿童进行氯喹肌内注射均十分危险。抢救氯喹严重中毒主要使用大剂量阿托品疗法。也可用酸化尿液的方法促进氯喹排泄。氯喹抗疟控制发作的疗效好、价格低和不良反应小，但被广泛应用后，部分虫株已不同程度地对氯喹耐药。耐氯喹的恶性疟原虫株的不断出现，导致全球疟疾发病率呈回升趋势。抗疟治疗期间应密切观察患者病情。若发现氯喹治疗无效，应及时改用其他有效药物。有条件时，可定期做疟原虫计数进行疗效监测。

（2）伯氨喹（primaquine）：是人工合成的 8-氨基喹啉类衍生物。临床上可用于根治间日疟、三日疟、卵形疟以及娄勒疟疾。剂量为每日 3 片口服（每片 13.2mg，含伯喹基质 7.5mg），连服 8d。恶性疟疾及娄勒疾病可则只服 2～4d。本药应与控制症状的药物同时服用，如加氯喹是最常用的联合。不良反应较大，包括头晕、恶心、呕吐、腹痛等，有先天性 G-6-PD（6-磷酸葡萄糖脱氢酶）缺乏者，服用此药后可发生急性溶血尿毒综合征。

（3）阿莫地喹（氨酚喹，amodiaquine）：作用与氯喹相似，每片 0.25g（含基质 0.2g）。口服首日 3 片，第 2、3d 各服 2 片。氯喹耐药性虫株对氨酚喹有交叉耐药性，应予注意。

（4）哌喹（piperaquine）：作用类似氯喹，半衰期 9d，故有长效作用。哌喹的味道不苦，但口服后吸收较差。哌喹是哌喹的磷酸盐，吸收较快，但味甚苦。哌喹每片含基质 0.3g，哌喹每片 0.2g（基质 0.15g）口服首剂基质 0.6g，8～12h 后 0.3g（恶性疟服 0.6g）。

（5）甲氟喹（mefloquine）：是一种 4-氨基喹啉类长效抗疟药，具杀灭红细胞内期裂殖体作用。其半衰期约 1 个月，故 1 次顿服 6 片（1.5g）即可；但也有应用甲氟喹疗效欠佳的报道，可能是虫株耐药所致。对有凶险发作的患者，第 1d 宜加用奎宁、蒿甲醚或咯萘啶。甲氟喹尚可用于休止期根治，成人用甲氟喹 1.5g，加伯氨喹 45mg（基质）治疗，能肃清所有配子体。

（6）阿奇霉素：是一种大环内酯类抗生素，临床观察到它有抗疟作用，可望成为一种很有前景的疟疾治疗药物。在泰国，青蒿琥酯联合阿奇霉素治疗儿童及孕妇疟疾，已积累了很多成功的案例。

2. 耐药虫株的治疗

在临床实际应用中，发现一些疟原虫株对上述常用药物产生了不同程度耐药。发生耐药性的原虫种类尤以恶性疟原虫为多。耐受的药物主要是氯喹、乙胺嘧啶等。我国云南、海南、广西、安徽等地区的恶性疟原虫株多已对氯喹耐药，使疟疾的临床防治增加了困难。多药抗性（multidrug resistance）恶性疟的出现使当前疟疾防治形势更加严峻。为了以统一的标准测定耐药的程度，科学地调查疟原虫的耐药情况，可采用疟原虫体外培养技术，对耐药情况进行流行病学调查（体外法）。也可采用体内法，即以氯喹 3d 疗法的剂量口服后进行观察，以血中疟原虫检查的客观结果作为主要的判断依据。敏感（S）：血中疟原虫无性体在服药 7d 内消失，28d 内无再燃者。

一度耐药（RⅠ）：血中疟原虫无性体在服药 7d 内消失，但在 28d 内再燃者。

二度耐药（RⅡ）：血中疟原虫无性体在服药后 7d 内显著减少，但不消失，发作在 28d 内再燃者。

三度耐药（RⅢ）：血中疟原虫无性体在服药后不减少者。

在抗疟治疗期间，应密切观察其实际疗效。对常规药物治疗无效的抗性虫株，可及时改用下列方法进行治疗。

（1）奎宁（guinine）：奎宁是有悠久历史的抗疟药，因不良反应多，故已少用，逐步被其他药物所取代；但其抗疟效果好，能杀灭各种疟原虫的红细胞内期无性体。故对于氯喹耐药虫株感染或凶险发作的患者，仍可考虑选用。奎宁口服吸收排泄迅速，抗疟疗程为7d。第1~2d服0.45~0.6g/次，每日3次；第3~7d服0.3~0.6g/次，每日2次。儿童30mg/（kg·d），分3次服。奎宁味甚苦，儿童可采用无味奎宁（euquinine）每片0.1g。奎宁不良反应较多，可发生耳鸣、恶心呕吐、视听减退、精神不振、眩晕、心电图异常等，偶致急性溶血，肌内注射可致无菌脓肿。妊娠末期子宫对奎宁较敏感，故孕妇不宜采用。奎宁治疗恶性疟的初期可引起原虫血症升高，但为一过性；应密切观察，不宜轻易改变治疗措施。

（2）蒿甲醚（artemether）：青蒿素类药物。

早在2000多年前，中医学已对疟疾有系统性的认识。古典医籍对使用青蒿及常山治疟有详细的记载。青蒿素（artemisinin）是一种具有抗疟作用的化合物，由我国药学工作者于1971年从菊科植物黄花蒿（artemisia annua）叶中提取分离到。此后，在青蒿素的基础上，一系列疗效更好的衍生物被研制出来，例如，双氢青蒿素（dihydro-artemisinin）、蒿甲醚（artemether）、蒿乙醚（arteether）和青蒿琥酯（artesunate）等。青蒿素类药物对各种疟疾均有效。能快速杀灭疟原虫早期配子体，并能抑制各期配子体，对未成熟配子体可中断其发育，对恶性疟原虫配子体也有明显抑制作用。对配子体的杀灭有利于控制疟疾流行。青蒿素对配子体的这种抑制作用是其他抗疟药所不具备的。青蒿素类药物目前主要用于耐药性地区及抢救恶性疟凶险发作之用，但近年来已有青蒿素衍生物出现耐药性的报道。

蒿甲醚是我国通过构效关系研制的一种青蒿素衍生物。通过作用于疟原虫滋养体的膜结构，干扰线粒体功能，杀死血中的裂殖体。抗疟作用为青蒿素的10~20倍，可控制各种疟疾的急性发作，尤其是用于耐氯喹脑型恶性疟的抢救；不过根治率较低。此药毒性较小，但仍可有一定的胎毒作用。蒿甲醚针剂为油性注射液，每支80mg，供肌内注射用。成人首剂320mg，第2d和第3d各160mg。复方蒿甲醚片：每片含蒿甲醚0.02g，苯芴醇0.12g。成人首次口服4片，以后第8、24、48小时各服4片，总量16片。儿童剂量按年龄酌减。

（3）苯芴醇（benflumetol）：能杀灭疟原虫红细胞内期无性体，杀虫比较彻底，但对红细胞前期和配子体无效。

（4）咯萘啶（malaridine）：系我国研制的苯并萘啶类药物，是一种高效低毒的红内期裂殖体杀灭药，疗程短，一般为2~3d，治疗后复燃率较低，但对配子体无作用，治疗后配子体出现率高达60%以上。磷酸咯萘啶每片100mg，第1d口服2次，每次200mg；第2、3d每天1次，每次300mg。也可肌内注射或静脉注射。剂量为2~3mg/kg，臀部肌内深部注射；或加入5%葡萄糖溶液中滴注，剂量为3~6mg/kg。

（5）卤泛群（halofantrine）：对恶性疟多重耐药株均有效；对间日疟原虫、三日疟原虫也有效。每次500mg，每6h 1次，共3次，既可口服，也可注射。退热及疟原虫清除时间平均为70h左右。但若服用过量，可出现溶血、肝损害等不良反应。

（6）联合用药：抗疟药的广泛应用加速了恶性疟耐药株的产生。当前，多种药物抗药性的出现使单一疗法对疟疾失去了治疗作用，也使大多数现有的联合化学疗法（例如奎宁与四环素，或奎宁与多西素）的有效性降低，传统抗疟药如氯喹等将逐渐在临床失去应用价值。我国科学家研制的青蒿素及其衍生物属短半衰期的速效、高效抗疟药。与长半衰期的药物比较，青蒿素类药物在延缓抗药性方面具有明显的优势，正被广泛用于一线药物治疗。为保证治疗效果和延缓抗药性的产生与发展，2001年世界卫生组织推荐在耐药性恶性疟原虫流行区不能再使用单方，只能采用以青蒿素类抗疟药物为基础的联合治疗方案。人们至今研究了多种联合用药方案，但尚未找到一种最理想的方案。以下介绍一些试行的联合方案。

①双氢青蒿素+甲氟喹：其原理是采用不同药代动力学特点的药物先后治疗。双氢青蒿素应用于临床治疗包括恶性疟在内的各种类型疟疾，但半衰期短，仅有40~60min，故单独使用复发率较高，单用时疗程须延长至5~7d。甲氟喹作用时间长，可以防止复发和延缓药物耐药性的产生。通常采取先给予双

氢青蒿素 300mg，顿服，迅速清除外周血中的疟原虫，24h 后给予双氢青蒿素 300mg，和甲氟喹 750mg 以根治疟疾。

②双氢青蒿素 + 磷酸萘酚喹（naphthoquine phosphate）：磷酸萘酚喹是我国研制的一种抗疟新药，对各种疟原虫红细胞内期无性体均有较强的杀灭作用，但杀虫速度和控制临床症状较慢。双氢青蒿素应用于临床治疗各种类型疟疾，均显示了良好的疗效，不良反应少，将两药联合使用，可减少剂量，缩短疗程，减轻患者负担，易于被患者接受。以磷酸萘酚喹 400mg（成人量）和双氢青蒿素 160mg 顿服治疗恶性疟原虫取得了很好的效果。

③双氢青蒿素 + 磷酸咯萘啶（pyronaridine）：磷酸咯萘啶治疗后复燃率较低，但对疟原虫配子体无作用；而双氢青蒿素能快速杀灭配子体。两药联合治疗实现了优点的互补，是较为理想的药物组合，可用于治疗各类疟疾，尤其是耐药性恶性疟。

④青蒿琥酯 + 甲氟喹：对多重耐药恶性疟有较强的疗效，其 3d 疗法是泰国近 10 年来治疗疟疾的首选方案；但不良反应较多，且药物费用高，故患者的依从性较差。

⑤青蒿琥酯 + 阿莫地喹：该方案的设计原理也是基于两者药物半衰期的长短互补。青蒿琥酯的药物半衰期短，可以迅速杀灭疟原虫；阿莫地喹的半衰期长，可以较长时间保持高血药浓度状态，从而杀灭残存的疟原虫。在对阿莫地喹药物抗性低的地区，如西方和中非，青蒿琥酯和阿莫地喹联合用药的 3d 疗法可以迅速的清除疟原虫，消除发热症状，目前主要用于治疗儿童疟疾。

⑥蒿甲醚 + 苯芴醇（lumefantrine）：蒿甲醚 + 苯芴醇已按最佳的配比制成复合制剂，称复方蒿甲醚（coanem）。2002 年，世界卫生组织批准为指定采购药物。2006 年，WHO 疟疾治疗指导文件推荐其为首选用药之一。

⑦耐药性逆转治疗：恶性疟抗性虫株耐药的可能机制之一是原虫将氯喹泵出细胞外，降低氯喹对原虫的亲和力，从而逃逸药物的杀虫作用。据研究发现，疟原虫的这种外泵能力可以被某些药物所阻断，从而将其对氯喹的耐药性逆转。这些药物包括赛庚啶、地昔帕明、维拉帕米等多种。在患者感染耐药虫株，又无其他有效抗疟药物可供选用时，选择其一与氯喹合用，可望打破耐氯喹株恶性疟虫株的耐药性。其中，抗 5 – HT 药物赛庚啶的不良反应小，可以考虑试与氯喹联合使用。娄勒疟疾对氯喹及伯氨奎治疗反应良好，因此采用这两种药物治疗有效。

（三）疟疾的抗复发治疗

目标是杀灭肝内红细胞前期的疟原虫，以防止复发。

1. 用于抗复发治疗的药物

常首选伯氨喹（primaquine），能杀灭红细胞前期疟原虫及配子体，故可防止复发及传播。每片 13.2mg（含基质 7.5mg）。若服用伯氨喹过量，或红细胞缺乏 G-6-PD 者，可发生溶血反应。为安全计，对有溶血性贫血过去史或家族史的疟疾患者，不应使用伯氨喹，可改用乙胺嘧啶。

乙胺嘧啶能杀灭成熟的配子体，抑制配子体在蚊体内的发育，阻断疟疾传播。主要用于抗复发治疗、某些有耐药性的恶性疟疾，及健康人预防疟疾。每片 25mg（含基质 6.25mg）。

2. 抗复发治疗的方案

此类方案颇多，可根据具体情况及服药者的依从性等因素选用，例如：

（1）氯喹 + 伯氨喹 8d 疗法：每日伯氨喹 3 片，连服 8d；并且，在首日同时顿服氯喹 4 片。

（2）氯喹 + 伯氨喹 4d 疗法：每日伯氨喹 4 片，连服 4d；并且，在首日同时顿服氯喹 4 片。

（3）乙胺嘧啶 + 伯氨喹 8d 疗法：每日口服伯氨喹 3 片，连服 8d；并且，在第 1、2d，每日服乙胺嘧啶 8 片。

（4）乙胺嘧啶 + 伯氨奎 4d 疗法。每日口服伯氨奎 4 片，连服 4d；并且，在第 1、2d，每日服乙胺嘧啶 8 片。

上述方案中的儿童剂量酌减，1 岁以下婴儿忌用。

（四）疟疾凶险发作的抢救

已发生脑、肺、肝、肾等严重损害，或超高热等严重症状时，应积极抢救。此外，恶性疟疾患者（尤其患者属于新来疫区人员），疟原虫数超过 100×10^9，或受染红细胞达 10% 左右时，均应按疟疾凶险发作的治疗方案进行处理。抢救凶险发作的关键，是使用高效抗疟药，并尽快使药物进入全身发挥抗疟治疗作用。

1. 蒿甲醚注射液

每次肌内注射 160mg，第 1d2 次，以后每天 1 次，疗程 3d。

2. 咯萘啶注射液

3～6mg/kg，加 5% 葡萄糖溶液或生理盐水 250～500ml 静脉滴注；或分 2～3 次肌内注射，疗程 2～3d。

3. 氯喹注射液

静脉滴注 3d，每日剂量各为 1.5、0.5、0.5g，三日总剂量为 2.5g（基质 1.5g）。用前均应稀释为 1mg/ml。儿童应按 2.5mg/kg 计算剂量。

4. 二盐酸奎宁注射液

1.5g/d，静脉滴注 3d，首日剂量要在入院后 12h 内输入。儿童应按 40～50mg/kg 计算。用前须稀释为 1～1.5mg/ml，滴速不宜过快。静脉滴注过程中应注意血压监测和心脏听诊，避免血压骤降、心脏传导阻滞等偶发意外。二盐酸奎宁不宜静脉推注或肌内注射。在昏迷患者清醒后，应尽早改为口服。

（五）对症支持和处理并发症

在抗疟治疗的同时，还应加强发作期的对症处理。发作期间及发热后 24h 内，应卧床休息。发冷期间应注意保暖，而高热时可予物理降温，酌予解热药，多饮水。注意水盐代谢平衡，可适当静脉补液。饮食易于消化并富于营养，以有助于改善患者的贫血状况。在凶险发作中的病理生理环节中，弥散性血管内凝血占有重要的地位，故病程中应经常做血小板计数等有关检查。若发现血小板计数明显下降，红细胞形态异常，或有纤维蛋白降解产物出现时，均应立即开始抗凝治疗或补充凝血因子。6% 低分子右旋糖酐可以改善微循环，降低血液黏度，改善血液流变学指标，疏离凝聚的红细胞和血小板，有助于阻断恶性疟凶险发作的病理生理过程。按每次 10ml/kg 计算剂量，静脉滴注，每日可用 1～2 次。

另一方面，还应重视对患者的护理，尤其是凶险发作患者，更应加强观察，及时处理各种并发症：

1. 高热惊厥

采取物理降温，氯丙嗪、地西泮等肌内注射或静脉滴入。或在抗疟治疗的同时短暂加用地塞米松，可减轻发热反应等中毒症状。

2. 脑水肿

应限制钠盐摄入，采用甘露醇、山梨醇等脱水药，每次 1～2g/kg，20～30min 注完，视病情 4～6h 重复 1 次；也可使用地塞米松。有抽搐时给予抗痉药。呼吸衰竭应给氧，保持呼吸道通畅；必要时加用洛贝林、尼可刹米等呼吸兴奋药。

3. 黑尿热

鉴于奎宁及伯氨喹等抗疟药往往是诱发黑尿热的原因，必须立即禁止对该患者使用此类药物。倘若患者血中仍有疟原虫，则应改用氯喹、哌喹或青蒿素等治疗。同时采取下列措施抗溶血和保护肾：每日用地塞米松或氢化可的松静脉滴入，以控制溶血；并且给予利尿及尿液碱化药，可静脉输注碱性药液或口服，以防止血红蛋白结晶导致肾小管梗阻损伤。已发生肾衰竭者应给肾脏透析。患者应卧床休息至急性症状缓解后 10d，以防止发生心力衰竭。

4. 其他

休克者按感染性休克处理，给予以阿托品类药物为主的治疗，以改善微循环。若出现肺水肿、心力衰竭、肾衰竭等，均应及早采取相应措施。

九、疟疾的预防

在疟区以防蚊灭蚊、服药预防为重点，针对疟疾流行的以下 3 个基本环节，采取综合性的防治措施。

（一）控制传染源

1. 及早发现并根治患者

来自高疟区的人员应进行体检，对查出的带虫者，应及时彻底治疗。对于 1～2 年有疟疾史者，应给予休止期根治疗法，可在上述的抗复发治疗方案中选择一种。

2. 治疗带疟原虫者

可让疟疾暴发区或新感染地区的全体居民（1 岁以下婴儿除外）按上述方案统一服药，其目的是对带虫者可根治，对一般未感染者可达到预防保护。有的地方采用将氯喹、乙胺嘧啶掺入食盐供疫区居民烹调食用的做法，难以控制药物的摄入量，也未能区别药物摄入的对象，不宜提倡。

（二）切断传播途径

以灭蚊防蚊为重点。消灭幼蚊滋生场所，例如，倒除缸罐积水、填平坑凼等；农村稻田可考虑采用间歇灌溉。在有蚊季节应使用蚊帐，户外活动时使用防蚊制剂涂布暴露部位的皮肤。房内喷撒杀蚊剂如 DDT 及其他杀蚊剂（菊酯类）。

（三）保护易感人群

1. 药物预防

新进入高疟区的人群，应及时选择下列药物进行预防。服药时间应自进入流行区前 2 周开始，并持续到离开流行区后 6～8 周。其间至少每 3 个月调换药物 1 次，以防止产生耐药性。

（1）防疟片二号：每片含磺胺多辛 250mg 及乙胺嘧啶 17.5mg。初服每日 2 片，晚间服，连服 2d。以后每 10～15d 服 1 次，每次 2 片。连续服药不宜超过 3 个月。少数人有不良反应发生，包括头晕、食欲下降、恶心呕吐、白细胞减少及药物疹等。肝病、肾病、严重贫血、孕妇、及对磺胺过敏者忌用。

（2）防疟片三号：每片含哌喹 250mg（基质）及磺胺多辛 50mg。每次顿服 4 片，或 4 片分 2d 服，每月使用 1 次，可连续服用 3～4 个月。一般以睡前服为宜。其不良反应为面麻、头晕、思睡、恶心呕吐等，均较轻，持续时间也短。禁忌证同防疟片二号。也可将防疟片三号用于治疗现症患者，成人首次服 4 片，3～12h 再服 2 片。

（3）其他：哌喹或哌喹基质 0.6g，每 20～30d 服 1 次；或乙胺嘧啶 50mg，每 2 周 1 次；或磷酸氯喹基质 0.3g，每 2 周 1 次。

2. 疟疾疫苗

疟疾疫苗的研究在最近的 30 年中取得了明显的成果。已研制出了一系列针对疟原虫生活史各期的候选疫苗。疟疾疫苗可分为子孢子疫苗（抗感染疫苗）、肝期疫苗（抗红细胞外期疫苗）、无性血液期疫苗（抗红细胞内期疫苗和抗裂殖子疫苗）和有性期疫苗（传播阻断疫苗）等。

由于疟原虫抗原虫期多且抗原成分复杂，因此单一抗原成分的疫苗免疫效果较差。多虫期多抗原复合疫苗是目前研究的重点，其中有些已取得令人鼓舞的结果，如利用疟原虫 CS 段重复序列的 B 细胞表位和非重复区的辅助 T 细胞表位组成的多抗原系统（MASP）免疫动物后能产生较高的保护性免疫力，但离实际应用还有一段距离。

十、预　后

疟疾只要诊断和治疗及时，总体预后良好，但治疗过晚、凶险发作型、恶性疟疾及耐药疟疾治疗效果差，病死率高，尤其是脑型疟疾病死率最高。治疗过程中应及时发现黑尿热等并发症并及时正确处理可减少死亡。在流行区，疟疾总的病死率为 10% 左右，严重疟疾病死率超过 20%。预后差的因素有：年龄 <3 岁、有抽搐、视神经盘水肿、缺乏角膜反射、深昏迷、去脑或去皮质状态、器官功能不全的表现、酸中毒、呼吸窘迫、循环衰竭。耐药疟疾及恶性疟疾感染治疗效果差。未治疗的恶性疟疾病死率接近 100%，治疗后的严重疟疾病死率为 10%～40%。

第三节 霍 乱

霍乱（cholera）是由霍乱弧菌所引起的烈性肠道传染病，以剧烈的腹泻和呕吐、脱水、肌肉痉挛、周围循环衰竭为主要临床表现，诊治不及时易致死亡。本病主要经水传播，具有发病急、传播迅速、发病率高、常在数小时内可致人死亡等特点，对人类生命健康形成很大威胁。在我国，霍乱属于甲类传染病。本病广泛流行于亚洲、非洲、拉丁美洲地区，属国际检疫传染病。

一、病原学

（一）分类

霍乱弧菌（Vibrio cholera）为霍乱的病原体，WHO 腹泻控制中心根据弧菌的生化性状，O 抗原的特异性，将霍乱弧菌分成 139 个血清群，其中仅 O1 与 O139 可引起霍乱流行。1.O1 群霍乱弧菌包括古典生物型霍乱弧菌和埃尔托生物型霍乱弧菌。前者是 1883 年第五次霍乱世界大流行期间德国细菌学家郭霍在埃及首先发现的；后者为 1905 从埃及西奈半岛埃尔托检疫站所发现。本群霍乱弧菌是霍乱的主要致病菌。

2. 非 O1 群霍乱弧菌

生化反应与 O1 群霍乱弧菌相似，鞭毛抗原与 O1 群相同，而菌体 O 抗原则不同，不被 O1 群霍乱弧菌多价血清所凝集，又称为不凝集弧菌（non-agglutinating vibrio，NAG vibrio）。

3. 不典型 O1 群霍乱弧菌

本群霍乱弧菌可被多价 O1 群血清所凝集，但本群弧菌在体内外均不产生肠毒素，因此没有致病性，多由自然水源或井水中分离到。

4. O139 群霍乱弧菌

既不同于 O1 群霍乱弧菌，也不同于非 O1 群霍乱弧菌的 137 个血清群，而是一个新的血清群，于 1992 年 12 月 22d 首先在孟加拉分离到，所以又称 Bengal 型。

（二）形态学

O1 群霍乱弧菌是革兰染色阴性，呈弧形或逗点状杆菌，大小约（1.5~2.2）μm×（0.3~0.4）μm，无芽孢、无夹膜，菌体尾端有一鞭毛，运动极为活泼，在暗视野悬滴镜检观察，如同夜空中的流星。患者粪便直接涂片可见弧菌纵列呈"鱼群"样。O139 霍乱弧菌为革兰阴性弧菌，不具备非 O1 群霍乱弧菌 137 个血清型的典型特征，该菌长 2~3μm，宽约 0.5μm，有夹膜，菌体末端有一根鞭毛，呈穿梭样运动。

（三）培养特性

霍乱弧菌在普通培养基中生长良好，属兼性厌氧菌。在碱性环境中生长繁殖快，一般增菌培养常用 pH8.4~8.6 的 1% 碱性蛋白胨水，可以抑制其他细菌生长。O139 霍乱弧菌能在无氯化钠或 30g/L 氯化钠蛋白胨水中生长，而不能在 80g/L 浓度下生长。

（四）生化反应

O1 群霍乱弧菌和非典型 O1 群霍乱弧菌均能发酵蔗糖和甘露糖，不发酵阿拉伯糖。非 O1 群霍乱弧菌对蔗糖和甘露糖发酵情况各不相同。此外埃尔托生物型能分解葡萄糖产生乙酰甲基甲醇（即 VP 试验）。O139 型能发酵葡萄糖、麦芽糖、蔗糖和甘露糖，产酸不产气，不发酵肌醇和阿拉伯糖。

（五）抗原结构

霍乱弧菌有耐热的菌体（O）抗原和不耐热的鞭毛（H）抗原。H 抗原为霍乱弧菌属所共有；O 抗原特异性高，有群特异性和型特异性两种抗原，是霍乱弧菌分群和分型的基础。群的特异性抗原可达 100 余种。O1 群弧菌型的特异性抗原有 A、B、C 三种，其中 A 抗原为 O1 群弧菌所共有，A 抗原与 B 或（和）C 抗原相结合则可分为三型。小川型（异型，Ogawa）含 AB 抗原；稻叶型（原型，Inaba）含 AC 抗原；彦岛型（中间型，Hikojima）含 ABC 三种抗原。霍乱弧菌所含的 BC 抗原，可以因弧菌的变异而互相转化，如小川型和稻叶型之间可以互相转化。O139 霍乱弧菌与 O1 群霍乱弧菌的多价诊断血清不发生交叉凝集，与 O1 群霍乱弧菌特异性的 A、B 及 C 因子单克隆抗体也不发生反应。霍乱弧菌能产生肠毒素、神经氨酸酶、血凝素，菌体裂解后能释放出内毒素等。其中霍乱肠毒素（cholera toxin，CT）在古典型、埃尔托生物型和 O139 型霍乱弧菌均能产生，且互相之间很难区别。霍乱肠毒素是一种不耐热的毒素，56℃分钟即被破坏。在弧菌的生长对数期合成并释放于菌体外。O1 群霍乱弧菌和非 O1 群霍乱弧菌肠毒素的抗原特性大致相同。霍乱肠毒素是由一个 A 和五个 B 两个亚单位以非共价结合构成的活性蛋白。A 亚单位为毒性亚单位，分子量为 27.2kD。A 亚单位由 A_1 和 A2 两条肽链组成，依靠二硫键相结合。A_1 具有酶活性，A_2 与 B 亚单位结合。B 亚单位为结合单位，能识别肠黏膜细胞上的特异性受体，其分子量为 11.6kD，由 103 个氨基酸组成。肠毒素具有免疫原性，经甲醛处理后所获得的无毒性霍乱肠毒素称为类霍乱原（choleragenoid），免疫人体后其所产生的抗体，能对抗霍乱肠毒素的攻击。霍乱弧菌体有菌毛结构，古典型有 A、B、C 三种菌毛，埃尔托生物型仅产生 B 型及 C 型菌毛。A 型菌毛的表达与霍乱肠毒素同时受 TOXR 基因调节，称为毒素协同菌毛（toxin coregulated pilus A，TC-PA）。

（六）抵抗力

霍乱弧菌对干燥、加热和消毒剂均敏感。一般煮沸 1～2min，可杀灭。0.2%～0.5% 的过氧乙酸溶液可立即杀死。正常胃酸中仅能存活 5min。但在自然环境中存活时间较长，如在江、河、井或海水中埃尔托生物型霍乱弧菌能生存 1～3 周，在鱼、虾和介壳类食物中可存活 1～2 周。O139 霍乱弧菌在水中存活时间较 O1 群霍乱弧菌长。

二、流行病学

（一）传染源

患者和带菌者是霍乱的传染源。严重吐泻者可排出大量细菌，极易污染周围环境，是重要的传染源。轻型和隐性感染者由于发病的隐蔽性，在疾病传播上起着更重要作用。

（二）传播途径

霍乱是肠道传染病，患者及带菌者的粪便和排泄物污染水源和食物后可引起传播。其次，日常的生活接触和苍蝇亦起传播作用。近年来发现埃尔托生物型霍乱弧菌和 O139 霍乱弧菌均能通过污染鱼、虾等水产品引起传播。

（三）人群易感性

人群对霍乱弧菌普遍易感，本病隐性感染较多，而有临床症状的显性感染则较少。病后可获一定免疫力。能产生抗菌抗体和抗肠毒素抗体，但亦有再感染的报告。霍乱地方性流行区人群或对 O1 群霍乱弧菌有免疫力者，却不能免受 O139 的感染。

（四）流行特征

1. 地方性与外来性

霍乱主要在东南亚地区经常流行，历次大流行均由以上地区传播。我国发生的霍乱系从国外输入，属外来传染病。流行地区以沿海一带，如广东、广西、浙江、江苏、上海等省市为多。O139 型菌株引起的霍乱无家庭聚集性，发病以成人为主（可达 74%），男病例多于女病例。

2. 传播方式

主要经水和食物传播。一般先发生于沿海港口、江河沿岸及水网地区，再经水陆交通传播。通过航空作远距离传播也是迅速蔓延的重要原因。

3. 季节性

霍乱为热带地区传染病，全年均可发病，但在各流行地区仍有一定的季节性，主要视气温和湿度是否适合于霍乱弧菌生长。在我国霍乱流行季节为夏秋季，以 7～10 月为多。

三、发病机制与病理改变

（一）发病机制

霍乱弧菌经口进入消化道，若胃酸正常且不被稀释，则可杀灭一定数量的霍乱弧菌而不发病。但若胃酸分泌减少或被稀释，或者食入大量霍乱弧菌，弧菌经胃到达小肠，通过鞭毛运动，以及弧菌产生的蛋白酶作用，穿过肠黏膜上的黏液层，在毒素协同菌毛（TCPA）和霍乱弧菌血凝素的作用下，黏附于小肠上段肠黏膜上皮细胞刷状缘上，并不侵入肠黏膜下层。在小肠碱性环境中霍乱弧菌大量繁殖，并产生霍乱肠毒素[即霍乱原（choleragen）]。霍乱肠毒素的作用方式如下：①肠毒素到达黏膜后，B亚单位能识别肠黏膜上皮细胞上的神经节苷脂（ganglioside）受体并与之结合；②肠毒素A亚单位进入肠黏膜细胞内，A1亚单位含有二磷酸腺苷（ADP）-核糖转移酶活性，能从烟酰胺腺嘌呤二核苷酸（NAD）中转移二磷酸腺苷（ADP）-核糖至具有控制腺苷环化酶活性的三磷酸鸟嘌呤核苷调节酶中（GTP酶或称C蛋白）并与之结合，从而使CTP酶活性受抑制，导致腺苷环化酶持续活化；③腺苷环化酶使三磷酸腺苷（ATP）不断转变为环磷酸腺苷（cAMP）。当细胞内cAMP浓度升高时，则刺激肠黏膜隐窝细胞过度分泌水、氯化物及碳酸盐，同时抑制绒毛细胞对钠和氯离子的吸收，使水和NaCl等在肠腔积累，因而引起严重水样腹泻。霍乱肠毒素还能促使肠黏膜杯状细胞分泌黏液增多，使腹泻水样便中含大量黏液。此外腹泻导致的失水，使胆汁分泌减少，且肠液中含有大量水、电解质和黏液，所以吐泻物呈"米泔水"样。除肠毒素外，内毒素及霍乱弧菌产生溶血素、酶类及其他代谢产物，亦有一定的致病作用。

（二）病理生理

霍乱的主要病理生理改变为水和电解质紊乱、代谢性酸中毒、循环衰竭和急性肾衰竭。患者由于剧烈的呕吐与腹泻，体内水和电解质大量丧失，导致脱水和电解质紊乱。在严重脱水患者，由于血容量明显减少，可出现循环衰竭，进一步引起急性肾衰竭；由于腹泻丢失大量碳酸氢根可导致代谢性酸中毒；而循环衰竭，组织缺氧进行无氧代谢，乳酸产生过多，同时伴发急性肾衰竭，不能排泄代谢的酸性物质，均可促使酸中毒进一步加重。

（三）病理解剖

霍乱患者的死亡原因为循环衰竭和尿毒症，其主要病理变化为严重脱水，脏器实质性损害不重。皮肤苍白、干瘪、无弹性，皮下组织和肌肉脱水，心、肝、脾等脏器因脱水而缩小色暗无光泽。肠黏膜轻度发炎、松弛，一般无黏膜上皮脱落，亦无溃疡形成，偶见出血。小肠明显水肿，色苍白暗淡，黏膜面粗糙，活检镜下仅见轻微的非特异性炎症。肾脏无炎性改变，肾小球和肾间质毛细血管可见扩张，肾小管可有混浊变性和坏死。

四、临床表现

三种生物型弧菌所致霍乱的临床表现基本相同，古典生物型和O139型霍乱弧菌引起的疾病，症状较严重，埃尔托生物型霍乱弧菌引起的症状轻者较多，无症状的病原携带者亦较多。本病潜伏期，短者数小时，长者7d，一般为1~3d；典型患者多发病急，少数患者发病前1~2d可有头昏、乏力或轻度腹泻等前驱症状。

（一）病程

典型病例的病程可分为三期。

1. 吐泻期

绝大多数患者以剧烈的腹泻、呕吐开始。一般不发热，仅少数有低热。

（1）腹泻：腹泻是发病的第一个症状，不伴有里急后重感，多数不伴腹痛，少数患者因腹直肌痉挛而引起腹痛。大便初为泥浆样或水样，尚有粪质，以后迅速变为"米泔水"样大便或无色透明水样，无粪臭，微有淡甜或鱼鲜味，含有大量黏液。少数患者可排出血便，以埃尔托霍乱弧菌引起者多见。腹泻次数由每日数次至数十次不等，重者则大便失禁。腹泻量在严重患者甚至每次可达到1 000。

（2）呕吐：呕吐一般发生在腹泻之后，但也有先于或与腹泻同时发生。呕吐不伴恶心，多呈喷射性和连续性。呕吐物初为胃内食物，继而为清水样，严重者为"米泔水"呕吐物。呕吐一般持续1~2d。

2. 脱水期

由于剧烈的呕吐与腹泻，使体内大量水分和电解质丧失，因而出现脱水，电解质紊乱和代谢性酸中毒。严重者出现循环衰竭。本期病程长短，主要决定于治疗是否及时和正确，一般为数小时至2~3d。

（1）脱水：可分轻、中、重三度。轻度脱水，可见皮肤黏膜稍干燥，皮肤弹性略差，一般约失水1 000ml，儿童70～80ml/kg。中度脱水，可见皮肤弹性差，眼窝凹陷，声音轻度嘶哑，血压下降和尿量减少，约丧失水分3 000～3 500ml，儿童约80～100ml/kg。重度脱水，则出现皮肤干皱，没有弹性，声音嘶哑，并可见眼眶下降，两颊深凹，神志淡漠或不清的"霍乱面容"。重度脱水患者约脱水4 000ml，儿童100～120ml/kg。

（2）循环衰竭：是严重失水所致的失水性休克。出现四肢厥冷，脉搏细速，甚至不能触及，血压下降或不能测出。继而由于脑部供血不足，脑缺氧而出现神志意识障碍，开始为烦躁不安，继而呆滞、嗜睡甚至昏迷。出现循环衰竭，若不积极抢救，可危及生命。

（3）酸中毒：临床表现为呼吸增快，严重者除出现库斯莫尔（Kussmaul）深大呼吸外，可有神志意识障碍，如嗜睡、感觉迟钝甚至昏迷。

（4）肌肉痉挛：由于呕吐、腹泻使大量的钠盐丧失，严重的低血钠引起腓肠肌和腹直肌痉挛。临床表现为痉挛部位的疼痛和肌肉呈强直状态。

（5）低血钾：频繁的腹泻使钾盐大量丧失，血钾可显著降低。临床表现为肌张力减弱，膝反射减弱或消失，腹胀，亦可出现心律失常。心电图示QT延长，T波平坦或倒置和出现U波。

3. 恢复期或反应期

腹泻停止，脱水纠正后多数患者症状消失，尿量增加，体力逐步恢复。但亦有少数病例由于血液循环的改善，残留于肠腔的内毒素被吸收进入血流，可引起轻重不一的发热。一般体温可达38～39℃，持续1～3d后自行消退。

（二）临床类型

根据失水程度、血压和尿量情况，可分为轻、中、重三型。

1. 轻型

起病缓慢，腹泻每日不超出10次，为稀便或稀水样便，一般不伴呕吐，持续腹泻3～5d后恢复。无明显脱水表现。

2. 中型（典型）

有典型的腹泻和呕吐症状，腹泻每日达10～20次，为水样或"米泔水"样便，量多，因而有明显失水体征。表现为血压下降，收缩压70～90mmHg，尿量减少，24小时尿量500ml以下。

3. 重型

患者除有典型腹泻和呕吐症状外，存在严重失水，因而出现循环衰竭。表现为脉搏细速或不能触及，血压明显下降，收缩压低于70mmHg或不能测出，24小时尿量50ml以下。除上述三种临床类型外，尚有一种罕见的暴发型或称中毒型，又称干性霍乱（cholera sicca）。本型起病急骤，尚未出现腹泻和呕吐症状，即迅速进入中毒性休克而死亡。

五、实验室检查

（一）一般检查

1. 血常规及生化检查

由于失水可引起血液浓缩，红细胞计数升高，血红蛋白和血细胞比容增高。白细胞可达10×10^9/L以上。分类计数中性粒细胞和单核细胞增多。严重脱水患者可有血清钠、钾、氯均可见降低，尿素氮、肌酐升高，而HCO_3^-下降。

2. 尿常规

可有少量蛋白，镜检有少许红、白细胞和管型。

3. 大便常规

可见黏液和少许红、白细胞。

（二）血清免疫学检查

霍乱弧菌的感染者，能产生抗菌抗体和抗肠毒素抗体。抗菌抗体中的抗凝集抗体，一般在发病第5d

出现，病程 8～11d 达高峰。血清免疫学检查主要用于流行病学的追溯诊断和粪便培养阴性可疑患者的诊断。若抗凝集素抗体双份血清滴度4倍以上升高，有诊断意义。

（三）病原学检查

1. 粪便涂片染色

取粪便或早期培养物涂片行革兰染色镜检，可见革兰阴性稍弯曲的弧菌，无芽孢无荚膜，而O139菌除可产生荚膜外，其他与O1菌相同。

2. 悬滴检查

将新鲜粪便做悬滴或暗视野显微镜检，可见运动活泼呈穿梭状的弧菌。

3. 制动试验

取急性期患者的水样粪便或碱性蛋白胨水增菌培养6小时左右的表层生长物，先做暗视野显微镜检，观察动力。如有穿梭样运动物时，则加入O1群多价血清一滴。若是O1群霍乱弧菌，由于抗原抗体作用，则凝集成块，弧菌运动即停止。如加O1群血清后，不能制止运动，应再用O139血清重做试验。

4. 增菌培养

所有怀疑霍乱患者的粪便，除做显微镜检外，均应做增菌培养。粪便留取应在使用抗菌药物之前。增菌培养基一般用pH8.4的碱性蛋白胨水，36～37℃培养6～8小时后表面能形成菌膜。此时应进一步做分离培养，并进行动力观察和制动试验，这将有助于提高检出率和早期诊断。

5. 核酸检测

应用霍乱毒素基因的DNA探针做菌落杂交，能迅速鉴定出产霍乱毒素的霍乱弧菌，但不能鉴别霍乱弧菌的古典生物型、埃托尔生物型和O139生物型。应用PCR技术来快速诊断霍乱也得到应用。其中通过识别PCR产物中的霍乱弧菌毒素基因亚单位CTXA和毒素协同菌毛基因TcpA来区别霍乱弧菌和非霍乱弧菌。然后根据TcpA基因的不同DNA序列来区别古典生物型、埃托尔生物型和O139生物型霍乱弧菌。4小时以内可出结果，能检测出碱性蛋白胨水中10条以下的弧菌。具有快速、特异、敏感的优点。

6. ELISA

用针对O139霍乱弧菌"O"抗原的单克隆抗体，用dot-ELISA直接检测直肠拭子标本中的抗原，呈现出极高的敏感性和特异性。

六、并发症

（一）急性肾衰竭

发病初期由于剧烈呕吐、腹泻导致脱水，出现少尿，此为肾前性少尿，经及时补液尿量能迅速增加而不发生肾衰竭。若补液不及时脱水加重引起休克，由于肾脏供血不足，可引起肾小管缺血性坏死，出现少尿、无尿和氮质血症。

（二）急性肺水肿

由于本病脱水严重往往需要快速补液，若不注意同时纠正酸中毒，则往往容易发生肺水肿。这是代谢性酸中毒导致肺循环高压之故。

七、诊　断

霍乱流行地区，在流行季节，任何有腹泻和呕吐的患者，均应考虑霍乱可能，因此均需做排除霍乱的粪便细菌学检查。凡有典型症状者，应先按霍乱处理。

（一）诊断标准

具有下列之一者，可诊断为霍乱：

（1）有腹泻症状，粪便培养霍乱弧菌阳性。

（2）霍乱流行期间，在疫区内有典型的腹泻和呕吐症状，迅速出现严重脱水，循环衰竭和肌肉痉挛者。虽然粪便培养未发现霍乱弧菌，但并无其他原因可查者。如有条件可做双份血清凝集素试验，滴度4倍上升者可诊断。

（3）疫源检索中发现粪便培养阳性前 5d 内有腹泻症状者，可诊断为轻型霍乱。

（二）疑似诊断

具有以下之一者：

（1）具有典型霍乱症状的首发病例，病原学检查尚未肯定前。

（2）霍乱流行期间与霍乱患者有明确接触史，并发生泻吐症状，而无其他原因可查者。疑似患者应进行隔离、消毒，作疑似霍乱的疫情报告，并每日做大便培养，若连续二次大便培养阴性，可作否定诊断，并作疫情订正报告。

八、鉴别诊断

（一）急性细菌性胃肠炎

包括副溶血弧菌、金黄色葡萄球菌、变形杆菌、蜡样芽孢杆菌、致病性和产肠毒素性大肠杆菌等引起。由于细菌和食物中产生肠毒素，人进食后即发病。本病起病急骤，同食者常集体发病。且往往是先吐后泻，排便前有阵发性腹痛。粪便常为黄色水样便或偶带脓血。

（二）病毒性胃肠炎

常由人轮状病毒、诺如病毒等引起。患者一般有发热，除腹泻、呕吐外可伴有腹痛、头痛和肌痛，少数上呼吸道症状。大便为黄色水样便，粪便中能检出病毒抗原。

（三）急性细菌性痢疾

典型患者有发热、腹痛、里急后重和脓血便，易与霍乱鉴别。轻型患者仅腹泻黏液稀液，需与轻型霍乱鉴别，主要依靠粪便细菌学检查。

九、治　疗

治疗原则：严格隔离，及时补液，辅以抗菌和对症治疗。严格隔离患者应按甲类传染病进行严格隔离。及时上报疫情。确诊患者和疑似病例应分别隔离，患者排泄物应彻底消毒。患者症状消失后，隔日粪便培养一次，连续两次粪便培养阴性方可解除隔离。

（一）补液疗法

1. 静脉输液

及时补充液体和电解质是治疗本病的关键。治疗开始时以生理盐水作快速静脉滴注，当血压回升后可考虑选择以下液体。

（1）541 液：即每升溶液中含氯化钠 5g，碳酸氢钠 4g，氯化钾 1g。此液的电解质浓度与大便丧失的电解质浓度相似，为等渗溶液，是目前治疗霍乱的首选液。若在此溶液 1 000ml 中加 50% 葡萄糖 20ml，则为含糖 541 液，可防低血糖。可以按照 0.9% 氯化钠 550ml，1.4% 碳酸氢钠 300ml，10% 氯化钾 10ml 和 10% 葡萄糖 140ml 的比例配制。幼儿由于肾脏排钠功能较差，为避免高血钠，其比例改为每升液体含氯化钠 2.65g，碳酸氢钠 3.75g，氯化钾 1g，葡萄糖 10g。

（2）2∶1 溶液：2 份生理盐水，1 份 1.4% 碳酸氢钠溶液，由于不含氯化钾，故应注意补充。输液的量和速度：应根据失水程度而定。轻度失水患者以口服补液为主，如有呕吐不能口服者给予静脉补液 3 000 ~ 4 000ml/d；中度失水补液 4 000 ~ 8 000ml/d；重型脱水补液 8 000 ~ 12 000ml/d。补液量也可以根据血浆比重计算，血浆比重每升高 0.001（正常为 1.025），成人补液量为每公斤体重 4ml，婴儿、幼年儿童为每公斤体重 10ml。输液总量的 40% 应于，15 ~ 30min 内输完，余量于 3 ~ 4 小时内输完。补液不足和时间拖延可促使肾衰竭出现，补液过多过快易于发生肺水肿。因此，补液期间要密切观察病情变化，如皮肤黏膜的干燥程度、皮肤弹性、血压、脉搏、尿量、颈静脉充盈和肺部听诊情况，以避免肺水肿发生。

儿童患者的补液方法，轻型 24 小时内补液 100 ~ 150ml/kg。中、重型患儿静脉补液各自为 150 ~ 200ml/kg 和 200 ~ 250ml/kg，可用 541 溶液。若应用 2∶1 溶液（即 2 份生理盐水，1 份 1.4% 碳酸氢钠溶液）则应注意补钾。儿童粪便中钠含量较成人为低，因此补液中的钠含量相应减少，以避免高血钠症的发生。儿童对低血钾比成人敏感,所以钾的补充应及时和足量。

2. 口服补液

霍乱肠毒素虽然抑制肠黏膜对氯化钠的吸收,但对葡萄糖的吸收能力并无改变,而且葡萄糖还能增进水和钠的吸收。因此对轻中型患者可以口服补液,重症患者在通过静脉补液病情改善后,也可改用口服补液。一般应用葡萄糖20g,氯化钠3.5g,碳酸氢钠2.5g,氯化钾1.5g加水1 000 ml。口服量可按成人750ml/小时,小儿15 ~ 20ml/kg。以后每6小时的口服量按前一个6小时吐泻量的1.5倍计算。

(二) 抗菌治疗

应用抗菌药物控制病原菌后能缩短病程,减少腹泻次数和迅速从粪便中清除病原菌。但仅作为液体疗法的辅助治疗。近年来已发现四环素的耐药菌株,但对多西环素(doxycycline)仍敏感。目前常用药物:复方磺胺甲基异噁唑,每片含甲氧苄啶(TMP)80mg,磺胺甲基异噁唑(SMZ)400mg,成人每次2片,每天2次。小儿30mg/kg,分2次口服。多西环素在成人200mg,每天2次,小儿每日6mg/kg,分2次口服。诺氟沙星(norfloxacin)成人每次200mg,每日3次,或环丙沙星(ciprofloxacin)成人每次250 ~ 500mg,每日2次口服。以上药物任选一种,连服3d。不能口服者可应用氨苄西林肌内或静脉注射。O139菌对四环素、氨苄西林、氯霉素、红霉素、先锋V号、环丙沙星敏感,而对复方磺胺甲基异噁唑、链霉素、呋喃唑酮耐药。

(三) 对症治疗

休克患者经补液后血容量基本恢复,但血压仍低者,可应用地塞米松20 ~ 40mg或氢化可的松100 ~ 300mg,静脉滴注,并可加用血管活性药物静脉滴注。患者在输注541溶液的基础上尚需根据二氧化碳结合力(CO_2CP)情况,应用5%碳酸氢钠酌情纠酸。若出现心力衰竭、肺水肿,则应暂停或减慢输液速度,可应用强心药物,如毒毛旋花苷K 0.25mg或毛花苷丙C 0.4mg,加入25%的葡萄糖中缓慢静脉注射。

十、预 后

本病的预后与所感染霍乱弧菌生物型的不同。以及临床类型轻重、治疗是否及时和正确有关。此外,年老体弱或有并发症者预后差,治疗不及时者预后差。死亡原因主要是循环衰竭和急性肾衰竭。

十一、预 防

(一) 控制传染源

应用敏感的、特异的方法进行定期的流行病学调查。建立肠道门诊,以便及时发现患者和疑似患者。尤其当发现首例可疑病例时,应该做到"五早一就",即早发现、早诊断、早隔离、早治疗、早报告和就地处理。对于高危人群如家庭密切接触者进行粪检和预防性服药。一般应用多西环素200mg顿服,次日口服100mg,儿童每日6mg/kg,连服2d。亦可应用诺氟沙星,每次200mg,每日3次,连服2d。对疫源区要进行严格、彻底消毒,防止疫情扩散。加强和完善国境卫生检疫,严防霍乱从国外传入或国内传出。

(二) 切断传播途径

加强饮水消毒,定期检测饮水余氯,确保用水安全。加强垃圾和污水的无害化处理。良好的卫生设施可以明显减少霍乱传播的危险性。对患者和带菌者的排泄物进行彻底消毒。加强对食品的卫生管理。此外,应消灭苍蝇等传播媒介。

(三) 提高人群免疫力

以前使用全菌死疫苗和霍乱肠毒素的类毒素疫苗,由于其保护效率低,作用时间短,不能防止隐性感染和带菌者,目前已被停止使用。现国外应用基因工程技术制成并试用的有多种菌苗,现仍在扩大试用,其中包括:

1. B亚单位-全菌体菌苗(BS-WC)

这是由灭活的霍乱弧菌全菌体细胞(WC)和纯化的霍乱肠毒素B亚单位(BS)组成的菌苗。此菌苗保护率为65% ~ 85%左右,对古典生物型霍乱弧菌的预防作用优于埃尔托生物型霍乱弧菌。此外,尚有一种重组 B 亚单位 - 全菌体菌苗（BS - rWC），也显示出同样的保护效率。

2. 减毒口服活菌苗

CVD103 - HgR 疫苗，为一重组的不含 CTX A 基因减毒活疫苗，此菌苗能明显对抗 O1 群古典生物型和埃尔托生物型霍乱弧菌的感染。Tacket 等报告，口服 $(3\sim5)\times10^8$ 单一剂量 CVD103 - HgR 菌苗后，志愿者中获得 100% 的保护作用。一般认为保护作用至少持续 6 个月，但动物实验表明，此菌苗对 O139 型霍乱弧菌无保护作用。

第九章

神经系统感染性疾病

第一节 流行性乙型脑炎

流行性乙型脑炎（epidemic encephalitis B）是由嗜神经的乙型脑炎病毒（encephalitis B virus）引起的一种中枢神经系统的急性传染病。由于该病最早在日本流行，故又称日本脑炎（Japanese encephali-tis）。本病经蚊等吸血昆虫传播，常流行于夏季，主要分布于亚洲及太平洋地区。临床上以高热、意识模糊、抽搐、病理反射及脑膜刺激征为特征，病死率高，后遗症严重，仍是威胁人类（特别是儿童）健康的重要传染病之一。

一、病原学

乙脑病毒属虫媒病毒乙组的黄病毒科（Flaviviridae），黄病毒属。电镜下病毒颗粒呈球形，直径 30～50nm，其基因为单股正链 RNA，长约 11kb，外有脂蛋白包膜，表面有糖蛋白刺突，其内含有血凝素，能凝集鸡红细胞。病毒基因编码的蛋白包括核衣壳蛋白（C蛋白）、膜蛋白（M蛋白）、包膜蛋白（E蛋白）和非结构蛋白（NS1－NS5）。E蛋白为糖基化蛋白，是最大的结构蛋白，由 500 个氨基酸组成，是主要的体液免疫反应靶位，同时也是病毒进入宿主细胞最重要的蛋白，含有神经毒性和神经侵袭性的位点。

乙脑病毒抵抗力不强，对温度、乙醚及酸均敏感。加热 100℃ 2min，56℃ 30min 均可灭活。易被常用消毒剂如含氯消毒剂、氧化消毒剂、碘酊等所杀灭。病毒对低温和干燥的抵抗力强，用冰冻干燥法在 4℃ 冰箱中可保存数年。

乙脑病毒的抗原性稳定，较少变异，能在乳鼠脑组织传代，亦能在鸡胚细胞、猴肾细胞和 Hela 等细胞内生长。人与动物感染乙脑病毒后，可产生补体结合抗体、中和抗体及血凝抑制抗体，对这些特异性抗体的检测有助于临床诊断和流行病学调查。

二、流行病学

（一）传染源

乙脑是人畜共患的自然疫源性疾病，人与许多动物（如猪、牛、马、羊、鸡、鸭、鹅等）都可成为本病的传染源。人被乙脑病毒感染后，可出现短暂的病毒血症，但病毒数量少且持续时间短，故人不是本病的主要传染源。动物中的家畜、家禽和鸟类，特别是猪是主要的传染源，仔猪经过一个流行季节几乎 100% 的受到感染。病毒通常在蚊－猪－蚊等动物之间循环。一般在人类乙脑流行前 1～2 个月，先在家畜中流行，故检测猪的乙脑病毒感染率可预测当年在人群中的流行趋势。

（二）传播途径

乙脑主要经蚊虫叮咬及吸血传播。其传播媒介是生活在水稻田、沼泽地、水库、水沟里的雌性蚊虫。库蚊、伊蚊和按蚊的某些种都能传播本病，其中三带喙库蚊是主要的传播媒介，它是同种库蚊中传播乙脑病毒最多的蚊种。在蚊虫将乙脑病毒传给宿主之前，病毒在蚊虫体内有一段潜伏期，在此期，病毒先在其肠道内繁殖，然后移行至蚊唾液增殖，且在唾液中保持高浓度，经叮咬将病毒传给人和动物。蚊感染乙脑病毒后不发病，但可带毒越冬或可经卵传代成为乙脑病毒的长期宿主。此外，被感染的候鸟、蠛蠓、蝙蝠等也是乙脑病毒的长期储存宿主。人类是乙脑病毒的终末宿主。

（三）人群易感性

人对乙脑病毒普遍易感，感染后多数呈隐性感染，且可获得较持久的免疫力。流行地区人群往往经多次隐性感染而获得持久免疫，故发病多为无免疫力的儿童，病例多集中在10岁以下儿童，以2~6岁组发病率最高，婴儿可从母体获得抗体而具有保护作用。近年来由于儿童和青少年广泛接种疫苗，成人和老年人的发病率则相对增加。

（四）流行特征

乙脑主要分布在亚洲及太平洋地区。在我国，仅东北北部、青海、新疆及西藏等地未见本病报告。乙脑在热带地区全年均可发生，在亚热带和温带地区有严格的季节性，80%~90%病例集中在7、8、9三个月内。本病集中发病少，呈高度散发性。

三、发病机制与病理改变

人被带有乙脑病毒的蚊虫叮咬后，病毒即进入人体，首先在单核-吞噬细胞内繁殖，随后进入血流，引起病毒血症。当被感染者机体免疫力强时，只形成短暂的病毒血症，病毒很快被清除，不侵入中枢神经系统，临床上表现为隐性感染或轻型病例，并可获得终生免疫力。当机体免疫力弱，而感染的病毒数量大及毒力强时，病毒通过血-脑脊液屏障进入中枢神经系统，引起脑实质病变。

乙脑脑组织的损伤机制与病毒对神经组织的直接侵袭有关，其可致神经细胞坏死、胶质细胞增生及炎性细胞浸润。细胞凋亡是乙脑病毒导致神经细胞死亡的普遍机制，此外在乙脑发病时，作为一种防御反应，神经组织中大量产生一氧化氮（NO），虽具有抗病毒效应，但其所诱发的脂质过氧化是引起脑组织损伤的一个重要因素。脑损伤的另一机制则与免疫损伤有关，当体液免疫诱导出的特异性IgM与病毒抗原结合后，就会沉积在脑实质和血管壁上，激活补体及细胞免疫，引起免疫攻击，导致血管壁破坏，附壁血栓形成，脑组织供血障碍和坏死。研究表明，免疫反应产生的大量炎症因子如IL-6、IL-8等可引起脑组织损伤加重。因此免疫反应的强弱与病情的轻重及预后密切相关。乙脑病变广泛存在于大脑及脑脊液，以大脑、中脑、丘脑的病变最为严重，大脑顶叶、额叶、海马回受侵较显著，脊髓病变最轻。肉眼观察可见软脑膜大小血管高度扩张与充血，脑的切面上可见灰质与白质中的血管高度充血、水肿，有时见粟粒或米粒大小的软化坏死灶。显微镜下可见脑内血管扩张、充血，小血管内皮细胞肿胀、坏死、脱落；神经细胞变性、肿胀与坏死；脑实质肿胀、变性、软化后可发生钙化或形成空洞；胶质细胞增生形成小胶质结节，多位于小血管旁或坏死的神经细胞附近。神经细胞病变严重者常不能修复而引起后遗症。

四、临床表现

潜伏期4~21d，一般为10~14d。病毒初期在单核-吞噬细胞内繁殖，再释放入血，多数人感染后无症状，但血液中抗体可升高，称为隐性感染。部分人出现轻度的呼吸道症状。极少数患者，病毒通过血-脑脊液屏障造成中枢神经系统病变，出现高热、意识障碍、惊厥等脑炎症状。典型患者的病程可分为4期。

1. 初期或称为初热期

病程的第1~3d，此时为病毒血症期。起病急，1~2d体温上升至39~40℃，伴头痛、恶心、呕吐，意识障碍，如精神倦怠、嗜睡。少数患者可出现神志淡漠和颈项强直。小儿可有呼吸道症状或腹泻，极重型患者可迅速出现高热、抽搐、昏迷而进入极期。

2. 极期

病程的第4~10d，突出表现为全身毒血症状及脑实质受损的症状。

（1）高热：是乙脑患者必有的表现。体温常高达39~40℃以上，轻者3~5d，一般7~10d，重型者可达数周。体温越高，热程越长提示病情越重。

（2）意识障碍：大多数人在起病后 1~3d 出现不同程度的意识障碍，为乙脑早期特异性的表现，发生率可达 90%，一般持续 1 周左右，重型者可持续 1 个月以上。表现为嗜睡、谵妄、昏迷、定向障碍等，昏迷越早、越深常提示病情越重。

（3）惊厥或抽搐：多见于第 3~5d，是乙脑严重症状之一，发生率约 40%~60%。主要因高热、脑实质炎症及脑水肿所致。表现为先出现面部、眼肌、口唇的小抽搐，随后肢体抽搐、强直性痉挛，重型者可发生全身强直性抽搐，历时数分钟至数十分钟不等，均伴有意识障碍。

（4）呼吸衰竭：是乙脑主要的死亡原因。主要是中枢性呼吸衰竭，多见于重型患者，由于呼吸中枢损害、脑实质炎症、缺氧、脑水肿、脑疝、低钠性脑病等原因引起。表现为呼吸表浅、节律不齐、双吸气、叹息样呼吸、呼吸暂停、潮式呼吸以致呼吸停止。外周性呼吸衰竭通常由脊髓病变引起呼吸肌瘫痪或气道阻塞、肺部感染所致，表现为呼吸困难、呼吸频率改变、呼吸动力减弱、发绀，但节律始终整齐。中枢性呼吸衰竭和外周性呼吸衰竭可同时存在。脑疝患者根据发生的位置可有其特异性表现。小脑幕切迹疝（颞叶疝）表现为患侧瞳孔先缩小，随病情进展而逐渐扩大，患侧上眼睑下垂、眼球外斜，病变对侧肢体肌力减弱或麻痹，病理征阳性；由于脑干受压，可出现生命体征异常。枕骨大孔疝（小脑扁桃体疝）的生命体征紊乱出现较早，意识障碍出现较晚。患者可早期出现呼吸骤停而死亡。高热、抽搐及呼吸衰竭是乙脑极期的三联症，常互为因果，相互影响，加重病情。多数患者在本期末体温下降，病情改善，进入恢复期；少数患者因严重并发症或脑部损害严重而死于本期。

（5）循环衰竭：少见，表现为血压下降、脉率细速、休克和胃肠道出血。产生原因多为心功能不全、有效循环血量减少、消化道失血、脑水肿和脑疝等。

3. 恢复期

极期过后患者体温逐渐下降，神经系统症状和体征逐渐好转，体温常在 2~5d 降至正常，一般 2 周左右完全恢复，重型患者需 1~6 月才能逐渐恢复。有的患者有一短期"精神呆滞段"，以后言语、表情、运动及神经反射逐渐恢复正常。此阶段可表现为：持续低热、多汗、失眠、痴呆、失语、流涎、吞咽困难、瘫痪等，但经积极治疗后，常可在 6 个月内恢复，如半年后上述症状仍不能恢复，称后遗症。

4. 后遗症期

经过积极治疗后，仍约有 5%~20% 的重型乙脑患者留有后遗症。主要表现为失语、肢体瘫痪、意识障碍、精神失常、痴呆和癫痫等。继续积极治疗，可有不同程度的恢复。根据乙型脑炎病情轻重，临床可分为 4 型。

1. 轻型

体温在 39℃ 以下，神志始终清楚，无抽搐，可有轻度嗜睡，头痛及呕吐症状不严重，脑膜刺激征不明显。多在一周内恢复，无后遗症。

2. 中型（普通型）

体温在 39~40℃，有意识障碍如昏睡或浅昏迷，偶有抽搐，头痛、呕吐、脑膜刺激征明显，病理征可阳性。病程 7~14d，多无恢复期症状。

3. 重型

体温持续在 40℃ 以上，昏迷，有反复或持续性抽搐，瞳孔缩小，浅反射消失，深反射先亢进后消失，病理征阳性，常有神经系统定位症状和体征，可有肢体瘫痪和呼吸衰竭。病程多在 2 周以上，恢复期常有不同程度的精神异常及瘫痪表现，部分人可有后遗症。

4. 极重型（暴发型）

本型少见。起病急骤，体温常于 1~2d 内升至 40℃ 以上，反复或持续性强烈抽搐，伴深度昏迷，迅速出现中枢性呼吸衰竭及脑疝，病死率高，多在极期中死亡，幸存者常留有严重后遗症。

五、实验室检查

（一）血常规

白细胞计数一般在 $(10~20) \times 10^9$/L，中心粒细胞增至 80% 以上，核左移，嗜酸性粒细胞减少，少数患者血常规可正常。

（二）脑脊液

外观无色透明或微混浊，压力增高，白细胞计数增加，多数在 $(0.05～0.5)\times10^9/L$，少数可高达 $1\times10^9/L$ 以上，或始终正常；早期以中性粒细胞为主，随后则淋巴细胞增多。白细胞计数的高低与病情轻重及预后无关。蛋白轻度增高，糖正常或偏高，氯化物正常。脑脊液中免疫球蛋白测定有助于鉴别诊断。

（三）血清学检查

（1）特异性 IgM 抗体测定：该抗体在病后 3～4d 即可出现，脑脊液中最早在病程第 2d 即可检测到，2 周时达高峰，可作为早期诊断指标。检测的方法有酶联免疫吸附试验（ELISA）、间接免疫荧光法、2-巯基乙醇（2-ME）耐性试验等。

（2）补体结合试验：补体结合抗体为 IgG 抗体，具有较高的特异性，多在发病后 2 周出现，5～6 周达高峰，抗体水平可维持 1 年左右，不能用于早期诊断，主要用于回顾性诊断或流行病学调查。

（3）血凝抑制试验：血凝抑制抗体出现较早，一般在病后 4～5d 出现，2 周时达高峰，抗体水平可维持一年以上。敏感性高，方法简便快捷，但试验要求严格，可出现假阳性反应（乙脑的凝血素抗原可与同属病毒登革热病毒、黄热病病毒出现弱的交叉反应），可用于临床诊断及流行病学调查。

（四）病原学检查

（1）病毒分离：病初可取血清或脑脊液接种乳鼠以分离病毒，但由于乙脑病毒主要存在于脑组织中，血及脑脊液中不易分离出病毒，故阳性率较低。在病程第一周内死亡病例的脑组织中可分离到病毒。

（2）病毒抗原及核酸的检测：在组织、血液或其他体液中通过直接免疫荧光或聚合酶链反应（PCR）可检测到乙脑病毒抗原或特异性核酸，即可作出确诊。

六、并发症

以支气管肺炎最为常见，多因昏迷患者呼吸道分泌物不易咳出或应用人工呼吸器后所致。其次为肺不张、败血症、尿路感染、褥疮等，重型患者应警惕应激性胃黏膜病变所致上消化道大出血的发生。

七、诊　断

根据流行病学资料、临床症状和体征以及实验室检查结果的综合分析进行诊断，但确诊则需要依靠抗体检查或病原分离。

1. 流行病学

在乙脑流行区居住，在蚊虫叮咬季节发病或发病前 25d 内在蚊虫叮咬季节到过乙脑流行区。乙脑流行有明确的季节性和地域性，常发生于夏秋季，10 岁以下儿童多见，近年来成人发病有增加趋势。

2. 临床特点

乙脑起病急，可有高热、头痛、呕吐、意识障碍、抽搐、病理反射及脑膜刺激征阳性等临床表现。

3. 实验室检查

结合血常规、脑脊液检查、血清学检查，尤其是特异性 IgM 抗体检测可有助于诊断。急性期抗乙脑病毒 IgM 抗体阳性者，或恢复期血清中抗乙脑病毒 IgG 抗体或中和抗体滴度比急性期上升大于 4 倍者，或检测到乙脑病毒抗原、特异性核酸者均可明确诊断。

八、鉴别诊断

1. 中毒性菌痢

本病亦多见于夏秋季，且 10 岁以下儿童发病率高。但本病起病较乙脑更急，病初胃肠道症状出现之前即可有高热、神经系统症状（抽搐、惊厥、昏迷）和感染性休克，一般无脑膜刺激征，脑脊液多正常。大便或灌肠液可见镜下红细胞、脓细胞及巨噬细胞，培养有痢疾杆菌生长，可与乙脑相鉴别。

2. 化脓性脑膜炎

症状类似乙脑，但冬春季多见。病情发展迅速，重症患者在发病 1～2d 内即进入昏迷，多以脑膜炎的表现为主，脑实质的病变表现不突出，脑脊液呈细菌性脑膜炎改变，涂片和培养可找到细菌，早期不典型病例，不易与乙脑鉴别，需密切观察病情和复查脑脊液。

3. 结核性脑膜炎

无季节性，起病缓慢，病程长。常有结核病史，脑膜刺激征较明显，而脑实质病变表现较轻。脑脊液检查表现为蛋白明显增高，氯化物明显下降，糖降低，薄膜涂片和培养可检出结核杆菌。胸片等影像学检查可发现结核病灶。

4. 钩端螺旋体病

本病脑膜炎型易与乙脑混淆，但本病多有疫水接触史，多有乏力、腓肠肌痛、结膜充血、腋下或腹股沟淋巴结肿大。

5. 其他

其他病毒性脑膜炎、脑型疟疾、脑血管意外、脊髓灰质炎等，应根据发病地区、临床表现及实验室检查予以鉴别。

九、治 疗

目前尚无特效的抗病毒治疗药物，乙脑病情重，变化快，早期可试用利巴韦林、干扰素等。同时采取积极的对症支持治疗，维持水和电解质平衡，密切监测病情变化，处理好高热、抽搐，控制脑水肿和呼吸衰竭等危重症状，以降低死亡率及减少后遗症的发生。

1. 一般治疗

病室应安静，室温控制在30℃以下。密切监测患者精神、意识、体温、生命体征及瞳孔的变化。补充足够的营养和维生素，重型患者静脉输液不宜过多，以免加重脑水肿，一般成人每天补液约1 500～2 000ml，儿童每天约50～80ml/kg，同时给予补充钾盐，纠正酸中毒。昏迷的患者应定时翻身、拍背、吸痰以防止肺部感染及褥疮的发生，抽搐的患者应设防护栏以防坠床。

2. 对症治疗

高热、抽搐、呼吸衰竭是危及患者生命的三大主要症状，并且互为因果，恶性循环。因而及时控制高热、抽搐、呼吸衰竭是抢救乙脑患者的关键。

（1）降温：高热患者采用物理降温为主，药物降温为辅，使体温控制在38℃以下。物理降温包括冰敷额部、枕部和体表大血管部位，如腋下、颈部及腹股沟等处，30%～50%乙醇或温水擦浴，冷水灌肠等。降温不宜过快、过猛，禁用冰水擦浴，以免引起寒战和虚脱。药物降温应防止用药过量导致大量出汗而引起循环衰竭。必要时可采用亚冬眠疗法，肌内注射氯丙嗪及异丙嗪各0.5～1mg/kg，每4～6小时一次，疗程一般为3～5d。同时加用物理降温，使体温降至38℃以下。氯丙嗪的缺点是导致呼吸道分泌物增多，抑制呼吸中枢及咳嗽反射，以致痰堵，故用药过程中应保持呼吸道通畅，密切监测生命体征。

（2）惊厥或抽搐处理：根据病因采取对症措施。①高热所致者，以降温为主；②脑水肿或脑疝所致者，给予脱水治疗。一般可用20%甘露醇静脉滴注或推注（20～30min内），每次1～1.5/kg，根据病情可每4～6小时重复使用，或可加50%葡萄糖、呋塞米、肾上腺皮质激素静脉注射，注意水与电解质平衡；③因缺氧所致者，应及时吸痰，保持呼吸道通畅，必要时可做气管切开；④脑实质病变引起的抽搐，可给予镇静剂或亚冬眠疗法。镇静剂在有抽搐先兆时即予以应用，并及时停药，注意给药时间。常用的镇静剂有地西泮，成人每次10～20mg，儿童每次0.1～0.3mg/kg（每次不超过10mg），肌内注射或缓慢静脉注射，还可用水合氯醛鼻饲或灌肠，成人每次1～29，儿童每次60～80mg/kg（每次不超过1g）。巴比妥钠可用于预防抽搐频繁的抽搐，可加用氢化可的松治疗；⑤电解质紊乱所致者，低钙引起的抽搐应及时补充钙剂，脑性低钠引起的可用3%的生理盐水静注。

（3）呼吸衰竭：①保持呼吸道通畅：定时吸痰、翻身拍背，必要时可用化痰药（α-糜蛋白酶、沐舒坦等）和糖皮质激素雾化吸入，必要时可采用气管插管及气管切开建立人工气道。②氧疗：增加吸入氧浓度来纠正患者缺氧状态，一般用鼻导管或面罩给氧。③应用脱水剂：脑水肿所致者应加强脱水治疗。④中枢性呼吸衰竭时可使用呼吸兴奋剂：首选洛贝林，成人每次3～6mg，儿童每次0.15～0.2mg/kg，肌内注射或静脉滴注；亦可选用尼可刹米，成人每次 0.375～0.75g，儿童每次 5～10mg/kg，肌内注射或静脉滴注；其他如盐酸哌醋甲酯（利他林）、二甲弗林（回苏林）等可交替或联合使用。⑤改善微循环：使用血管扩张剂可改善脑循环、减轻脑水肿、解除血管痉挛和兴奋呼吸中枢。常用东莨菪碱，成人每次 0.3～0.5mg，儿童每次 0.02～0.03 mg/kg，或山莨菪碱（654-2），成人每次 20mg，儿童每次 0.5～1mg/kg，加入葡萄糖液中静脉滴注，10～30min 重复一次，一般 1～5d；此外还可使用阿托品，酚妥拉明等。纳洛酮是特异性的吗啡受体拮抗剂，对退热、止痉、神志转清、纠正呼吸衰竭等方面有较好的作用，可早期应用。

（4）循环衰竭处理：给予补充血容量，应用升压药、强心剂、利尿药等，同时注意电解质平衡。

（5）其他：肾上腺皮质激素的使用目前尚未统一。有人认为激素具有抗炎、退热、降低毛细血管通透性和减少渗出，降低颅内压和防止脑水肿等作用。有人认为激素可抑制机体的免疫功能，增加继发感染机会，且疗效不显著。临床上应根据具体情况在重型患者的抢救中酌情使用。

3. 恢复期和后遗症治疗

此期应加强护理，防止褥疮和继发感染，进行适当锻炼，或结合物理疗法、中医治疗等。

十、预　后

病死率在 10% 左右，轻型及普通型患者大多可恢复。重型患者病死率仍在 20% 以上，大多发生于极期。大多死于重度脑水肿、中枢性呼吸衰竭、脑疝等，幼儿及老年重型患者病死率高，存活患者可有 5%～10% 发生后遗症。

十一、预　防

乙脑的预防应采取灭蚊、防蚊及预防接种为主的综合措施。

1. 控制传染源

及时隔离、治疗患者，直至体温正常方可解除隔离。注意搞好饲养场所环境卫生，人畜居地分开。

2. 切断传播途径

防蚊灭蚊是预防乙脑病毒传播的重要措施。猪是乙脑传播的主要中间宿主，乡村及饲养场所要积极做好牲畜场的环境卫生，有条件的对母猪及家禽可进行疫苗接种，并注意使用蚊帐等措施防止被蚊虫叮咬。

3. 保护易感人群

接种乙脑疫苗是保护易感人群强有力的措施。目前被推荐的乙脑疫苗是日本鼠脑提纯灭活疫苗和中国地鼠肾细胞灭活疫苗。我国使用的是后者及减毒活疫苗，保护率可达 60%～90%。接种对象主要是 10 岁以下儿童和从非流行区进入流行区的人员，一般接种 2 次，间隔 7～10d，第二年可加强注射一次，连续 3 次加强后，可获得较持久的免疫力。我国目前大规模生产的减毒活疫苗价格低廉，不良反应少，免疫原性良好。

第二节　流行性脑脊髓膜炎

流行性脑脊髓膜炎（meningococcal meningitis）简称为流脑，是由脑膜炎奈瑟菌（N. meningitidis）引起的急性化脓性脑膜炎，为急性呼吸道传染病。主要临床表现为发热、头痛、呕吐、皮肤黏膜瘀点、瘀斑及脑膜刺激征，重者可有败血症性休克和脑膜脑炎。流脑感染进程迅速、病情严重，重者常可危及生命或留有后遗症。本病好发于冬春季，儿童为主，常呈散发。

一、病原学

脑膜炎奈瑟菌（又称脑膜炎球菌）属奈瑟氏菌（Neisseria）属，革兰染色阴性，呈肾形双球菌，直径为 0.6～1.0μm，常凹面相对，成对排列或四联排列，能产生毒力较强的内毒素，有荚膜，无鞭毛和芽孢。组成其细胞壁复合物有荚膜多糖、蛋白质、脂多糖、类脂质等多种成分。根据荚膜多糖免疫特异性的不同，国际上将脑膜炎球菌分成 13 个血清群，即 A、B、C、D、X、Y、Z、29E、W135、H、I、K、L 群等，在我国主要的流行菌群为 A 群，但近年来少数地区也出现 B 群和 C 群等血清群。该菌为专性需氧菌，仅存在于人体，可从带菌者及患者鼻咽部、血液、脑脊液、皮肤瘀点中检出。培养条件要求较高，普通培养基上不生长，在含有血清或血液的培养基上或经加热（80℃以上）的血液琼脂培养基（巧克力血液培养基）上方能生长。该菌抵抗力很弱，对寒冷、干燥、热及一般消毒剂极为敏感，温度低于 30℃或高于 50℃均死亡。在体外极易自溶，故采集标本应注重保温并快速送检。脑膜炎球菌对青霉素、链霉素、头孢类、磺胺等均敏感，但容易产生耐药，磺胺类药物耐药率高。

二、流行病学

（一）传染源

带菌者和患者是本病的传染源。本病隐性感染率高，流行期间人群带菌率可高达 50% 以上。由于病原菌存在于感染者的鼻咽部，大部分不出现临床症状，不易被发现，因此带菌者作为传染源的意义更重要。患者从潜伏期开始至发病后 10d 内具有传染性。

（二）传播途径

病原菌主要经咳嗽、打喷嚏借飞沫经呼吸道传播。由于该菌在体外生存力极弱，故通过玩具与用品等间接传播机会极少。但密切接触如亲吻、同睡、怀抱、喂乳等对 2 岁以下婴幼儿传播有重要意义。

（三）人群易感性

人群普遍易感，隐性感染率高。人群易感性与体内抗体水平密切相关，6 个月至 2 岁小儿因从母体内获得的抗体降到最低水平，故发病率最高，以后随年龄增加，发病率逐渐降低。人感染后产生的免疫力较为持久，各群之间虽有交叉免疫，但不持久。

（四）流行特征

流脑遍及世界各地，呈散发或大、小流行。以冬春季发病较多，一般从 11～12 月开始上升，次年 2～4 月达高峰，5 月起逐渐下降，但全年均可有散发病例。我国各地均有本病发生，曾先后发生过多次全国性大流行，自 1984 年广泛开展 A 群疫苗接种后，发病率逐年降低，但近几年有上升趋势。以往流行菌株以 A 群为主，近年 B 群和 C 群有增多趋势，在个别省份发生了 C 群引起的局部流行。由于人群免疫力及受染机会的不同，各地区的发病差异甚大，与居住的人口密度、居住条件、健康状况及隐性感染机会等有密切关系。

三、发病机制与病理改变

脑膜炎球菌通常寄居于健康人鼻咽腔，5%～10% 的健康人鼻咽部带有本菌，流行期高达 20%～70%，但带菌者 90% 并不发病，少数引起鼻咽炎，严重者造成菌血症，仅 1%～2% 的人经血流或淋巴到达脊髓膜引起细菌性脑脊髓膜炎。脑膜炎球菌自鼻咽部侵入人体，其致病因素主要有菌体的荚膜、菌毛、菌体产生的 IgA1 蛋白酶以及菌体细胞壁外壁层的脂寡糖即内毒素。内毒素可激活补体，血清炎症介质明显增加，产生循环障碍和休克，是本病致病的重要因素。脑膜炎球菌内毒素可引起小血管和毛细血管坏死性出血，激活凝血系统，在休克早期即可出现弥散性血管内凝血，继而加重微循环障碍、出血及休克，引起缺血性组织损伤，导致多器官功能衰竭。脑膜炎球菌通过跨细胞途径侵犯脑膜，在基底膜被释放进入脑脊液，释放内毒素破坏血脑屏障，引起脑膜和脊髓膜化脓性炎症及颅内压升高，出现惊厥、昏迷等症状。流脑在败血症期主要病变是血管内皮的损害，血管壁炎症、坏死及血栓形成，血管周围出血。皮肤黏膜、内脏器官也可有出血现象。严重败血症患者还可能引起肾上腺出血，即华－佛氏综合征。脑膜炎期主要病变在软脑膜和蛛网膜，表现为血管充血、出血、炎症及水肿，引起颅内压增高、脑脊液混浊。颅底部由于化脓性炎症的直接侵袭和炎症后粘连，可引起视神经、外展神经等脑神经损害，并出现相应的症状。

四、临床表现

潜伏期1～10d，一般为2～3d，短者仅为数小时。按病情分为以下各型：

1. 普通型

约占90%。按病情可分为4期。

（1）前驱期（上呼吸道感染期）：约持续1～2d，多数患者无此期表现，部分表现为发热、咽痛、鼻炎和咳嗽等上呼吸道感染症状。

（2）败血症期：常无前驱症状，多数起病后迅速出现此期表现，可持续1～2d。患者突然出现高热、寒战、头痛、呕吐、乏力、肌肉酸痛、神志淡漠等全身中毒症状，70%以上患者皮肤黏膜可出现瘀点、瘀斑。幼儿常表现为哭闹、拒食、烦躁、因皮肤感觉过敏而拒抱，以及惊厥等。

（3）脑膜脑炎期：多与败血症期症状同时出现，经积极治疗后通常在2～5d内进入恢复期。除高热及毒血症状外，主要表现为中枢神经系统症状，如剧烈头痛、喷射性呕吐、烦躁不安，以及颈项强直、布鲁津斯基征和凯尔尼格征等脑膜刺激征阳性，严重者可出现谵妄、抽搐及意识障碍。颅压增高明显者可有血压升高、脉搏减慢等。婴幼儿多不典型，前囟未闭者可隆起，脑膜刺激征可缺如或不明显。

（4）恢复期：经治疗后体温逐渐降至正常，皮肤淤血、瘀斑消失或结痂愈合，症状逐渐好转，神经系统检查正常。病程中约10%患者可出现口唇疱疹。

2. 暴发型

病情凶险、进展迅速，如不及时治疗6～24小时内即可危及生命，病死率高，儿童多见。可分为以下三种类型：

（1）休克型：又称"暴发型脑膜炎球菌败血症"。表现为急起寒战、高热或体温不升，严重中毒症状。短期内（12小时内）出现全身广泛瘀点、瘀斑，可迅速融合扩大，或继以瘀斑中央坏死。随后出现面色苍白、唇及指端发绀、四肢厥冷、皮肤花斑状、脉搏细速、血压下降，易并发弥漫性血管内凝血。多无脑膜刺激征，脑脊液检查多无异常。

（2）脑膜脑炎型：主要表现为脑膜和脑实质损伤，患者常于1～2d内出现严重神经系统症状，除高热、头痛、呕吐症状外，意识障碍加深，可迅速出现昏迷。颅内压升高，可有惊厥、脑膜刺激征阳性、锥体束征阳性。部分患者可出现脑疝及其相应的症状。

（3）混合型：兼有上述二型的临床表现，常同时或先后出现，是本病最严重的一型。

3. 轻型

临床表现为低热、轻微头痛、咽痛等上呼吸道感染症状，皮肤黏膜可有少量细小出血点，亦可有脑膜刺激征。脑脊液可有轻度炎症改变，咽培养可有脑膜炎双球菌生长。

4. 慢性型

不多见，成年患者较多，病程常迁延数月之久。患者常有间歇性畏冷、寒战、发热发作，每次历时12小时后即缓解，相隔1～4d后再次发作。血培养可为阳性。

五、实验室检查

（一）血常规

白细胞计数一般在$(10～20)×10^9/L$，中性粒细胞增至80%以上。

（二）脑脊液检查

是确诊的重要方法。病初或休克型患者，脑脊液多无明显变化，可表现为压力增高，应于12～24小时后复查。典型的流脑脑膜炎期，压力常增高，外观呈浑浊米汤样甚或脓样，白细胞数明显增高至1 000×$10^6/L$以上，并以多核细胞增高为主，糖及氯化物明显减少，蛋白含量升高。

（三）细菌学检查

是确诊的重要手段，应注意标本送检条件。

（1）涂片：取皮肤瘀点处的组织液或离心沉淀后的脑脊液做涂片染色。阳性率约60%～80%，是早期诊断的重要方法。

（2）细菌培养：应在使用抗菌药物前收集标本。取瘀斑组织液、血或脑脊液，进行培养。

（四）血清免疫学检查

常用对流免疫电泳法、乳胶凝集试验、反向间接血凝试验、ELISA 法等进行脑膜炎球菌抗原检测，主要用于早期诊断，阳性率可达 90% 以上。

（五）其他

如脑膜炎奈瑟菌核酸 DNA 特异性片段检测等。

六、并发症及后遗症

经早期积极抗菌治疗，并发症及后遗症已很少见。主要有继发感染及病灶迁徙，包括肺炎、中耳炎、化脓性关节炎等。因脑及周围组织粘连等可引起后遗症，包括硬脑膜下积液、脑积水、肢体瘫痪、癫痫等。

七、诊断

诊断流脑需根据流行病学资料、临床症状和体征以及实验室检查结果进行综合分析，确诊需依靠细菌学或流脑特异性血清免疫学检查。

1. 疑似病例

（1）有流脑流行病学史：冬春季节发病（2～4月为流行高峰），1周内有流脑患者密切接触史，或当地有本病发生或流行；既往未接种过流脑菌苗。

（2）临床表现、脑脊液检查符合化脓性脑膜炎表现。

2. 临床诊断病例

（1）有流脑流行病学史。

（2）临床表现及脑脊液检查符合化脓性脑膜炎表现，伴有皮肤黏膜瘀点、瘀斑。或虽无化脓性脑膜炎表现，但在感染中毒性休克表现的同时伴有迅速增多的皮肤黏膜瘀点、瘀斑。

3. 确诊病例

在临床诊断病例的基础上，细菌学或流脑特异性血清免疫学检查阳性。

八、鉴别诊断

从国内发表的流脑误诊报告来看，流脑病例比较容易误诊为上感、其他原因的败血症及各种原因的紫癜性疾病。而其他容易误诊为流脑的病例，主要有其他细菌导致的化脓性脑膜炎、结核性脑膜炎、脑脓肿等。

1. 其他细菌引起的化脓性脑膜炎

具有发病急、畏寒、高热、头痛、呕吐、抽搐、意识障碍、脑膜刺激征阳性等，类似流脑。但本病常有原发病灶，如肺炎、中耳炎、乳突炎、败血症、脑外伤、骨髓炎等，或继发于腰穿、麻醉、手术等有创操作后。发病无明显季节性，散发为主，无皮肤瘀点、瘀斑等。确诊主要依据细菌学检查。

2. 结核性脑膜炎

本病可有急性发作者，在流脑流行季节，急性发作者易误诊为流脑；慢性型流脑患者，又易误诊为本病。但本病大多有结核患者接触史，肺部或肺外有结核病灶。发病缓慢，病程较长，伴有低热、盗汗、消瘦等症状，皮肤无瘀点和瘀斑；外周血白细胞正常或稍高，淋巴细胞增多；脑脊液澄清或为毛玻璃状，细胞总数增多，以单核细胞为主，蛋白质增高，糖及氯化物下降；脑脊液涂片可检出抗酸染色阳性杆菌。

3. 虚性脑膜炎

某些急性发热性感染性疾病，如肺炎扁桃体炎、伤寒中毒性菌痢、脑型疟疾等有严重毒血症时，可出现脑膜刺激征，又称感染性中毒性脑病。但本病有显明的原发疾病存在，脑脊液除压力增高外，一般均正常（细胞总数可稍增，蛋白质量可轻度增加）。

九、治 疗

（一）普通型

1. 病原治疗

一旦高度怀疑流脑应尽早（30min 内）、足量应用敏感并能透过血-脑屏障的抗菌药物。

（1）青霉素：目前青霉素对脑膜炎球菌仍高度敏感，虽不易透过正常血-脑脊液屏障，但在脑膜有炎症时亦有 10%～30% 药物透过，故需大剂量才能达到脑脊液的有效浓度，临床上可获良好疗效。剂量成人每日 800 万～1 200 万 U，儿童每日 20 万～40 万 U/kg，分 3～4 次加入 5% 葡萄糖液内静脉滴注，疗程 5～7d。

（2）头孢菌素类：第三代头孢菌素对脑膜炎球菌抗菌活性强，易透过血-脑脊液屏障，在脑脊液中浓度高。头孢噻肟（cefotaxime）剂量：成人每日 2～4g，儿童每日 50～150mg/kg，分 2～4 次肌内注射或静脉滴注。头孢曲松（ceftriaxone）剂量：成人每日每次 0.5～2g，病情严重者每 12 小时给药 1～29，儿童每日 50～100mg/kg，分 2 次肌内注射或静脉滴注。疗程 3～5d。

（3）氯霉素（chloramphenicol）：对脑膜炎球菌亦很敏感，且较易透过血-脑脊液屏障，脑脊液浓度为血浓度的 30%～50%。剂量：成人每日 2～4g，儿童每日 50mg/kg，根据病情可口服、肌内注射或静脉滴注，疗程 3～7d。应注意其对骨髓抑制的不良反应，一般不作为首选。

（4）磺胺类药：由于近年来耐药菌株的增加，现已少用，仅用于该地区对磺胺药物敏感的流行菌株的患者，现多选用复方磺胺甲噁唑。

2. 一般对症治疗

早期诊断，就地住院隔离治疗，密切监护，加强护理，预防并发症。同时加强营养支持治疗及维持水电解质平衡。高热时可用物理降温和药物降温；颅内高压时予 20% 甘露醇 1～2/kg，快速静脉滴注；根据病情 4～6 小时一次，可重复使用，应用过程中应注意对肾脏的损害。

（二）暴发型流脑的治疗

1. 休克型治疗

（1）尽早应用抗菌药物：可联合应用抗生素、首剂可加倍。

（2）迅速纠正休克：①扩充血容量及纠正酸中毒治疗：最初 1 小时内成年人 1 000ml，儿童 10～20ml/kg，快速静脉滴注。输注液体为 5% 碳酸氢钠液 5ml/kg 和低分子右旋糖酐液。此后酌情使用晶体液和胶体液，24 小时输入液量 2 000～3 000ml 之间，儿童为 50～80ml/kg，其中含钠液体应占 1/2 左右，补液量应视具体情况。原则为"先盐后糖、先快后慢"。根据监测血 pH 值或 CO_2 结合力，用 5% 碳酸氢钠液纠正酸中毒。②血管活性药物应用：在扩充血容量和纠正酸中毒基础上，正确使用血管活性药物以纠正异常的血液动力学改变和改善微循环，常用的药物为山莨菪碱、多巴胺、间羟胺等。

（3）DIC 的治疗：高度怀疑有 DIC 时宜尽早应用肝素，剂量为 0.5～1.0mg/kg，加入 10% 葡萄糖液 100 ml 静脉滴注，以后可 4～6 小时重复一次。应用肝素时，用凝血时间监测，调整剂量，要求凝血时间维持在正常值的 2.5～3 倍为宜，如在 2 倍以下，可缩短间隔时间，增加剂量，如超过 3 倍，可延长间隔时间或减少剂量。高凝状态纠正后，应输入新鲜血液、血浆及应用维生素 K，补充被消耗的凝血因子。

（4）肾上腺皮质激素的使用：适应证为毒血症症状明显的患者，有利于纠正感染中毒性休克。地塞米松，剂量成人每日 10～20mg，儿童 0.2～0.5mg/kg，或氢化可的松 200～500mg/d，儿童剂量为 8～10mg/kg。静脉注射，一般不超过 3d。

（5）治疗流脑原发病同时注意保护肺脏、肝脏、肾脏等重要器官。

2. 脑膜脑炎型的治疗

（1）抗生素的应用。

（2）防治脑水肿、脑疝：及早发现脑水肿，积极脱水治疗，预防发生脑疝。可用甘露醇治疗，用法同前，此外还可使用白蛋白、利尿剂、激素等药物治疗。

（3）防治呼吸衰竭：在积极治疗脑水肿的同时，保持呼吸道通畅，必要时气管插管，使用呼吸机治疗。

3. 混合型的治疗

此型患者病情复杂严重，治疗中应积极治疗休克，又要顾及脑水肿的治疗。因此应在积极抗感染治疗的同时，针对具体病情，有所侧重，二者兼顾。

十、预　后

本病普通型预后好，如能及时诊断及治疗，多能治愈，并发症及后遗症少见。暴发型病死率高，其中脑膜脑炎型及混合型预后差。小于1岁的婴幼儿及老年人预后差。如能早期诊断，及时予以综合治疗，病死率可显著下降。

十一、预　防

1. 控制传染源

早期发现患者，就当地医院进行呼吸道隔离与治疗，做好疫情报告。对患者所在社区、学校等疫源地和周围环境开展消毒处理，患者应隔离至症状消失后3d，或自发病后1周。

2. 切断传播途径

流行期间做好卫生宣传工作，搞好个人及环境卫生。室内保持清洁和通风。儿童避免到公共场所，提倡少集会，少走亲访友。

3. 保护易感人群

疫苗预防对象主要为15岁以下儿童。国内多年来应用A群荚膜多糖菌苗，接种后的保护率达90%以上，不良反应极少。剂量为40～50μg，皮下注射。近年来由于C群流行，我国已经开始接种A+C结合菌苗。药物预防的重点对象为发生流行的集体单位、患者周围密切接触者或发病家庭密切接触的儿童。根据药敏结果进行预防用药，未知药敏结果时可服用利福平，成人每日600mg，儿童5～10mg/kg，分2次服用，连用2d。由于磺胺类药物耐药发生率较高，故一般不采用，仅用于对磺胺药物敏感的流行菌株的患者。另外头孢菌素类、喹诺酮类亦有良好的预防作用。

第三节　脊髓灰质炎

脊髓灰质炎（poliomyelitis）是由脊髓灰质炎病毒（poliovirus）引起的急性传染病。感染后大多无症状，有症状者临床主要表现为发热、上呼吸道症状、肢体疼痛、头痛等，随之出现肢体瘫痪，部分患者可发生弛缓性神经麻痹并留下瘫痪后遗症，儿童好发，普遍接种疫苗前尤以婴幼儿多见，俗称"小儿麻痹症（infantile paralysis）"。

一、病原学

脊髓灰质炎病毒为小核糖核酸病毒科（Picornaviridae），肠道病毒属（Enterovirus），电子显微镜下观察病毒呈小圆球形，直径27～30nm。它的结构简单，核衣壳为立体对称20面体，含60个壳微粒，无包膜，仅仅由单链RNA组成，外面包被的蛋白壳称为核壳（capsid）。根据抗原不同可分为Ⅰ、Ⅱ、Ⅲ血清型，各型间很少交叉免疫，分别可用相应的免疫血清做中和试验定型，3型基因组核苷酸序列存在36%～52%的差异。脊髓灰质炎病毒在外界环境中有较强的生存力，在污水和粪便中可存活数月，冰冻条件下可保存数年，在酸性环境中较稳定，不易被胃酸和胆汁灭活，耐乙醚和乙醇，但加热至56℃ 30min以上、紫外线照射1小时或在含氯0.05mg/L的水中10min以及甲醛、2%碘酊、各种氧化剂如过氧化氢溶液、含氯石灰、高锰酸钾等均能灭活。该病毒可用人胚肾、人胚肺、猴肾、Hela、Vero等多种细胞培养分离病毒及制备疫苗。氯化镁可增强该病毒对温度的抵抗力，故广泛用于保存减毒活疫苗。

二、流行病学

（一）传染源

人是脊髓灰质炎病毒的唯一传染源，隐性感染和轻症瘫痪型患者是本病的主要传染源，其中隐性感染者即无症状病毒携带者占90%以上，携带病毒一般为数周，此类人群难以被及时发现和隔离，在传播过程中具有重要作用。瘫痪型在传播上意义不大。

（二）传播途径

本病主要通过粪-口途径传播，而日常生活接触是主要传播方式，直接或间接污染病毒的双手、用品、玩具、衣服等皆可成为传播媒介。在发病前3~5d患者鼻咽分泌物及粪便内已可排出病毒。咽部主要在病初1周内排出病毒且主要通过飞沫传播而且时间短暂，粪便排出病毒不仅时间早，而且量多且持续带毒时间长达数月之久，因此通过污染的水、食物以及日常用品可使之播散。此外，口服的减毒活疫苗在通过粪便排出体外后，在外界环境中有可能恢复毒力，从而感染其他易感者。本病亦可通过空气飞沫传播。

（三）人群易感性

人群对本病普遍易感，感染后获持久免疫力并具有特异性。体液免疫在本病中起重要作用，血清中最早出现特异性IgM，2周后出现IgG和IgA，特异性IgG抗体可通过胎盘、分泌型IgA通过母乳由母体传给新生儿，这种被动免疫在出生后6个月逐渐消失，年长儿大多经过隐性感染获得免疫力，抗体水平再度增长，故6个月以上小儿发病率逐渐增高，至5岁后又降低，到成人时多具一定免疫力。在发展中国家本病地方性流行区，大多数婴儿自母体获得中和抗体，至1周岁时下降到最低点。由于地区环境卫生和个人卫生不理想，病毒传播广泛，由于显性感染和隐性感染，5岁左右儿童绝大多数在出生后几年内就获得感染和免疫，因而不发生大流行。因此，在本病流行最严重的国家和地区，发病年龄较低。

（四）流行状况

本病遍及全球，多见于温带地区，但在普种疫苗地区发病率明显降低，也少有流行。我国自20世纪60年代开始服用减毒活疫苗以来，发病率迅速下降，到90年代大部分省市发病率均降至很低水平，2000年10月，世界卫生组织西太平洋地区宣布成为无脊髓灰质炎区域，标志着我国已达到无脊髓灰质炎目标。2003年，全球消灭脊髓灰质炎的进度较缓，甚至出现反弹现象，国外特别是与我国接壤的部分国家仍有脊髓灰质炎流行，脊髓灰质炎野病毒输入我国并引起流行的危险依然存在。然而，在实现无脊髓灰质炎目标后，随着预防接种的推广，人群免疫力迅速增长，发病率显著下降，本病仅见于未接种过疫苗者和与脊髓灰质炎减毒活疫苗糖丸接种者所接触的人当中，即所谓"疫苗相关病例"。世界卫生组织美洲区的多米尼加、海地和西太区的菲律宾又发生了由脊髓灰质炎疫苗衍生病毒引起的脊髓灰质炎流行。目前，全世界只有尼日利亚、印度、巴基斯坦和阿富汗等国是脊髓灰质炎高发国家。阿富汗因社会安全问题，该国东南部不能开展接种；印度脊髓灰质炎病毒仍有传播；尼日利亚北部地区和巴基斯坦接种率较低（<50%），近几年我国也发现了脊髓灰质炎疫苗变异为病毒导致的病例，这些对于保持无脊髓灰质炎目标以及全球消灭脊髓灰质炎工作提出了新的挑战。

三、发病机制与病理解剖

（一）发病机制

脊髓灰质炎发病机制分为两个阶段：第一阶段病毒经口咽或消化道进入体内，先在鼻咽部及胃肠道内复制，然后逐渐侵犯相关淋巴组织，大多数人感染后，机体可产生相应保护性抗体，病毒不进入血流，不出现症状或仅有轻微不适，表现为隐性感染。若机体抵抗力较低，病毒可入血先引起较轻的病毒血症（即第一次病毒血症），若病毒未侵犯神经系统，机体免疫系统又能清除病毒，患者可不出现神经系统症状，为顿挫型；少部分患者因病毒毒力强或血中抗体不足，病毒随血流扩散至全身淋巴组织或其他组织中进一步增殖，大量复制并再度入血形成较为严重的病毒血症（即第二次病毒血症），典型病例可进入发病机制的第二阶段，病毒通过血脑屏障，侵入中枢神经系统，在脊髓前角运动神经细胞中增殖，引起细胞坏死，若运动神经元受损严重，则导致肌肉瘫痪，引起瘫痪期症状。引起瘫痪的高危因素包括过度疲劳、剧烈运动、肌内注射、扁桃体摘除术和遗传因素等。在瘫痪刚发生的几日内病毒在脊髓的复制量可达最大，但1周后病毒即无法检出，而遗留的局部炎性反应则可持续存在达数月之久。除神经系统病变之外，肠壁及其他淋巴组织亦可发生退行性或增生性病变，偶见局灶性心肌炎、间质性肺炎及肝、肾等其他脏器病变。脊髓灰质炎病毒选择性侵犯某些神经细胞，主要病理变化在中枢神经系统，病变主要在脊髓前角、延髓、脑桥和中脑，以脊髓损害为主，大部分脑干及脑神经核都受损，以网状结构、前庭核及小脑盖核的病变多见，大脑皮质很少出现病变。偶见交感神经节及周围神经节病变。脊髓病变以前角运动神经元最显著。通常脊髓颈段及腰段的前角灰白质细胞损害较多，故临床上常见四肢瘫痪。

（二）病理解剖

早期镜检可见神经细胞内染色体溶解，尼氏体（Nissl's bodies）消失，出现嗜酸性包涵体，伴周围组织充血、水肿和血管周围单核细胞浸润。严重者细胞核浓缩，细胞坏死，最后为吞噬细胞所清除。瘫痪主要由神经细胞不可逆性严重病变所致。临床上是否瘫痪、瘫痪轻重及其恢复程度主要由神经细胞病变的程度和部位决定，并非所有受累神经元都坏死，且损伤是可逆性的。起病 3～4 周后，水肿、炎症消退，神经细胞功能可逐渐恢复。

四、临床表现

潜伏期为 5～35d，一般 9～12d，临床上可表现多种类型：无症状型（隐性感染）、顿挫型、无瘫痪型及瘫痪型。

（一）无症状型（隐性感染）

该型多见，占全部感染者 90%～95%。感染后无症状出现，但在咽部和粪便中可分离出病毒，相隔 2～4 周的双份血清中可检出特异性中和抗体的 4 倍增长。

（二）顿挫型

该型占 4%～80%，表现为上呼吸道症状：发热、咽部不适、咽部淋巴组织充血、水肿；胃肠功能紊乱：恶心、呕吐、腹泻、腹部不适等；以及流感样症状。上述症状持续 1～3d 后可逐渐恢复。一般无中枢神经系统受累的症状和体征。该型临床表现缺乏特异性，经病毒分离及血清中的特异性抗体变化方可诊断。

（三）无瘫痪型

无瘫痪型与顿挫型相比，主要区别为脑膜刺激征的出现，脑膜刺激征阳性，脑脊液呈病毒性脑膜炎性改变。患者可表现为头痛、背痛、呕吐和颈背部强直，克氏征、布氏征阳性，患者通常在 3～5d 内热退，但脑膜刺激征可持续 2 周之久，在整个病程中无神经和肌肉功能的改变。本型临床表现与其他肠道病毒引起的脑膜炎难以鉴别，需经病毒学和血清学检查才能确诊。此外，全身症状也较顿挫型为重。

（四）瘫痪型

该型仅占 1%～2%，其特征主要在无瘫痪型临床表现的基础上，再加上累及脊髓前角灰质、脑或脑神经的病变。主要可分为以下各期：

1. 前驱期

本期症状与顿挫型相似，在儿童中以上呼吸道炎为主，在成人则以全身肌肉、骨.骼酸痛及皮肤感觉过敏为主。主要表现为发热、乏力、多汗，可伴咽痛、咳嗽等呼吸道症状或食欲下降、恶心、呕吐、腹痛等不适。大多数病例包括成年病例皆缺乏前驱期而进入瘫痪前期。

2. 瘫痪前期

可由前驱期直接进入，或在症状消失后 1～6d 出现体温再次上升，头痛、恶心呕吐，烦躁或嗜睡，感觉过敏、肢体强直灼痛。本期特征为发热、头痛、呕吐和肌肉疼痛、痉挛。发热贯穿在整个阶段。体检除了发现有三脚架征，即患儿坐起时因颈背强直不能屈曲，坐起时需双手后撑床上而呈"三脚架"样外，还可有 Hoyne 征和 Lasegue 征（膝关节伸直时，屈曲髋关节引起的疼痛）阳性。约半数患者有颈抵抗或凯尔尼格（Kernig）征、布鲁津斯基（Brudzinski）征阳性并出现脑脊液改变，表明病毒已进入中枢神经系统，并引起脑膜炎。可伴交感神经功能紊乱而出现面色潮红、多汗、括约肌功能障碍等表现。后期可有腱反射减弱或消失。本期通常持续 3～4d，偶可短至 36 小时或长至 14d。

3. 瘫痪期

通常于起病后 3～10d 出现肢体瘫痪，多于体温开始下降时出现，瘫痪前可有肌力减弱，伴腱反射减弱或消失，并逐渐加重。无感觉障碍，瘫痪早期可伴发热和肌痛，多数患者体温下降后瘫痪就不再发展。按累及病变的部位可分以下四型：

（1）脊髓型：最常见。表现为弛缓性瘫痪，不对称，腱反射消失，肌张力减退，因病变多在颈、腰部脊髓，故四肢瘫痪，尤以下肢瘫居多。近端肌群较远端肌群受累重，出现早。躯干肌群瘫痪时头不能直立，颈背无力，不能坐起和翻身。颈胸部脊髓病变严重时可累及呼吸肌而影响呼吸运动，表现为呼吸浅速、咳嗽无力等。在瘫痪发生后开始2周，局部常有疼痛感，进入恢复期疼痛逐渐消失。

（2）延髓型：即延髓性麻痹型，系延髓和脑桥受损所致。在瘫痪型中占5%~35%，约85%患者在起病前一个月内有扁桃体摘除史。单纯延髓型的发生率在瘫痪型中低于10%，而且多见于儿童，在成人则延髓型常伴有脊髓症状。由于在脑干所处的受损部位不同，可产生不同症状，比如呼吸中枢受损时出现呼吸不规则，呼吸暂停，严重时出现呼吸衰竭。血管运动中枢受损时可有血压和脉率变化，乃至循环衰竭。脑神经受损时则出现相应的症状和体征，面神经及第X对脑神经损伤多见。

（3）脑型：少见。可单纯表现为脑炎，也可与延髓型或脊髓型同时存在。弥漫性的脑炎可表现为意识障碍、高热、谵妄、惊厥、昏迷、强直性瘫痪等。局灶性脑炎表现为大脑定位症状。

（4）混合型：以上几型同时存在为混合型。兼有脊髓瘫痪型和延髓瘫痪的临床表现，可出现肢体瘫痪、脑神经损害、呼吸中枢损害、血管运动中枢损害的各种表现的组合。

4. 恢复期

急性期过后1~2周瘫痪肢体逐渐恢复，肌力也逐步恢复。通常瘫痪型从远端肌群开始恢复，持续数周至数月，轻型病例1~3个月内可基本恢复，重者需6~18个月或更长时间。

5. 后遗症期

瘫痪1~2年后仍不恢复为后遗症。若不积极治疗，则长期瘫痪的肢体可发生肌肉萎缩，肢体畸形。部分瘫痪型病例在感染后25~35年，发生进行性神经肌肉软弱、肌肉萎缩、疼痛，受累肢体瘫痪加重，称为脊髓灰质炎后综合征（post-poliomyelitis syndrome）。

五、并发症

脊髓灰质炎最主要的并发症为呼吸系统并发症，多见于延髓型呼吸麻痹患者，可继发肺炎、肺不张、急性肺水肿等。部分患者尸检可发现心肌病变，多由病毒直接引起，但仅根据临床表现较难确诊。消化系统并发症为消化道出血，肠麻痹，急性胃扩张等。其他并发症还包括尿潴留所致的尿路感染。长期卧床导致的褥疮及氮、钙负平衡，表现为骨质疏松、尿路结石和肾功能衰竭等。病毒亦可侵犯心肌，导致心电图T波、S-T段和P-R间期改变，见于10%~20%的患者。

六、实验室检查

（一）血常规

白细胞多正常，早期及继发感染时可增高，以中性粒细胞为主。急性期1/3~1/2患者血沉增快。

（二）脑脊液

顿挫型脑脊液通常正常，无瘫痪型或瘫痪型患者脑脊液改变类似于其他病毒所致的脑膜炎。前驱期脑脊液一般正常，至瘫痪前期颅压可略高，细胞数常增加，早期中性粒细胞为主，后以淋巴细胞为主，蛋白质在早期可以正常，以后逐渐增多，氯化物正常，糖正常或轻度增高。热退后细胞数迅速降至正常，蛋白可略高，呈蛋白-细胞分离现象。少数患者脑脊液可始终正常。

（三）病毒分离

起病1周内鼻咽部分泌物及粪便中可分离出病毒，也可从血液或脑脊液中分离病毒，多次送检可增加阳性率，诊断价值也更大。在发达国家或本病发病率很低的地区，应注意分离疫苗相关病毒，但野毒株和疫苗相关病毒的鉴别需要在较高水平实验室中才能进行。

（四）免疫学检查

可用中和试验、补体结合试验及酶联免疫吸附试验（ELISA）等方法检测特异抗体，其中以中和试验较常用，阳性率及特异性均较高。尽可能采集双份血清，第一份血清在起病后尽早采集，相隔2~3周再采集第二份血清。血清或脑脊液抗脊髓灰质炎病毒IgM抗体阳性或IgG抗体效价升高4倍以上者具有诊断价值。

（五）分子诊断

近年来采用病毒 cDNA 做核酸杂交及用 RT-PCR 检测病毒 RNA，均具有快速诊断的作用。

七、诊　断

根据当地流行病学资料，未服用疫苗者接触患者后出现多汗、烦躁、感觉过敏、颈背疼痛、强直，腱反射消失等现象，应疑似本病。弛缓性瘫痪的出现有助于诊断。流行病学资料对诊断起重要作用，病毒分离和血清特异性抗体检测可确诊。

八、鉴别诊断

前驱期需和上呼吸道感染、流行性感冒、胃肠炎等鉴别。瘫痪前期患者可与各种病毒性脑炎、化脓性脑膜炎、结核性脑膜炎及流行性乙型脑炎相鉴别。瘫痪患者还应和感染性多发性神经根炎（吉兰-巴雷综合征）、急性脊髓炎、家族性周期性瘫痪、假性瘫痪，以及其他肠道病毒感染和骨关节病变引起的病变相鉴别。

九、治　疗

本病无法治愈，目前也尚无特效抗病毒治疗方法。治疗原则主要是对症治疗、缓解症状、促进恢复、预防及处理并发症、康复治疗。

（一）前驱期及瘫痪前期

1. 一般治疗

卧床至热退后 1 周，避免各种引起瘫痪发生的因素，如剧烈活动、肌内注射、手术等。保证补液量及热量的供给。

2. 对症治疗

必要时可使用退热药物、镇静剂缓解全身肌肉痉挛和疼痛；适量的被动运动可减少肌肉萎缩、畸形发生。对发热较高、病情进展迅速者，可采用丙种球蛋白肌内注射，以中和血液内可能存在的病毒。肾上腺皮质激素如泼尼松（强的松）、地塞米松等有退热、减轻炎症和水肿等作用，可用于严重病例，疗程 3~5d。

（二）瘫痪期

1. 保持功能体位

患者应躺在有床垫的硬板床上，瘫痪肢体应保持在功能位置上，以避免产生垂腕垂足等现象。卧床时保持身体成一直线，膝部略弯曲，髋部及脊柱用板或重物使之挺直，踝关节成 90°。疼痛消失后应积极做主动和被动锻炼，以防止骨骼肌肉萎缩、畸形。

2. 营养补充

予以充足的营养及充足的水分，维持电解质平衡。

3. 药物促进功能恢复

使用神经细胞的营养药物如维生素 B_1、维生素 B_{12} 及促神经传导药物地巴唑；增进肌肉张力药物，如加兰他敏等，一般在急性期后使用。

4. 延髓型瘫痪

①保持气道通畅：采用头低位，避免误吸，最初几日可使用静脉途径补充营养。若气管内分泌物较多，应及时吸出，防止气道梗阻。②监测血气、电解质、血压等，发现问题及时处理。③声带麻痹、呼吸肌瘫痪者，需行气管切开术，必要时使用呼吸机辅助通气。

（三）恢复期及后遗症期

体温恢复正常，肌肉疼痛消失和瘫痪停止发展后应进行积极康复治疗。若畸形较严重，可行外科矫形治疗，此外还可通过中医按摩、针灸、推拿、康复锻炼及其他理疗措施促进瘫痪肌肉的功能恢复。

十、预 防

（一）管理传染源

早期发现患者，及时疫情报告，进行详细的流行病学调查。患者自起病日起至少隔离40d，最初1周应同时强调呼吸道和胃肠道隔离，1周后单独采用消化道隔离即可。患者粪便、便盆、食具和居住环境按要求的方法进行消毒。密切接触者应医学观察20d，对于病毒携带者应按患者的要求隔离。

（二）切断传播途径

急性期患者粪便用20%含氯石灰乳剂，将粪便浸泡消毒1~2小时或用含氯消毒剂浸泡消毒后再排放，沾有粪便的尿布、衣裤应煮沸消毒，被服应日光曝晒。加强水、粪便和食品卫生管理。

（三）保护易感人群

1. 避免顿挫型变成瘫痪型

本病流行期间，儿童应少去人群众多场所，避免过分疲劳和受凉，推迟各种预防注射和不急需的手术等，以免促使顿挫型变成瘫痪型。

2. 主动免疫

主动免疫是预防本病的主要而有效的措施。自1955年采用疫苗预防脊髓灰质炎之后，发病率有非常显著地下降。

（1）减毒活疫苗（OPV）：口服，使用方便，95%以上接种者可产生长期免疫，但由于是活病毒，故不可用于免疫功能缺陷者或免疫抑制剂治疗者。我国从1960年开始自制脊髓灰质炎减毒活疫苗，一种是三型单价糖丸，另一种是混合多价糖丸，为Ⅰ、Ⅱ、Ⅲ型混合物，目前普遍采用此型疫苗。一般首次免疫从2月龄开始，2、3、4月龄各服1次，4岁时再加强免疫一次。服用疫苗后2周，体内可产生特异性抗体，1~2个月可达有效水平，三剂服用完成后产生的免疫力可维持5年，加强免疫1次可维持终身。在极少数情况下，疫苗株病毒可突变，重新具有对神经系统的毒性作用，导致受接种者或接触人群发生疫苗相关性麻痹性脊髓灰质炎（vaccine associated paralytic poliomyelitis，VAPP），在我国发生率约1/125万，但该疫苗的优点仍远远超过其缺点，在我国实践中口服疫苗的效果仍然是满意的。

（2）灭活疫苗（IPV）：较为安全，可用于免疫功能缺陷者及接受免疫抑制剂治疗者、可与白喉、百日咳、破伤风等疫苗混合注射、避免活病毒突变恢复毒力的可能性、不受肠道内其他病毒的干扰，接种后保护率可达70%~90%。但价格昂贵，抗体产生缓慢，免疫维持时间短，需重复注射，肠道内无抗体产生，接种后不能防止感染和携带病毒，只能防止发病，灭活不完全可引起接种者发病。

3. 被动免疫

未服过疫苗的幼儿、孕妇、医务人员、免疫低下者、扁桃体摘除等局部手术后或先天性免疫缺陷的患者及儿童，若与患者密切接触，应及早肌内注射丙种球蛋白。推荐剂量0.3~0.5ml/kg，每月1次，连用2次，免疫效果可维持2个月。

第四节 狂犬病

狂犬病（rabies）是由狂犬病毒（rabies virus）引起的一种人畜共患的侵犯中枢神经系统为主的急性传染病。狂犬病毒通常由病畜通过唾液以咬伤方式传给人。狂躁型因有典型的恐水症状又名恐水症（hydrophobia）。该病是目前病死率最高的传染病，至今无特效药物治疗，一旦发病，病死率达100%。通过注射狂犬疫苗预防狂犬病的发生非常重要。

一、病原学

狂犬病毒属弹状病毒科（Rhabdoviridae）拉沙病毒属（Lyssavirus），形似子弹，一端钝圆，另一端扁平，大小大约75nm×180nm，中心由单股负链RNA和核蛋白（N）构成核糖核蛋白（RNP），其表面有转录酶大蛋白（L）及磷蛋白（P，又称Ns蛋白）共同组成螺旋形对称的核衣壳复合体；外面是脂蛋白包膜，表面嵌有糖蛋白（G）刺突；在核衣壳与包膜之间还有基质蛋白（M）。狂犬病毒基因组由 11 928 – 11 932 个核苷酸组成，含 5 个结构基因，由 3'端至 5'端依次排列着 N、P、M、G 和 L 基因，分别编码糖蛋白、核蛋白、转录酶大蛋白、磷蛋白和基质蛋白等 5 个结构蛋白。糖蛋白（G）是病毒表面棘突的成分，有凝集细胞的能力，能与乙酰胆碱受体结合，决定了狂犬病毒的嗜神经性；能刺激机体产生中和抗体和诱导细胞免疫产生保护性免疫反应；狂犬病毒的致病性与 GP 的表达水平及诱导细胞凋亡的能力有密切关系。核蛋白（N）构成核酸的衣壳，是病毒颗粒的最主要成分之一，它不仅可保护基因组 RNA 免受核酸酶降解，也是狂犬病毒重要的抗原成分，是荧光免疫法检测的靶抗原，有助于临床诊断，但不能刺激机体产生中和抗体。磷蛋白即衣壳基质蛋白（matrix protein 1，M1P），也称为 Ns 蛋白，位于病毒核心壳与包膜之间，与核酸衣壳一起，是狂犬病毒属的特异性抗原。包膜基质蛋白（matrix protein 2，M2P）构成狂犬病毒包膜的重要成分。除上述 5 个结构蛋白外还有 2 个微小蛋白属非结构蛋白。

病毒可接种于鸡胚、鼠脑等，也可在地鼠肾细胞、人二倍体细胞培养中增殖、传代。从患者或患病动物直接分离得到的病毒称为野毒株（wild virus）或街毒株（street strain），致病力强，能侵入脑和唾液腺中并在其神经细胞中繁殖。街毒株在动物脑内传代 50 代后其毒力减弱，对人和犬失去致病力，不能侵入脑和唾液腺中增殖，但仍保持其免疫原性，可供制备疫苗，因其潜伏期固定在 4 ~ 6d，称为固定毒株（fixed strain）。巴斯德首创用固定毒株制成减毒活疫苗，预防狂犬病。在组织细胞内的狂犬病毒，于室温或 4℃其传染性可保持 1 ~ 2 周，若置于中性甘油，在室温下可保存数周，在 4℃可保存数月。病毒易为紫外线、苯扎溴铵（新洁尔灭）、碘酒、高锰酸钾、乙醇、甲醛等灭活，加热 100℃，2min 可灭活。

二、流行病学

（一）传染源

带狂犬病毒的动物是本病的传染源，我国狂犬病的主要传染源是病犬，占 80% ~ 90%，其次为猫、猪、牛、马等家畜。在发达国家地区由于对流浪狗控制及对家养狗的强制免疫，蝙蝠、浣熊、臭鼬、狼、狐狸等野生动物成为主要传染源。拉丁美洲的吸血蝙蝠及欧美的食虫蝙蝠等可携带病毒而不表现症状，此种蝙蝠可能是病毒在自然界的重要储存宿主。一般来说，狂犬患者不是传染源，不形成人与人之间的传染，因其唾液中所含病毒量较少。一些貌似健康的犬或其他动物的唾液中也可带病毒，也能传播狂犬病。

（二）传播途径

病毒主要通过咬伤传播，也可由带病毒犬的唾液经各种伤口和抓伤、舔伤的黏膜和皮肤入侵，少数可在宰杀病犬、剥皮、切割等过程中被感染。蝙蝠群居洞穴中的含病毒气溶胶也可经呼吸道传播。器官移植也可传播狂犬病。

（三）人群易感性

人群普遍易感，兽医与动物饲养员尤其易感。人被病犬咬伤后发病率为 15% ~ 20%。被病兽咬伤后是否发病与下列因素有关：①咬伤部位：头、面、颈、手指处被咬伤后发病机会多；②咬伤的严重性：创口深而大者发病率高；③局部处理情况：咬伤后迅速彻底清洗者发病机会较少；④及时、全程、足量注射狂犬疫苗和免疫球蛋白者发病率低；⑤被咬伤者免疫功能低下或免疫缺陷者发病机会多。全年均可发病，但冬季较少，男多于女，以农村青少年居多。

（四）流行特征

该病在 100 多个国家存在，每年全球约有 4 万 ~ 5 万人死于狂犬病，其中 98% 发生在发展中国家。我国属于狂犬病流行比较严重的国家之一，2013 年人狂犬病病例报告死亡 1 128 例，病例报告主要集中在华南、西南地区，超过报告总数的一半，而长江以南地区报告病例超过总数的 70%。报告病例数居前 5 位的省份依次为广西、广东、湖南、贵州、云南，合计占全国的 48% 全国总体疫情逐年下降，但个别中低发省份报告病例数在上升，疫情地域分布仍呈现由南向北、由高发向低发地区蔓延的趋势。感染狂犬病多发生在动物狂犬病多发和有大量未被免疫动物的地区。农村及边远山区发病率高于城市。

三、发病机制与病理改变

（一）发病机制

狂犬病毒自皮肤或黏膜破损处入侵人体后，对神经组织有强大的亲和力，致病过程可分三阶段：①组织内病毒小量增殖期：病毒先在伤口附近的肌细胞小量增殖，在局部可停留3d或更久，然后入侵人体近处的末梢神经；②侵入中枢神经期：病毒以较快的速度沿神经的轴突向中枢神经作向心性扩展，至脊髓的背根神经节大量繁殖，入侵脊髓并很快到达脑部，主要侵犯脑干、小脑等处的神经细胞；③向各器官扩散期：病毒从中枢神经向周围神经扩展，侵入各器官组织，尤以唾液腺、舌部味蕾、嗅神经上皮等处病毒量较多。由于迷走、舌咽及舌下脑神经核受损，致吞咽肌及呼吸肌痉挛，出现恐水、吞咽和呼吸困难等症状。交感神经受累时出现唾液分泌和出汗增多。迷走神经节、交感神经节和心脏神经节受损时，可引起患者心血管功能紊乱或者猝死。狂犬病毒侵犯神经系统的原因：病毒侵犯的神经细胞的凋亡被抑制，被病毒感染的细胞继续存活，病毒得以不断传递到下一个神经细胞。特异性免疫T细胞虽可进入中枢神经系统但被破坏，使抗病毒免疫不能有效控制病毒，因此病毒不断被传递到新的神经元，并沿脊髓传到中枢神经系统。

（二）病理改变

病理改变主要为急性弥漫性脑脊髓炎，以大脑基底面海马回和脑干部位（中脑、脑桥和延髓）及小脑损害最为明显。外观有充血、水肿、微小出血等。镜下脑实质有非特异的神经细胞变性与炎性细胞浸润。具有特征性的病变是嗜酸性包涵体，称内基小体（Negri body），为狂犬病毒的集落，最常见于海马以及小脑浦肯野细胞（Purkinje cell）中。该小体位于细胞质内，呈圆形或椭圆形，直径3～10μm，染色后呈樱桃红色，具有诊断意义。

四、临床表现

潜伏期长短不一，大多在3个月内发病，潜伏期可长达十年以上，潜伏期长短与年龄、伤口部位、伤口深浅、入侵病毒数量和毒力等因素相关。临床表现分为狂躁型和麻痹型，前者以急性或暴发性致死性脑炎为特征，后者呈脊髓神经及周围神经受损的表现。狂躁型典型临床经过分为3期。

1. 前驱期

常有低热、倦怠、头痛、恶心、全身不适，继而恐惧不安，烦躁失眠，对声、光、风等刺激敏感而有喉头紧缩感。具有诊断意义的早期症状是在愈合的伤口及其神经支配区有烧灼、痒、痛、麻及蚁走等异样感觉，约发生于50%～80%的病例。本期持续2～4d。

2. 兴奋期

表现为高度兴奋、恐惧不安、恐水、恐风。体温常升高（38～40℃甚至超过40℃）。恐水为本病的特征，50%～70%典型患者虽渴极而不敢饮，见水、闻流水声、饮水，或仅提及饮水时均可引起咽喉肌严重痉挛。外界多种刺激如风、光、声也可引起咽肌痉挛。常因声带痉挛伴声嘶、说话吐词不清，严重发作时可出现全身肌肉阵发性抽搐，因呼吸肌痉挛致呼吸困难和发绀。患者常出现流涎、多汗、心率快、血压增高等交感神经功能亢进表现。因同时有过度流涎和吞咽困难而出现"泡沫嘴"。患者神志多清晰，可出现精神失常、幻视、幻听等。脑干和脑神经功能障碍可出现复视、面瘫和吞咽困难。括约肌功能障碍可出现排尿、排便困难。因累及下丘脑及杏仁核，患者可有性欲增强等改变。本期大约1～3d。

3. 麻痹期

患者肌肉痉挛逐渐停止，进入全身弛缓性瘫痪，患者由安静进入昏迷状态。最后因呼吸、循环衰竭死亡。该期持续时间较短，一般6～18小时。麻痹型（静型）以脊髓或延髓受损为主的。该型患者无兴奋期和典型的恐水表现，常见高热、头痛、呕吐、腱反射消失、肢体软弱无力，共济失调和大、小便失禁，呈横断性脊髓炎或上行性麻痹等症状，最终因全身弛缓性瘫痪死亡。本病全程一般不超过6d，一旦出现症状，病情进展迅速，几乎100%短期内死亡。

五、并发症

患者病程晚期常出现肺部感染和其他部位感染，呼吸中枢的感染可导致呼吸麻痹而死亡。可出现抗利尿激素异常分泌、气胸、纵隔气肿、心律不齐、心力衰竭、动静脉栓塞、上消化道出血和急性肾衰竭等。

六、实验室检查

1. 血、尿常规及脑脊液

外周血白细胞总数轻至中度增多，中性粒细胞一般占80%以上。尿常规可发现轻度蛋白尿，偶有透明管型。脑脊液压力稍增高，白细胞数轻度增高，一般不超过200×10^6/L，以淋巴细胞为主，蛋白轻度增高，糖及氯化物正常。

2. 病原学检查

（1）病毒分离：取患者的唾液、脑脊液、皮肤或脑组织进行细胞培养或用乳小白鼠接种法分离病毒。

（2）内基小体检查：动物或死者的脑组织做切片染色，镜检找内基小体，阳性率70%～80%。

（3）核酸测定：取新鲜唾液和皮肤活检组织行反转录聚合酶链反应（RT-PCR）法测定狂犬病毒RNA。

3. 免疫学检查

（1）抗原检查：可取患者的脑脊液或唾液直接涂片、角膜印片或咬伤部位皮肤组织或脑组织通过免疫荧光法检测抗原，阳性率可达98%。此外，还可使用快速狂犬病酶联免疫吸附法检测抗原。

（2）抗体检查：存活一周以上者做血清中和试验或补体结合试验检测抗体、效价上升者有诊断意义。此外，中和抗体还是评价疫苗免疫力的指标。国内多采用酶联免疫吸附试验（EUSA）检测血清中特异性抗体，该抗体仅在疾病晚期出现。WHO推荐快速荧光灶抑制试验（rapid fluorescent focus inhibition test, RFFIT）检测血清中特异性抗体，特异性和敏感性高，但测试周期长、需要仪器设备多等缺点，不适合流行病学调查。

七、诊 断

依据有被狂犬或病兽咬伤或抓伤史。出现典型症状如恐水、怕风、咽喉痉挛，或怕光、怕声、多汗、流涎和咬伤处出现麻木、感觉异常等即可作出临床诊断。麻痹型以横断性脊髓炎或上行性麻痹等症状为主要表现。确诊依靠检查病毒抗原，病毒核酸或尸检脑组织中的内基小体。

八、鉴别诊断

本需与破伤风、病毒性脑膜脑炎、脊髓灰质炎等鉴别。

九、治 疗

狂犬病发病以后以对症支持等综合治疗为主。

1. 隔离患者

单室严格隔离患者，防止唾液污染，尽量保持患者安静，减少光、风、声等刺激。

2. 对症治疗

包括加强监护，镇静，解除痉挛，给氧，必要时气管切开，纠正酸中毒，补液，维持水、电解质平衡，纠正心律失常，稳定血压，出现脑水肿时给予脱水剂等。

3. 抗病毒治疗

临床曾应用α-干扰素、阿糖腺苷、大剂量人抗狂犬病免疫球蛋白治疗，均未获成功。还需进一步研究有效的抗病毒治疗药物。

十、预 后

狂犬病是所有传染病中最凶险的病毒性疾病,一旦发病,病死率达100%。

十一、预 防

1. 管理传染源

以犬的管理为主。捕杀野犬,管理和免疫家犬,并实行进出口动物检疫等措施。病死动物应予焚毁或深埋处理。

2. 伤口处理

应用20%肥皂水或0.1%苯扎溴铵（新洁尔灭）彻底冲洗伤口至少半小时,力求去除狗涎,挤出污血。彻底冲洗后用2%碘酒或75%酒精涂擦伤口,伤口一般不予缝合或包扎,以便排血引流。如有抗狂犬病免疫球蛋白或免疫血清,则应在伤口底部和周围行局部浸润注射。此外,尚需注意预防破伤风及细菌感染。

3. 预防接种

（1）疫苗接种：疫苗接种可用于暴露后预防,也可用于暴露前预防。我国为狂犬病流行地区,凡被犬咬伤者,或被其他可疑动物咬伤、抓伤者,或医务人员的皮肤破损处被狂犬病患者唾液沾污时均需作暴露后预防接种。暴露前预防主要用于高危人群,即兽医、山洞探险者,从事狂犬病毒研究人员和动物管理人员。世界卫生组织（World Health Organization，WHO）推荐使用的疫苗有：①人二倍体细胞疫苗,价格昂贵；②原代细胞培养疫苗,包括地鼠肾细胞疫苗、狗肾细胞疫苗和鸡胚细胞疫苗等；③传代细胞系疫苗,包括Vero细胞（非洲绿猴肾传代细胞）疫苗和BHK细胞（Baby Hamster Kidney cell,幼仓鼠肾细胞）疫苗。我国批准的有地鼠肾细胞疫苗、鸡胚细胞疫苗和Vero细胞疫苗,暴露前预防：接种3次,每次1ml,肌内注射,于0、7、28d进行；1~3年加强注射一次。暴露后预防：接种5次,每次2ml,肌内注射,于0、3、7、14和28d完成,如严重咬伤,可全程注射10针,于当日至第6d每日一针,随后于10、14、30、90d各注射一针。部分Vero细胞疫苗可应用2-1-1免疫程序：于0d在左右上臂三角肌肌内各注射一剂（共两剂）,幼儿可在左右大腿前外侧区肌内各注射一剂（共两剂）,7d、21d各注射本疫苗1剂,全程免疫共注射4剂,儿童用量相同。对下列情形之一的建议首剂狂犬病疫苗剂量加倍给予：①注射疫苗前1个月内注射过免疫球蛋白或抗血清者；②先天性或获得性免疫缺陷患者；③接受免疫抑制剂（包括抗疟疾药物）治疗的患者；④老年人及患慢性病者；⑤暴露后48小时或更长时间后才注射狂犬病疫苗的人员。

（2）免疫球蛋白注射：常用的制品有人抗狂犬病毒免疫球蛋白（human anti-rabies immunoglobulin, HRIG）和抗狂犬病马血清两种,以人抗狂犬病免疫球蛋白为佳。抗狂犬病马血清使用前应做皮肤过敏试验。

第十章

老年常见疾病与护理

第一节 循环系统老年常见疾病与护理干预

一、老年冠心病

（一）疾病概念

冠状动脉粥样硬化性心脏病（coronary atherosclerotic heart disease）指冠状动脉粥样硬化使管腔狭窄或阻塞，导致心肌缺血、缺氧而引起的心脏病，为动脉粥样硬化导致器官病变的最常见类型。它和冠状动脉功能性改变即冠状动脉痉挛一起，统称冠状动脉性心脏病（coronary heart disease，CHD），简称冠心病，亦称缺血性心脏病。本病可分为五种临床类型：无症状性心肌缺血型、心绞痛型、心肌梗死型、缺血性心肌病型、猝死型。其中以心绞痛及心肌梗死型较常见。

（二）流行病学资料

冠状动脉粥样硬化性心脏病在老年人中普遍存在并随着年龄的增长进行性加重。尸解发现，50岁以上的个体半数以上至少存在一支冠状动脉的明显狭窄，狭窄的严重程度和数量随着年龄增加。性别与心血管的关系在65岁以后逆转，65岁以前，男性心血管病发病率高于女性，65岁以后女性超过男性，半数以上的急性心肌梗死发生在65岁以上和女性患者。

（三）临床表现与并发症

1. 心绞痛型的临床表现

（1）症状：心绞痛以发作性胸痛为主要临床表现，疼痛的特点为：

①部位：主要在胸骨体上段或中段之后，可波及心前区，常放射至左肩，或至颈、咽或下颌部。

②性质：胸痛常为压迫、发闷或紧锁性，也可有烧灼感，但不尖锐，不像针刺或刀扎样痛，偶伴濒死的恐惧感。发作时，患者往往不自觉地停止原来的活动，直至症状缓解。

③诱因：发作常由体力劳动或情绪激动所激发，饱食、寒冷、吸烟、心动过速、休克等亦可诱发。

④持续时间：疼痛出现后常逐步加重，然后在3～5min内逐渐消失，一般在停止原来诱发症状的活动后缓解。舌下含用硝酸甘油也能在几分钟之内使之缓解。

（2）体征：心绞痛发作时常见心率增快、血压升高，表情焦虑、皮肤冷或出汗，有时出现第四或第三心音奔马律。缺血发作时可有暂时性心尖部收缩期杂音。可有第二心音逆分裂或出现交替脉。部分患者可出现肺部啰音。

2. 心肌梗死型的临床表现

（1）症状和体征：典型的症状为剧烈的、胸骨后压榨性或紧缩性疼痛，可放射至左臂，常伴有濒死感。这种不适类似于心绞痛，但其程度更高，持续时间更长（常大于20min），且休息和硝酸甘油不能缓解。疼痛可放射至颈、颌、背、肩、右臂和上腹部。

（2）伴随症状：可包括出汗、呼吸困难、乏力、头昏、心悸、精神错乱、消化不良、恶心或呕吐。

3. 心绞痛并发症

心律失常、心肌梗死、心力衰竭。

4. 心肌梗死的并发症

乳头肌功能失调或断裂、心脏破裂、室壁瘤、栓塞、心肌梗死后综合征。

（四）治疗原则

1. 心绞痛的治疗

治疗有两个主要目的，一是预防心肌梗死和猝死，改善预后；二是减轻症状和缺血发作，提高生活质量。

（1）一般治疗：发作时立刻休息，一般患者在停止活动后症状即可消除。平时应尽量避免各种确知的诱发因素，如过度的体力活动、情绪激动、饱餐等，冬灭注意保暖。调节饮食，特别是一次进食不宜过饱，避免油腻饮食，禁绝烟酒。调整日常生活与工作量；减轻精神负担；保持适当的体力活动，以不致发生疼痛症状为度；治疗高血压、糖尿病、贫血、甲状腺功能亢进等相关疾病。

（2）药物治疗：药物治疗首先考虑预防心肌梗死和死亡，其次是缓解症状、减轻缺血及改善生活质量。

①抗心绞痛和抗缺血治疗：a. 硝酸酯类药物：这类药物能降低心肌需氧，同时增加心肌供氧，从而缓解心绞痛；b. β肾上腺素受体阻滞剂：机制是阻断拟交感胺类对心率和心收缩力的刺激作用，减慢心率、降低血压，减低心肌收缩力和耗氧量，从而缓解心绞痛的发作；c. 钙离子拮抗剂：本类药物可抑制心肌收缩，减少心肌氧耗；扩张冠状动脉，解除冠状动脉痉挛，改善心内膜下心肌的供血；扩张周围血管，降低动脉压，减轻心脏负荷；还降低血黏度，抗血小板聚集，改善心肌的微循环。

②预防心肌梗死和死亡的药物治疗：a. 抗血小板治疗：抗血小板治疗可抑制血小板在动脉粥样硬化斑块上的聚集，防止血栓形成；b. 降脂药物：降脂药物在治疗冠状动脉粥样硬化中起重要作用。他汀类药物可以使动脉粥样硬化斑块消退，显著延缓病变进展，减少不良心血管事件；c. 血管紧张素转换酶抑制剂：ACEI能逆转左室肥厚、血管增厚，延缓动脉粥样硬化进展，能减少斑块破裂和血栓形成，另外有利于心肌供氧/氧耗平衡和心脏血流动力学，并降低交感神经活性。

（3）经皮冠状动脉介入治疗。

（4）冠状动脉旁路手术。

（5）运动锻炼。

2. 心肌梗死的治疗

（1）阿司匹林和口服抗血小板治疗：除非患者有明确的阿司匹林过敏史，所有急性心肌梗死患者都应立即给予阿司匹林治疗。

（2）吸氧：对所有怀疑急性心肌梗死的患者均给予鼻导管吸氧。对有严重肺水肿或心源性休克的患者应给予面罩吸氧或气管插管给氧。

（3）硝酸甘油：在考虑给予再灌注治疗前，应舌下含服硝酸甘油（0.4mg）以判断ST段的抬高是否为冠状动脉痉挛所致。

（4）再灌注治疗：急性心肌梗死的首要治疗目标是尽快给予再灌注治疗。所有症状发生12小时内就诊、有ST段抬高或新发左束支传导阻滞的心肌梗死患者均应考虑给予再灌注治疗。

（五）护理干预

1. 心绞痛

（1）活动与休息：心绞痛发作时应立即停止正在进行的活动，休息片刻即可缓解。

（2）心理护理：安慰患者，解除紧张不安情绪，以减少心肌耗氧。

（3）遵医嘱给予吸氧。

（4）疼痛观察：评估患者疼痛的部位、性质、程度、持续时间，给予心电监护，描记疼痛发作时的心电图，严密监测生命体征变化，观察患者有无面色苍白、大汗、恶心、呕吐等。

（5）用药护理：心绞痛发作时给予患者舌下含服硝酸甘油，用药后注意观察患者胸痛变化情况，如服药后3~5min仍不缓解可重复使用。用药过程中，注意观察药物副作用，避免血压过低。

（6）减少或避免诱因：疼痛缓解后，与患者一起分析引起心绞痛发作的诱因，如过劳、情绪激动、寒冷刺激等。注意调节饮食，禁烟酒。保持排便通畅，切忌用力排便，以免诱发心绞痛。

2. 心肌梗死

（1）饮食与休息：起病后 4～12 小时内给予流质饮食，以减轻胃扩张。随后过渡到低脂、低胆固醇清淡饮食，提倡少食多餐。发病 12 小时内应绝对卧床休息，保持环境安静，限制探视。

（2）给氧：遵医嘱给予氧疗，以增加心肌氧的供应，减轻缺血和疼痛。

（3）心理护理：疼痛发作时应有专人陪伴，允许患者表达内心感受，给予心理支持，鼓励患者战胜疾病的信心。将监护仪的报警声尽量调低，以免影响患者休息。

（4）止痛治疗的护理：遵医嘱给予吗啡或哌替啶止痛，注意有无呼吸抑制等不良反应。

（5）活动：急性期 24 小时内绝对卧床休息，若病情稳定无并发症，24 小时后可允许患者坐床边椅。指导患者进行腹式呼吸、关节被动与主动运动，逐渐过渡到床边活动。

（6）排便：避免屏气用力排便，若出现排便困难，应立即告知医护人员，必要时应用缓泻剂或开塞露。

（7）急性期严密心电监护，及时发现心率及心律的变化。监测电解质和酸碱平衡状况，因电解质紊乱和酸碱失衡时更容易并发心律失常。准备好急救药物和抢救设备，随时准备抢救。

（六）延续护理

延续性护理通常是指从医院到家庭的护理延续，包括经由医院制订的出院计划、转诊、患者回归家庭或社区后的持续性随访和指导。

1. 成立延续护理管理小组

老年冠心病患者的延续性护理团队由患者的主治医师、责任护士、临床药师等组成，保证小组成员对延续护理的积极性，并进行规范化培训。

2. 确定延续护理的方式

患者出院前，准确、详细记录患者的相关信息，建立随访资料档案。老年冠心病延续性护理小组旨在为老年患者提供全方面的家庭护理指导，包括用药指导、饮食指导、康复指导、运动指导、病情自我监测指导等。由小组成员在出院后 2 周之内采用电话回访的形式实施。

3. 延续护理的主要内容

（1）心绞痛

①合理膳食：宜摄入低热量、低脂、低胆固醇、低盐饮食，多食蔬菜、水果和粗纤维食物如芹菜、糙米等，避免暴饮暴食，注意少量多餐。

②控制体重：在饮食治疗的基础上，结合运动和行为治疗等综合治疗。

③适当运动：运动方式以有氧运动为主，注意运动的强度和时间因病情和个体差异而不同，必要时在医生指导下进行。

④戒烟限酒。

⑤减轻精神压力：逐渐改变性急易怒的性格，保持平和的心态，可采取放松技术或与他人交流的方式缓解压力。

⑥避免诱发因素：告知患者及家属过劳、情绪激动、饱餐、寒冷刺激等都是心绞痛发作的诱因，应注意尽量避免。

⑦病情自我监测指导：教会患者及家属心绞痛发作时的缓解方法，胸痛发作时应立即停止活动或舌下含服硝酸甘油。如服用硝酸甘油不缓解或心绞痛发作比以往频繁、程度加重、疼痛时间延长，应立即到医院就诊，警惕心肌梗死的发生。

⑧用药指导：指导患者出院后遵医嘱服药，不要擅自增减药量，自我监测药物的不良反应。外出时随身携带硝酸甘油以备急需。

⑨定期复查：告知患者应遵医嘱定期到医院复查心电图、血糖、血脂等。

（2）心肌梗死：除心绞痛患者延续护理内容外，还应注意：

①饮食调节：急性心肌梗死恢复后的所有患者均应采用饮食调节，即低饱和脂肪和低胆固醇饮食。

②戒烟：戒烟是心肌梗死后的二级预防的重要措施，研究表明急性心肌梗死后继续吸烟再梗死和死亡危险性增高 22%～47%，积极劝导患者戒烟，并实施戒烟计划。

③心理指导：心肌梗死后患者焦虑情绪多来自于对今后工作能力和生活质量的担心，应予以充分理解并指导患者保持乐观、平和的心情，正确对待自己的病情。

④康复指导：建议患者出院后进行康复训练，适当运动可以提高患者的心理健康水平和生活质量、延长存活时间。运动中以达到患者最大心率的60%～65%的低强度长期锻炼是安全有效的。运动方式包括步行、慢跑、太极拳、骑自行车、游泳、健美操等，每周运动3～4d，开始时每次10～15min，逐渐延长到每天30min以上，避免剧烈活动、竞技性活动、活动时间过长。个人卫生活动、家务劳动、娱乐活动等也对患者有益。

⑤用药指导：指导患者遵医嘱用药，告知药物的作用和不良反应，并教会患者自行监测脉搏，定期门诊随诊。若胸痛发作频繁、程度加重、时间延长、服用硝酸酯类药物疗效下降时，提示急性心血管事件，应及时就医。

⑥照顾者指导：心肌梗死是心脏性猝死的高危因素，应教会家属心肺复苏的基本技术以备急用。

（七）居家护理

1. 心绞痛

（1）按医嘱用药治疗：告知患者药物治疗的重要性，不可随意增减药量，外出随身携带硝酸甘油等药物以备急用。硝酸甘油见光易分解，应避光保存。

（2）植入支架患者，应定时来院复诊。

（3）保持乐观的心态：保持健康的生活方式，开朗乐观的心情，避免情绪激动。

（4）改变不良生活方式：保证充足睡眠、劳逸结合。戒烟限酒。

（5）监测血压：每日监测血压两次，保持收缩压在120～140mmHg。

（6）饮食指导：养成良好的饮食习惯，细嚼慢咽，避免饱餐。

（7）适当身体锻炼：运动时间选择上午10点或下午2点，运动方式为步行、慢跑、太极拳等。

（8）身体不适及时就医：因老年患者疼痛反应迟钝，居家出现牙疼、咽部发紧、胃痛、肩痛、上臂发麻等情况，应高度警惕为心绞痛的不典型表现，应及时就医。

（9）避免各种诱发因素：防止受凉和感冒，避免过劳和情绪激动、饱餐、排便用力。积极治疗高血压、高血脂、糖尿病等。

2. 心肌梗死

（1）提高服药依从性：指导患者出院后遵医嘱服药，自我检测药物的不良反应，不要擅自调整药量，随身携带硝酸甘油、速效救心丸等药物以备急用。

（2）病情自我监测，按时随诊：监测血压、心率，不适症状，若出现心绞痛或心肌梗死症状，应及时就医。定期复查，监测心电图、血糖、血脂等结果。

（3）改变生活方式：日常饮食保证低盐低脂，避免饱餐，戒烟限酒，控制体重，根据自身情况适度运动，以慢走、太极拳等有氧运动为主。

（4）避免诱发因素：①不搬过重的物品，避免屏气用力诱发心肌梗死；②保持心情愉悦，避免情绪激动；③不在饱餐或饥饿时洗澡，水温与体温相当，洗澡时间不宜过长；④注意气候变化，随着气温变化增减衣物。

（5）家庭简易急救

①心肌梗死先兆识别：如患者在家中自觉心前区剧烈、持久疼痛，向手臂或肩部放射，伴随恶心呕吐黑矇等症状，或出现胃部不适、牙痛等症状，可能为心肌梗死先兆，应引起患者及家属重视。

②简易应急措施：立即停止任何体力活动、平息激动情绪，拨打120，服用硝酸甘油或速效救心丸等急救药物，缓慢坐靠沙发休息，尽量减少不必要的体位变动，以减轻心肌耗氧，在救援到来之前可做深呼吸、用力咳嗽动作，效果类似于胸外按压，是有效的自救方法。

二、老年高血压

(一) 疾病概念

《中国高血压指南2010年修订版》指出，年龄≥65岁、血压持续或3次以上：非同日坐位血压收缩压≥140mmHg（1mmHg=0.133kPa）和（或）舒张压≥90mmHg可定义为老年高血压。若收缩压≥140mmHg及舒张压<90mmHg，则定义为老年单纯收缩期高血压。

(二) 流行病学资料

随着年龄增长，高血压的患病率逐渐增加。Framingharm流行病学研究显示，在年龄<60岁的人群中，高血压的患病率为27%，但在≥80岁的老年人群中，高血压的患病率高达90%。

(三) 临床表现与并发症

老年人对血压升高可无任何自觉症状，或仅有轻度头晕、头痛、乏力、心悸、记忆力减退等症状，而往往以并发症为首发症状，如心力衰竭、突发的脑血管意外（脑出血或脑血栓形成），或合并冠心病、肾功能不全等。有些老年人在诊断了高血压以后，反而出现了"典型症状"。其特点是：

1. 收缩压增高、脉压增大

随着年龄的增长，主动脉僵硬度增加，因此，收缩压在人的一生中逐渐增高，而舒张压在中年后期达峰并处于平台期，此后轻微下降。

2. 血压波动性大

常见血压昼夜规律异常，表现为夜间血压下降幅度<10%或超过20%，血压"晨风"现象增多，导致心、脑、肾等靶器官损害的危险增加。

3. 体位性低血

直立性低血压在老年高血压中较多见，尤常见于降压治疗过程中。

4. 常见靶器官损害

（1）心脏改变：多可导致心肌肥厚、左心衰竭、心绞痛、心肌梗死、心力衰竭及猝死。

（2）脑部改变：小动脉的微动脉瘤、脑动脉粥样硬化、缺血性脑血管病。

（3）肾功能改变：肾小动脉硬化、肾动脉粥样硬化。

（4）血管：除心、脑、肾、血管病变外，严重高血压可促使形成主动脉夹层并破裂，常可致命。

5. 临床并发症

老年高血压患者随着病情进展，血压持续升高，造成靶器官损害，最终导致各种并发症。冠心病、脑卒中为常见且严重的并发症。

(四) 治疗原则

1. 治疗策略

检查患者及全面评估其总危险后，判断患者属低危、中危、高危、极高危（表10-1）。高危及极高危患者，无论经济条件如何，必须立即开始对高血压及并存的危险因素和临床情况进行药物治疗；中危患者，先观察患者的血压及其他危险因素数周，进一步了解情况，然后决定是否开始药物治疗；低危患者，观察患者相当一段时间，然后决定是否开始药物治疗。

表10-1 高血压患者心血管风险水平分层（中国高血压指南2010年修订版）

危险因素和病史	血压（mmHg）		
	1级高血压 SBP 140～159 或 DBP 90-99	2级高血压 SBP 160-179 或 DBP 100～109	3级高血压 SBP≥180 或 DBP≥110
无	低危	中危	高危
1～2个其他危险因素	中危	中危	极高危
≥3个其他危险因素，或靶器官损害	高危	高危	极高危

续 表

危险因素和病史	血压（mmHg）		
	1级高血压 SBP 140~159 或 DBP 90-99	2级高血压 SBP 160-179 或 DBP 100~109	3级高血压 SBP≥180 或 DBP≥110
临床并发症或合并糖尿病	极高危	极高危	极高危

2. 非药物治疗

非药物治疗包括改善生活方式，消除不利于心理和身体健康的行为和习惯，达到减少高血压以及其他心血管病的发病危险，具体内容包括：减重，建议体重指数（kg/m²）应控制在24以下；减少钠盐，WHO建议每人每日食盐不超过6g。健康饮食习惯，注意补充钾和钙。多吃蔬菜、水果、鱼类，减少脂肪摄入；限制饮酒；增加体力活动，高血压患者根据自己的身体状况，决定自己的运动种类、强度、频度和持续运动时间；减轻精神压力，保持平衡心理。

3. 药物治疗原则

老年人降压治疗应遵循个体化原则，宜平稳、缓慢，药物起始剂量要小，逐渐增加剂量；坚持长期治疗，需避免不规律服药或突然停药；为减少血压波动，平稳降压，宜选用起效平稳的长效降压药，此类药物能防止从夜间较低血压到清晨血压突然升高而引致的猝死、脑卒中和心脏病发作；多采用联合用药，选用副作用相互抵消或不叠加的降压药物联合使用；需考虑到老年人易出现的不良反应，特别是直立性低血压，故降压治疗同时需监测不同体位尤其是立位血压，同时需观察有无其他的不良反应。老年人由于肝肾功能有不同程度退化，药量可根据患者的具体情况适当减量。

4. 目标血压

对所有患者降压治疗的目的是最大限度地降低远期心血管死亡率及罹患率的总危险。老年患者降压治疗应强调收缩压达标，同时应避免过度降低血压；在能耐受降压治疗的前提下，逐步降压达标，应避免过快降压。2009年欧洲心脏病学会（European Society Cardiology，ESC），欧洲高血压学会（European Society Hypertension，ESH）高血压防治指南在评价指出，根据现有的数据，对所有高血压患者，推荐将血压降至130~139/80~85mmHg的范围以内，尽可能接近130/80mmHg。中国高血压指南2010年修订版建议，老年高血压患者的血压应降至150/90mmHg以下，如能耐受可降至140~90mmHg以下。

5. 降压药物选择

治疗老年高血压的理想降压药物应符合以下条件：平稳、有效；安全、不良反应少；服药简便、依从性好。多项临床试验表明，大部分高血压患者的血压都可以控制，但大多需要使用两种或两种以上的抗高血压药物。二药联合应用时，降压作用机制应具有互补性，因此，具有相加的降压，并可相互抵消或减轻不良反应（表10-2）。

表10-2 常用降压药种类的临床选择（中国高血压指南2010年修订版）

分类	适应证	禁忌证	
		绝对禁忌证	相对禁忌证
钙通道阻滞剂（二氢吡啶类）	老年高血压 周围血管病 单纯收缩期高血压 稳定型心绞痛 颈动脉粥样硬化 冠状动脉粥样硬化	无	快速型心律失常，心力衰竭
钙通道阻滞剂（非二氢吡啶类）	心绞痛 颈动脉粥样硬化 室上性心动过速	二度、三度房室传导阻滞	导心力衰竭

续 表

分类	适应证	禁忌证	
		绝对禁忌证	相对禁忌证
血管紧张素Ⅰ受体阻滞剂（ARB）	糖尿病肾病 蛋白尿Ⅰ微量白蛋白尿 心力衰竭 左室肥厚 心房纤颤预防 ACEI引起的咳嗽 代谢综合征	妊娠 高钾血症 双侧肾动脉狭窄	
噻嗪类利尿剂	心力衰竭 老年高血压 高龄老年高血压 单纯收缩期高血压	痛风	妊娠
袢利尿剂	肾功能不全 心力衰竭		
β受体阻滞剂	心绞痛 心肌梗死后 快速性心律失常 稳定型充血性心力衰竭	二度、三度房室传导 阻滞 哮喘	慢性阻塞性肺病 周围血管病 糖耐量降低 运动员
α受体阻滞剂适应证	前列腺增生 高血脂	直立性低血压	心力衰竭

（五）护理干预

1. 一般护理

（1）休息：早期患者宜适当休息，工作过度紧张者，血压较高，症状明显或伴有脏器损害表现者应充分休息。适当的休息和充分的睡眠对降低血压都有好处。要保持病室安静，光线柔和，尽量减少探视，保证充足的睡眠。护理操作亦相对集中，动作轻巧，防止过多干扰加重患者的不适感。当血压通过治疗稳定在理想水平，无明显脏器功能损害时，除了保证足够的休息外，还要注意生活起居有规律，不宜过度劳累，避免看情节恐怖、紧张的电视、电影，注意劳逸结合，运动量不宜太大，可进行适当的体育锻炼，如散步、打太极拳，不宜长期静坐或卧床。

（2）饮食：指导患者坚持低盐、低脂、低胆固醇饮食，限制动物脂肪、内脏、鱼子、软体动物、甲壳类动物，多吃新鲜蔬菜、水果，防止便秘。肥胖者控制体重，养成良好的饮食习惯：细嚼慢咽，避免过饱，少吃零食等。忌烟酒，咖啡和浓茶亦应尽量避免饮用。

（3）排便护理：避免用力排便，并告知患者用力排便的潜在危险，必要时遵医嘱应用缓泻剂。

（4）用药护理：指导患者遵医嘱按时正确降压药物治疗；密切观察患者用药后的效果及副作用；指导患者服药后动作宜缓慢，警惕直立性低血压的发生。

（5）心理护理：鼓励患者表达自身感受；教会患者自我放松的方法；针对个体情况进行针对性心理护理；鼓励患者家属和朋友给予患者关心和支持，鼓励患者增强信心；解释高血压治疗的长期性、依从性的重要性。

2. 观察病疗

（1）测量血压应在固定条件下测量：测量前患者须静坐或静卧30min，同一血压计，同一侧肢体。

（2）当测量血压高于160/100mmHg，应及时告知医生并给予必要的处理。

（3）如发现患者血压急剧升高，同时伴头痛、呕吐等症状时，应考虑发生高血压危象的可能，应立即通知医生并让患者卧床、吸氧。同时备好快速降压药物、脱水剂等，如患者出现抽搐、躁动，则应注意

第十章 老年常见疾病与护理

安全。

（4）对有心、脑、肾并发症患者应严密观察血压波动情况，详细准确记录24小时出入量。

（5）对失眠或精神紧张者，要做好心理护理，同时配以药物治疗。

（六）延续护理

对于老年高血压患者，护理人员应根据患者病情制订相应的指导方案，为患者及家属提供正确且实用的指导。

1. 成立延续护理管理小组

老年高血压患者的延续性护理小组包括患者的主治医师、责任护士、药剂师等，保证小组成员对延续护理的积极性，并进行规范化培训。

2. 确定延续护理的方式

患者出院前由专人收集、记录延续护理患者的相关信息，建立随访资料档案。老年高血压患者延续性护理小组旨在为患者提供全方位的家庭护理指导，应包含向患者及家属宣教高血压疾病知识、指导如何在家中准确测量及监测血压、高血压患者饮食原则、高血压用药指导、运动原则等。由小组成员在出院后1个月之内时采用电话回访及家庭访视的形式实施，全面了解患者的护理情况，适时调整护理计划。

3. 延续护理的主要内容

（1）宣教高血压病知识，向患者及家属解释引起高血压的生物、心理、社会因素及高血压对机体的危害，以引起患者足够的重视。

（2）饮食控制，减少钠盐、动物脂肪、刺激性食物的摄入，忌烟酒。

（3）保持大便通畅，必要时用缓泻剂。

（4）指导患者合理安排生活，劳逸结合，定期测量血压。

（5）向患者或家属说明高血压病需坚持长期终身规则治疗和保健护理的重要性，定时服用降压药，自己不随意减量或停药，可在医生指导下加以调整，防止血压反跳。在服用降压药的过程中，要向患者说明坐位或平躺时起立，动作要尽量缓慢，特别是夜间起床小便时更要避免突然起立，以免血压突然降低引起晕厥而发生意外。

（6）提高患者心理调节能力，培养对自然环境和社会的良好适应能力，要改善控制自己的情感生活，不要过度兴奋，激动或发怒。避免情绪激动、过度紧张、焦虑及各种不良刺激，音乐对人的心理和情绪有调节作用，要鼓励患者多听音乐，陶冶情操。树立"坚持长期的饮食，运动，药物治疗，将血压控制在接近正常的水平"的信心。

（七）居家护理

1. 饮食调配

饮食合理，清淡为主。高血压人的饮食一定要搭配合理，做到均衡，尽量不要偏食，而且，食物以为主，少吃过于油腻的食物，少摄入过多的动物脂肪，建议多吃一些青菜。

2. 保持愉悦的心情

乐观的心态是健康非常重要的要素。高血压患者更是如此，因为不良情绪的刺激和过于紧张都会导致血压升高，甚至出现危险。要尽量安排丰富的生活，让他们开心快乐同时作为子女更要孝顺父母，不要跟他们产生矛盾和争执，多陪伴他们，让他们享受天伦之乐。

3. 适当的运动

高血压的患者最好能够适当的运动，坚持每天散步、打太极，女性朋友可以跳跳广场舞、健美操，这些运动会提升身体的抵抗力，加快血液循环，加速新陈代谢。

4. 预防便秘

高血压的患者一定要预防便秘，因为一旦便秘发生，很容导致血压迅速升高，从而增加心脏和脑血管的负担，一些心脏猝死的人往往是因为便秘而诱发。

5. 保证良好的睡眠

高血压的患者一定要保证睡眠的质量和时间，一旦睡眠不好最容易导致血压升高，因此，高血压患者不能熬夜，睡觉时间也要保证 7 个小时。如果失眠，一定要想办法纠正。

6. 坚持服用药物

一旦诊断为高血压，并且开始服用降压药，就不要随意停止和更换药物，这些要在医生的指导下才可以更换。突然的停药或者换药，都会引起血压不正常的波动，甚至会危及生命。

7. 定期测量血压

建议有高血压患者的家里一定要备一个血压计，现在电子血压计应用的也很广泛，而且非常的简单易操作，可以广为利用。收缩压如果在 150mmHg 以上，建议每天测量一次血压，如果血压稳定，建议每周至少测量一次血压。

8. 发现情况及时就医

平时要注意观察，一旦患者出现一些严重的头痛、头晕、恶心，血压持续升高等情况时，千万不能大意，应立即到附近医院进行诊治，以免耽误病情。

三、老年心脏起搏技术

（一）概念

起搏器代替心脏起搏点发放微弱的脉冲电流，通过电极导管刺激心脏中仍具有兴奋、传导和收缩功能的心肌，引起心房和心室相应的收缩，维持心脏的泵血功能，称为人工心脏起搏器。起搏器工作原理即由脉冲发生器发放一定的脉冲电流，通过起搏电极传到心肌，局部心肌被兴奋并向周围传导，最终使整个心室与心脏兴奋收缩从而代替心脏自起搏点维持有效心搏。起搏器可分为单腔起搏器、双腔起搏器、三腔起搏器及除颤起搏器。北美起搏电生理协会与英国起搏电生理协会用五个字母来表示起搏器的各种功能，称为 NBG 代码（表 10-3）。

表 10-3 北美起搏电生理协会与英国起搏电生理协会 NBG 代码

第一个字母	第二个字母	第三个字母	第四个字母	第五个字母
起搏腔	感知腔	反应方式	可程控性	抗快速型心律失常功能
O= 无	O= 无	O= 无	O= 无	O= 无
A= 心房	A= 心房	T= 触发	P= 简单程控	P= 抗心动过速起搏
V= 心室	V= 心室	I= 抑制	M= 多程控功能	S= 电转复
D=（心房+心室）	D=（心房+心室）	D=（触发+抑制）	C= 遥测通讯	D=（抗心动过速起排+电转复）
			R= 频率应答	

（二）流行病学资料

1932 年，美国胸科医生 Hyman 设计制作一台由发条驱动的电脉冲发生器"人类第一台起搏器"诞生。1995 年首例带有起搏阈值自动夺获功能的起搏器问世，标志着起搏器自动化时代的到来。至今，起搏技术已经挽救了数以百万患者的生命，成为现代医学发展史上的丰碑。2011 年在 PACE 杂志发表了由世界心律学会进行的 2009 年度全球心脏起搏和 ICD 应用调查结果。我国有 783 个中心参与了调查，2009 年植入起搏器 40 728 例。其中男性占 52%，平均年龄 69 岁；女性占 48%，平均年龄为 67 岁。

（三）起搏器植入术后常见并发症

1. 与植入手术相关的并发症

气胸、误入锁骨下动脉、静脉血栓形成、臂丛神经损伤。

2. 与导线相关的并发症

电极导线脱位、心脏穿孔。

3. 囊袋相关并发症

起搏器囊袋血肿、起搏器囊袋感染。

4. 起搏器综合征。

（四）治疗原则及适应证

起搏器作为缓慢型心律失常的有效治疗手段已经有很多年的历史了，近些年起搏器的功能及治疗适应证有了根本性的变化。2008年欧洲心脏学会，美国心脏协会，美国心脏病学会颁布了心律失常起搏治疗的新指南，为我们的规范化治疗提供了依据。本段内容重点介绍指南中指出的Ⅰ类适应证，即：是指有大量且明确的循证医学证据证明植入起搏器将对患者有益、有用或有效，并得到专家的一致认同。下面针对各种疾病在哪些情况下需要植入起搏器进行简单的阐述。

1. 缓慢性心律失常

（1）病态窦房结综合征：其Ⅰ类适应证为有严重心动过缓并引起相应临床症状或必须使用某些药物进行治疗，但这些药物可引起或加重心动过缓并引发相关症状。

（2）房室传导阻滞：其Ⅰ类适应证为包括任何阻滞部位的三度和高度房室传导阻滞，同时引起症状性心动过缓或引起心力衰竭；合并有其他心律失常或其他疾病需要药物治疗，而所用药物又可导致症状性心动过缓；高度房室传导阻滞虽无症状，但已证实心室停搏>3s或清醒状态时逸搏心律<40次/分；射频消融后引起的三度或高度房室传导阻滞；心脏外科手术后发生的不可逆的房室传导阻滞；神经肌源性疾病伴发的房室传导阻滞，无论是否有症状应植入起搏器。

2. 急性心肌梗死伴房室传导组织

急性心肌梗死的患者在早期极易合并不同程度的传导阻滞，若患者有持续性或有症状的二度或三度房室传导阻滞应进行起搏治疗。

3. 颈动脉过敏综合征及神经介导性晕厥

血管迷走神经性晕厥常见于女性患者，发作时伴有心率减慢、血压下降或两者兼有，其机制尚不完全明确。其Ⅰ类适应证为反复发作的颈动脉窦刺激导致的晕厥；在未使用任何抑制窦房结或房室传导药物的前提下，轻微按压颈动脉即可导致>3s的心室停搏。此部分患者应该考虑起搏器治疗。

4. 儿童、青少年患者和先天性心脏病

低龄患者有二度至三度房室传导阻滞合并有症状的心动过缓、心功能不全或低心排血量；有窦房结功能不良的症状并表现为与年龄不相称的心动过缓；心脏手术后出现二度至三度房室传导阻滞，预计不能回复或持续时间超过一周；婴儿的先天性三度房室传导阻滞，心室率<50～55次/分，或合并先天性心脏疾病，心室率<70次/分者。

5. 肥厚型梗阻性心肌病

其Ⅰ类适应证为窦房结功能不良和（或）房室传导阻滞中的一类适应证的各种情况。

6. 长QT综合征及心动过速的起搏治疗

其Ⅰ类适应证为心动过缓依赖性持续性室速，伴或不伴有QT间期延长。

7. 埋藏式心脏复律除颤器（ICD）植入适应证

非一过性或可逆性原因引起的室颤或室速所致的心脏骤停；与器质性心脏病有关的自发性持续性室速；原因不明的晕厥在心电生理检查时能诱发有血流动力学异常的持续性室速或室颤而药物治疗无效不能耐受或不可取；伴发于冠心病、陈旧性心肌梗死和左室功能障碍的非持续性室速在心电生理检查时可诱发室颤或持续性室速、而不能被Ⅰ类抗心律失常药物所抑制；无器质性心脏病的自发性持续性室速患者不能耐受其他治疗。

8. 双心室起搏治疗心力衰竭

合并窦房结功能不良及房室传导阻滞的起搏器植入Ⅰ类适应证患者，在最佳药物治疗基础上，如果NYHA分级Ⅲ～Ⅳ级，窦性心律，QR间期≥120毫秒，左室射血分数≤35%，应该作为心脏再同步治疗－起搏，心脏再同步治疗－除颤（CRT-P/CRT-D）植入的Ⅰ类适应证。

9. 心脏移植

在心脏移植患者中存在有预计不能恢复的有症状的心动过缓或变时功能不良者应采取起搏治疗（Ⅰ类适应证）。

（五）护理干预

1. 术前护理

（1）心理护理：根据患者的年龄、文化程度、心理素质等，采用适当的形式向患者及家属介绍手术的必要性，手术过程、方法和注意事项，以解除思想顾虑和精神紧张。必要时手术前应用地西泮，保证充足的睡眠。

（2）辅助检查：遵医嘱指导患者完成必要的实验室检查。

（3）皮肤准备：永久起搏器备皮范围是双侧腋下及会阴部与双侧腹股沟区域。

（4）遵医嘱术前应用抗炎药物，必要时行过敏试验。

（5）训练患者平卧位床上大小便，以免术后由于卧床体位而出现排便困难。

（6）术前应用抗凝剂患者遵医嘱停用并注意凝血结果。

2. 术中配合

（1）严密监测生命体征变化，发现异常立即通知医生。

（2）关注患者感受，了解患者疼痛情况及不适主诉，并做好安慰及解释工作，必要时遵医嘱用药，帮助患者顺利配合手术。

3. 术后护理

（1）休息与活动：术后将患者平移至床上，嘱患者保持平卧位，如患者平卧极度不适可遵医嘱抬高床头30°。术侧患肢不宜过度活动，避免用力咳嗽，以防电极脱位，如出现咳嗽症状，尽早应用镇咳药。卧床期间做好生活护理，术后第一次活动动作应缓慢，防止跌倒。

（2）监测：术后描记12导心电图，心电监护，监测起搏和感知功能。观察有无腹壁肌肉抽动、心脏穿孔等表现；监测患者生命体征、心电图以及患者自觉症状，及时发现有无电极导线移位或起搏器起搏感知障碍，如有异常立即报告医生并协助处理。

（3）伤口护理与观察：术后伤口局部压沙袋6小时，随时观察起搏器囊袋处伤口有无捻发音、皮下血肿情况及出血、感染等情况。换药时注意无菌操作。

（4）并发症的预防及护理

①囊袋感染：起搏器囊袋感染是永久起搏器植入术后最常见的严重的并发症之一，其发生率在0.4%～0.6%。术后早期应遵医嘱应用抗生素加以预防，一旦发生感染应积极处理，防止感染扩散。

②囊袋血肿：填埋起搏器的囊袋内出血，引起局部皮肤瘀斑是其并发症之一，若处理不当极易引起囊袋内感染导致手术失败。术后常规予起搏器处伤口压沙袋6小时可预防血肿发生。

③电极脱位：随着起搏器电极技术的不断更新，电极脱位已极少发生，但患者需要了解电极脱位的症状（如晕厥），一旦发生电极脱位应立即进行手术调整。

（六）延续护理

对于老年心脏起搏器治疗的患者，护理人员应根据患者病情制订相应的指导方案，为患者及家属提供正确且实用的指导。

1. 成立延续护理管理小组

老年患者起搏器植入术后延续性护理小组包括患者的主治医师、心脏电生理技师、责任护士、药剂师等，保证小组成员对延续护理的积极性，并进行规范化培训。

2. 确定延续护理的方式

患者出院前由专人负责收集并准确记录延续护理患者的相关信息，建立随访资料档案。老年患者起搏器植入术后延续性护理小组应为患者提供全面的家庭护理指导，包括起搏器相关知识指导、患者家庭自我监测指导、运动指导、植入起搏器后日常生活注意事项指导等。由小组成员在出院后1个月之内时采用电话回访及家庭访视的形式实施，全面了解患者的护理情况，适时调整护理计划。

3. 延续护理的主要内容

（1）起搏器知识指导：告知患者起搏器的设置频率及使用年限。指导其妥善保管好起搏器卡（有患者起搏器型号、有关参数、安装日期、品牌等），外出时随身携带，便于出现意外时为诊治提供信息。告知患者应避免强磁场和高电压的场所（如核磁、激光、变电站等），但家庭生活用电一般不影响起搏器正常工作。嘱患者一旦接触某种环境或电器后出现胸闷、头晕等不适，应立即离开现场或不再使用该种电器。随着技术的不断更新，目前移动电话对起搏器的干扰作用很小，推荐平时将移动电话放置在远离起搏器至少15cm的口袋内，拨打或接听电话时用对侧。

（2）病情自我监测指导：教会患者每天自测脉搏两次，出现脉率比设置频率低10%或再次出现安装起搏器前的症状应及时就医。不要随意抚弄起搏器植入部位。但应自行检查该部位有无红、肿、热、痛等炎症反应或出血现象，出现不适立即就医。

（3）活动指导：避免剧烈运动，装有起搏器的一侧上肢应避免做用力过度或幅度过大的动作（如打网球、举重物），以免影响起搏器功能或使电极脱位。

（4）定期随访：出院后半年内每1～3个月随访一次以测试起搏器功能，情况稳定后每半年随访一次，接近起搏器使用年限时，应缩短随访间隔时间，在电池耗尽之前及时更换起搏器。

（七）居家护理

对起搏器术后患者来说，起搏器将作为保障他们生命的一部分而与之终身相随，所以对起搏器术后患者进行必要的居家护理指导，提供相应的支持和援助是十分必要的。对患者的居家护理指导要从多方面全过程着手，指导的内容应包括运动饮食、自我监测、随访及日常生活中的注意点等。

1. 运动

在出院回家后仍应坚持进行肢体功能锻炼，锻炼应遵循循序渐进的原则，术侧肢体避免重复剧烈的甩手动作及肩部负重，不可操之过急，逐渐加大幅度做抬臂、扩胸等运动，直到手臂可举过头顶，摸到对侧耳垂。尽早恢复正常功能是提高患者生活质量的保证。

2. 饮食

应食用高维生素、高蛋白、粗纤维饮食可预防便秘。营养丰富的饮食可增加患者的抵抗力，粗纤维饮食可预防便秘。若发生排便困难，可服用缓泻药物，必要时使用开塞露。

3. 自我监测

患者应进行起搏器的自我监护，每日自己测脉搏，发现脉搏短绌或脉搏次数比起搏器设定的次数低于10%，并伴有胸闷、心悸、头晕、乏力等不适症状，应立即去医院检查。

4. 随访

起搏器植入后患者应定期随访，植入起搏器只是治疗的开始，绝不是治疗的结束。测定起搏器功能，一般出院后半年内每1～3个月随访一次以测试起搏器功能，情况稳定后每半年随访一次，这是因为早期起搏器阈值不稳定，需要及时调整。当接近担保年限时再适当缩短随访时间。

5. 日常生活中注意事项

所有安置起搏器患者出院后，都会参与社会活动和日常生活，为了保证起搏器的正常功能，防止危及生命的突发事故，应让患者了解某些活动禁区和注意事项，以便事先防息。现有起搏器在设计时都具有抗干扰性能，因此对日常生活经常接触的民用和办公用电器不必担心，可以照常使用，如电视、音响、传真机、复印机和电脑等，手提电话也可以使用，但均要距离起搏器15cm以外，一旦发现异常感觉，只要拉远距离，起搏器就会恢复正常状态。携带者可以乘坐电梯、电车、飞机等交通工具。但有些环境如电焊机、超短波理疗机、磁共振或强的电磁场，应该禁止接近，防止抑制起搏器发放电脉冲而停止工作。携带者外出时首先要携带起搏器识别卡，如就医或通过机场安全门时，将识别卡展示给医生或检查人员，便于进行医源性的预防措施或解除金属警报以通过检查。此外为安全起见，外出时要携带阿托品等口服药物以提高心率，以及写有携带者单位、住址、姓名以及联系人的证明卡，以便发生起搏器失灵这一突发事件时及时联系。

第二节 内分泌代谢系统老年常见疾病与护理干预

一、老年糖尿病

(一)疾病概念

糖尿病(diabetes mellitus,DM)是指由于机体的胰岛素分泌不足或胰岛素作用障碍,而引起的一组以慢性高血糖为共同特征的代谢异常综合征。胰岛素分泌不足或胰岛素作用障碍会引起碳水化合物、蛋白质、脂肪、水和电解质等代谢紊乱。糖尿病可分为1型糖尿病、2型糖尿病、妊娠糖尿病及特殊类型糖尿病。老年糖尿病既包括60岁以后才发病的老年人,也包括60岁以前发病并延续至60岁以后的糖尿病患者。老年糖尿病绝大多数为2型糖尿病,也就是非胰岛素依赖型糖尿病。

(二)流行病学资料

糖尿病的发病率随年龄增加而上升,我国2008年流行病学调查显示,65岁及以上城乡老年人糖尿病患病率为38.8%,65岁及以上农村老年人糖尿病的患病率为12.1%。远远高于45岁以下人群糖尿病的患病率。在我国全面进入老龄化社会的同时,糖尿病将成为威胁老年人的主要健康问题。

(三)临床表现与并发症

1. 临床表现

老年糖尿病会伴随多种并发症的症状,而且老年患者的智力和记忆力会慢慢减退,老年糖尿病常常表现为无症状或者不典型症状。

(1)起病隐匿且症状不典型:老年糖尿病患者中,仅少数有多饮、多食、多尿及体重减轻的"三多一少"症状,大多数患者是在查体或是在治疗其他疾病时发现有糖尿病。

(2)皮肤瘙痒:由于高血糖及神经末梢神经病变导致皮肤干燥和感觉异常,患者常有口干、皮肤瘙痒的症状。女性患者可因尿糖刺激局部皮肤,出现外阴瘙痒。

(3)其他症状:四肢酸麻、腰痛、便秘等。

2. 并发症

(1)急性并发症:糖尿病急性并发症又称糖尿病急症,糖尿病急症包括糖尿病酮症酸中毒(diabetic ketoacidosis,DKA)、高渗性非酮症糖尿病昏迷、乳酸性酸中毒及低血糖。

①糖尿病酮症酸中毒:感染、胰岛素治疗不适当减量或中断、饮食不当、创伤、麻醉、手术、严重刺激引起应激状态等是DKA常见诱因。发生DKA时,多数患者会感到疲乏、四肢无力、极度口渴、多饮多尿,随后出现食欲减退、恶心、呕吐,常伴头痛、嗜睡、烦躁、呼吸深快有烂苹果味(丙酮味)。随着病情进一步发展,出现严重失水、尿量减少、皮肤弹性差、眼球下陷、脉细数、血压下降。晚期各种反射迟钝,甚至消失、昏迷。

②高渗性非酮症糖尿病昏迷:简称高渗性昏迷,多见于50~70岁的老年人,男女发病率相似。常见诱因有感染、急性胃肠炎、胰腺炎、脑卒中、严重肾疾患、血液或腹膜透析、静脉内高营养、不合理限制水分,以及某些药物如糖皮质激素、免疫抑制剂、噻嗪类利尿药物等的应用等。少数因病程早期漏诊而输入葡萄糖液,或因口渴而大量饮用含糖饮料等诱发。起病时常有多尿、多饮,但多食不明显,或反而食欲减退,失水随病程进展逐渐加重,出现神经—精神症状,表现为失水、幻觉、定向力障碍、偏盲、偏瘫等,最后陷入昏迷。

③乳酸性酸中毒:此类患者起病急,多有过量服用双胍类药物后病情加重,合并心、肺、肝等疾病的高龄糖尿病患者更易发生乳酸性酸中毒。糖尿病患者出现各种原因休克,又出现代谢性酸中毒,而酮体无明显增高者,可伴有血糖正常或升高,但其血乳酸>5mmol/L,血pH<7.35,HCO_3^-<10mmol/L,阴离子间隙>18mmol/L,提示存在乳酸性酸中毒。其临床表现特异性不强。症状轻者可仅有恶心、腹痛、食欲下降、头昏、嗜睡、呼吸稍深快。病情较重或严重患者可有恶心、呕吐、头痛、头昏、全身酸软、口唇发绀、低血压、低体温、脉弱、心率快、脱水、呼吸深大、意识障碍、四肢反射减弱、瞳孔扩大、深度昏迷或休克。

④低血糖：患者曾有进食过少的情况，或过量注射胰岛素或过量服用降血糖药史。临床表现为乏力、心慌、出汗、意识混乱、行为异常、颤动、无力等，严重者可出现意识障碍、昏迷等。部分老年糖尿病患者发生低血糖时没有明显的症状，未被察觉的反复的低血糖会引起大脑供养不足，从而导致老年糖尿病患者记忆力及行动力的退步。

（2）慢性并发症

①大血管病变：老年糖尿病患者发生动脉粥样硬化的发病率比非糖尿病患者群高。大、中动脉粥样硬化主要侵犯主动脉、冠状动脉、大脑动脉、肾动脉和肢体动脉等，从而引起冠心病、缺血缺氧性脑血管病、肾动脉硬化、肢体动脉硬化等。肢体外周动脉粥样硬化常以下肢动脉病变为主，表现为下肢疼痛、感觉异常和间歇性跛行，严重供血不足可致肢体坏疽。

②微血管病变：病变主要表现在视网膜、肾、神经、心肌组织。尤以糖尿病肾病和视网膜病变最为重要。

③神经病变：以周围神经病变最常见，通常为对称性，下肢较上肢严重，病情进展缓慢。患者常先出现肢端感觉异常，如袜子或手套状分布，伴麻木、烧灼、针刺感或踏棉垫感，有时伴痛觉过敏。随后有肢体疼痛，呈隐痛、刺痛，夜间及寒冷季节加重。后期累及运动神经，可有肌力减弱以致肌萎缩和瘫痪。自主神经损害也较常见，并可较早出现，临床表现为瞳孔改变、排汗异常、胃排空延迟、腹泻或便秘等胃肠功能紊乱，以及尿潴留、尿失禁、阳痿等。

④糖尿病足：趾间或足部皮肤瘙痒而搔抓至皮肤破溃、水疱破裂、烫伤、碰撞伤、修脚损伤及新鞋磨破伤等是糖尿病足的常见诱因。主要临床表现为足部溃疡与坏疽，糖尿病足是糖尿病患者致残的主要原因之一。自觉症状有：冷感、酸麻、疼痛、间歇性跛行。由于神经营养不良和外伤的共同作用，可引起营养不良性关节炎，好发于足部和下肢各关节，受累关节会出现骨质破坏和畸形。

⑤感染：疖、痈等皮肤化脓性感染多见，可致败血症或脓毒血症。足癣、甲癣、体癣等皮肤真菌感染也较常见，女性患者常并发真菌性阴道炎。肾盂肾炎和膀胱炎为泌尿系最常见感染，尤其多见于女性，常反复发作，可转为慢性肾盂肾炎。

（四）治疗原则

老年糖尿病的治疗强调早期、长期、综合治疗及治疗方法个体化原则。其治疗目标应该根据老年糖尿病患者的具体情况确定。对于病程短，存活期长且无糖尿病相关并发症的患者，应该在严密监测血糖的前提下，尽可能将血糖控制在理想水平；反之，对于病程长，有并发症的老年糖尿病患者，应该通过改善生活方式及纠正代谢紊乱，使血糖水平控制在安全范围内，防止急性并发症的再次发生，减低慢性并发症的风险和程度，从而提高患者的生活质量。

1. 健康教育

健康教育是老年糖尿病的治疗手段之一，良好的健康教育能充分调动患者的主观能动性，使其积极配合治疗，有利于疾病控制达标，从而很好地防止或减轻各种并发症的发生和发展，提高生活质量。

（1）增加对疾病的认识：利用讲解、录像、发放宣传资料等方式，加强患者及家属对疾病的认识，提高对治疗的依从性。

（2）掌握自我监测的方法：指导患者学习并掌握监测血糖、血压、体重指数的方法，了解老年糖尿病的控制目标。老年糖尿病患者血糖控制目标为空腹血糖 ≤ 7.0mmol/L，餐后 2 小时血糖 ≤ 10.0mmol/L；糖化血红蛋白（HbA1c）应 ≤ 7.5%，对于身体条件良好的老年糖尿病患者可适当提高其控制目标，反之应放宽血糖控制目标。

（3）提高自我护理能力：老年糖尿病是慢性疾病，自我护理能力的提高对疾病的控制起着关键的作用。

①向患者讲解降糖药物的名称、剂量、用药时间和方法。教会其自我观察疗效和药物的不良反应。教会患者及家属正确注射胰岛素的方法。

②强调饮食治疗和运动治疗的必要性和方法，生活规律，戒烟戒酒，注意个人卫生。

③学会自我心理调节，避免情绪及精神压力，指导患者正确处理疾病所致的生活压力，强调糖尿病的可控性，减轻患者及家属的心理负担。

④教会患者及家属识别糖尿病急性并发症，并能够及时采取措施。

⑤指导患者预防糖尿病足。

（4）指导患者定期复诊：一般每3个月复查糖化血红蛋白（HbA1c），如原有血脂异常，每1～2个月监测一次，如原无异常，每6～12个月监测1次即可。每年全身检查1次，以及时防治慢性并发症。

2. 饮食治疗

饮食治疗是所有糖尿病治疗的基础，是糖尿病病程任何阶段预防和控制糖尿病必不可少的措施。老年糖尿病患者饮食治疗的目的在于维持适宜的体重，纠正已发生的代谢紊乱，使血糖、血脂达到或接近正常水平。

3. 运动疗法

适当的运动有利于减轻体重，提高胰岛素的敏感性，改善血糖和血脂代谢紊乱，还可以减轻患者的压力和紧张情绪，使人心情舒畅。运动治疗的原则是适量、经常性和个体化。

4. 药物治疗

（1）口服药物治疗：糖尿病的医学营养治疗和运动治疗是控制2型糖尿病高血糖的基本措施。在饮食和运动不能使血糖控制达标时，应及时采用包括口服降糖药治疗在内的药物治疗。根据作用效果的不同，口服降糖药可分为主要以促胰岛素分泌为主要作用的药物[磺脲类、格列奈类、二肽基肽酶-4（DDP-4）抑制剂]和通过其他机制降低血糖的药物[双胍类、噻唑烷二酮类（TZDs）、α糖苷酶抑制剂]。磺脲类和格列奈类直接刺激胰岛β细胞分泌胰岛素；DDP-4抑制剂通过减少体内胰高血糖素样肽-1（CLP-1）的分解，从而增加GLP-1的浓度并进而促进β细胞分泌胰岛素。双胍类的主要药理作用是减少肝脏葡萄糖的输出；TZDs的主要药理作用为改善胰岛素抵抗；α糖苷酶抑制剂的主要药理作用为延缓碳水化合物在肠道内的吸收。

①双胍类：目前临床上使用的双胍类药物主要是盐酸二甲双胍。二甲双胍可以使血糖下降，并可减轻体重。二甲双胍还可减少肥胖的2型糖尿病患者心血管事件和死亡率。单独使用二甲双胍不会导致低血糖，但二甲双胍与胰岛素或胰岛素促泌剂联合使用时可增加低血糖发生的风险。二甲双胍的主要副作用是胃肠道反应，从小剂量开始并逐渐加量是减少其不良反应的有效方法。双胍类药物禁用于肾功能严重不全、肝功能不全、严重感染、缺氧或接受大手术的糖尿病患者，在造影检查使用碘化造影剂时，应暂时停用二甲双胍。

②磺脲类药物：目前我国上市的磺脲类药物主要为格列苯脲、格列美脲、格列齐特、格列吡嗪和格列喹酮。磺脲类药物的使用与糖尿病微血管病变和大血管病变发生的风险下降有关，但若使用不当可导致低血糖，特别是在老年糖尿病患者和肝、肾功能不全者宜选择格列喹酮。此外，磺脲类药物还可导致体重增加。

③TZDs：目前在我国上市的TZDs主要有罗格列酮和吡格列酮。TZDs单独使用时不导致低血糖，但与胰岛素或胰岛素促泌剂联合使用时可增加低血糖发生的风险。体重增加和水肿是TZDs常见的副作用，这些副作用在与胰岛素联合使用时表现更加明显。TZDs的使用与骨折和心力衰竭风险增加相关。

④格列奈类：我国上市的有瑞格列奈、那格列奈和米格列奈。瑞格列奈与二甲双胍联合治疗较单用瑞格列奈可更显著地降低血糖，但低血糖的风险显著增加。

⑤α糖苷酶抑制剂：国内上市的α糖苷酶抑制剂有阿卡波糖、伏格列波糖和米格列醇。α糖苷酶抑制剂可降低血糖，并能使体重下降。α糖苷酶抑制剂常见的不良反应为胃肠道反应如腹胀、排气增多等。从小剂量开始，逐渐加量是减少不良反应的有效方法。单独服用本类药物通常不会发生低血糖，并可减少餐前反应性低血糖的风险。使用α糖苷酶抑制剂的患者若出现低血糖时，需使用葡萄糖或蜂蜜，而使用蔗糖或淀粉类食物纠正低血糖的效果差。

⑥DDP-4抑制剂：目前在我国上市的DDP-4抑制剂有西格列汀、沙格列汀、维格列汀、利格列汀和阿格列汀。单独使用DDP-4抑制剂对体重的作用为中性或增加。沙格列汀、阿格列汀不增加心血管病变、胰腺炎及胰腺癌发生的风险。

（2）GLP-1受体激动剂：GLP-1受体激动剂通过激动GLP-1受体而发挥降低血糖的作用。GLP-1受体激动剂以葡萄糖浓度依赖的方式增强胰岛素分泌、抑制胰高血糖素分泌，并能延缓胃排空，通过中枢性的食欲抑制来减少进食量。目前国内上市的GLP-1受体激动剂有艾塞那肽和利拉鲁肽，其可有效降低血糖，并有显著降低体重和改善甘油三酯、血压和体重的作用。单独使用 GLP-1 受体激动剂不明显增加低血糖发生的风险。GLP-1 受体激动剂常见副作用为胃肠道症状（如恶心、呕吐等），主要见于初始治疗时，副作用可随治疗时间延长逐渐减轻。

（3）胰岛素：胰岛素治疗是控制高血糖的重要手段，1 型糖尿病患者需依赖胰岛素维持生命，也必须使用胰岛素控制高血糖并降低糖尿病并发症的发生风险，2 型糖尿病患者虽不需要胰岛素来维持生命，但当口服降糖药效果不佳或存在口服药使用禁忌时，仍需使用胰岛素，以控制高血糖并减少糖尿病并发症的发生危险。糖尿病患者可根据个人需要和经济状况选择胰岛素注射装置（胰岛素注射笔、胰岛素注射器或胰岛素泵）。胰岛素注射装置的合理选择和正确的胰岛素注射技术是保证胰岛素治疗效果的重要环节。接受胰岛素治疗的患者应接受与胰岛素注射相关的教育以掌握正确的胰岛素注射技术。

5. 糖尿病相关并发症的治疗原则

（1）糖尿病酮症酸中毒：发生糖尿病酮症酸中毒时，要立即采取急救措施。其治疗原则为及时充分补液、胰岛素治疗、纠正电解质及酸碱平衡失调及防止诱因和处理并发症。

（2）高渗性非酮症糖尿病昏迷：严重失水时，应积极补液。补液的同时应给予小剂量胰岛素治疗。及时根据尿量补钾。积极消除诱因和治疗各种并发症。病情稳定后根据患者血糖、尿糖及进食情况给予皮下注射胰岛素，然后转为常规治疗。

（3）乳酸性酸中毒：予以吸氧，保持呼吸通畅，记录出入量。补充生理盐水。给予小剂量短效胰岛素静脉滴注。纠正酸中毒，及时补充碱性液体。消除病因。

（4）低血糖：发生低血糖时应及时口服或静脉使用葡萄糖制剂，低血糖昏迷的老年糖尿病患者，应严密观察生命体征，保持呼吸道通畅。

（5）糖尿病足：首先要严格控制血糖、血压、血脂。加强自我预防及自我观察。其次，对于出现溃疡的糖尿病足，要根据溃疡的大小、深度、渗出量及是否并发感染决定溃疡换药的次数和用药。缺血性足坏死的患者，若血管阻塞不是非常严重或没有手术指征者，应先采取保守治疗，静滴扩血管药和改善血液循环的药物；对于有严重血管病变者，应尽可能行血管重建手术。坏疽患者在休息时有广泛疼痛及广泛的病变不能通过手术改变者，才考虑截肢。

（6）其他并发症：老年糖尿病患者合并其他并发症者，应在控制血糖的基础上，积极进行相关治疗。

（五）护理干预

老年糖尿病患者的护理干预主要从糖尿病的健康教育、饮食疗法、运动疗法、药物治疗以及自我监测进行。通过对老年糖尿病患者的护理干预，部分患者可能在短期内不需要应用药物治疗，或者在合理的生活方式的基础上，更加科学地使用药物治疗。

1. 饮食干预

老年人随着年龄的增加，肌肉会逐渐减少，同时伴有脂肪的增加。如果没有适度的能量及蛋白质营养支持，容易发生少肌症。《中国糖尿病医学营养指南（2013）》指出，维持一定体重对老年患者的重要性，而不再强调老年超重者过度减重饮食，以避免少肌症发生。合理的饮食能够使人体达到并维持最好的代谢状态，使血糖尽可能接近正常，降低糖尿病并发症的风险。

（1）饮食原则：强调在控制总热量摄入的基础上，合理均衡各种营养物质，养成良好的进餐习惯，具体来说应把握以下原则。

①合理控制总热量，老年人总能量摄入应为 30kcal/（kg·d）。
②平衡膳食，选择多样化、营养合理的食物。
③主食减少单糖和双糖类食物的摄入。
④限制脂肪的摄入量，适当选择优质蛋白质。
⑤增加膳食纤维、维生素、矿物质的摄入。
6）少食多餐，定时定量进餐。

（2）多种营养素搭配

①碳水化合物：碳水化合物在老年糖尿病患者营养支持中起重要作用，应占总能量摄入的

45%~60%，碳水化合物不仅能保证能量供给的需求，也可以降低在药物治疗中发生低血糖的风险。日常生活中有些食物会使血糖迅速升高，这些食物多为软的、烂的、稠的、黏的、易吸收的食物，如粥类、面食类、油炸食物、各种煲汤等。还有一些影响血糖较少的食物，这些食物多为干的、硬的、含热量较低不易吸收的食物。此类食物糖尿病患者可根据病情适当选择，如米饭、馒头、大饼、窝头、带叶子的青菜、黄瓜、苦瓜、冬瓜、苹果、梨、桃、橘子、柚子、木瓜等。膳食纤维是一种不能直接被人体吸收的碳水化合物，有降低血糖和改善糖耐量的功效，并有降血脂、降血压、降胆固醇的作用，能减轻饥饿感、防止便秘、促进有毒物质的排泄等。美国糖尿病协会建议糖尿病患者的膳食纤维摄入量为 14g/(kg·d)。由于膳食纤维可以增加饱腹感，延缓胃排空，对于有自主神经病变累及胃肠功能的老年糖尿病患者不建议过多食用，以避免低血糖的发生及影响营养物质和药物的吸收。建议富含膳食纤维的主食摄入不超过每日总主食摄入的1/3。

②蛋白质：蛋白质的摄入量应为 1.0~1.3g/(kg·d)，蛋白质是生命和机体的物质基础，蛋白质的主要食物来源为蛋、鱼、虾、瘦肉等动物食品及大豆等豆类食品。动物蛋白质常称为优质蛋白质，含有丰富的必需氨基酸，而植物蛋白质所含必需氨基酸较少，因此，应注意食物品种的多样化，最好荤素搭配，才能使各种食物蛋白质的氨基酸在体内相互补充。对有合并症的糖尿病患者，如有消化吸收不良，结核病等疾病时，蛋白质的供给量应适当提高可按每日 1.2~1.5g/(kg·d) 计算。尿毒症、肝性脑病等合并症要合理限制蛋白质的摄入量。

③脂肪：脂肪来源有动物性脂肪（如猪油和肉、蛋、乳类食品中所含的脂肪）和植物性脂肪（如豆油、菜籽油、花生油、芝麻油等）。老年糖尿病患者大多伴随有脂代谢紊乱，应减少花生、瓜子、核桃等坚果的摄入。糖尿病患者还应限制饮食中胆固醇的摄入，如心、肝、肺、肾、脑等动物内脏和蛋黄等。

④维生素和矿物质元素：维生素与糖尿病关系密切，尤其是维生素 B_1、维生素 C、维生素 B_{12} 和维生素 A 等，B 族维生素在粗粮、干豆、蛋类、绿叶蔬菜含量较多，维生素 C 在新鲜蔬菜、水果含量较多，应注意补充。钠盐限制在 6g/d，如并发高血压者钠盐应低于 3g/d。适当增加钾、镁、铬、锌、钙等元素的补充，钙质在牛奶、豆制品、海产品中含量较多；锌与胰岛素活性有关，常见于粗粮、豆制品、海产品、红肉中；铬参与葡萄糖耐量因子的组成，在菌菇类、牛肉、粗粮中含量较多。

（3）平衡膳食：平衡膳食是老年糖尿病饮食的基础，并且通过多种食物的组合，可使食物多样化，营养具有多样性。图 10-1 是 2016 年 5 月 13d 国家卫生计生委发布的新的中国居民膳食指南，该膳食指南对旧版的指南进行改进，更能满足中国居民的饮食需求。膳食指南中，谷物占的比例最大，是提供热量的基础；蔬菜、水果、肉蛋鱼虾类居中；豆类、奶制品、油脂类最少。

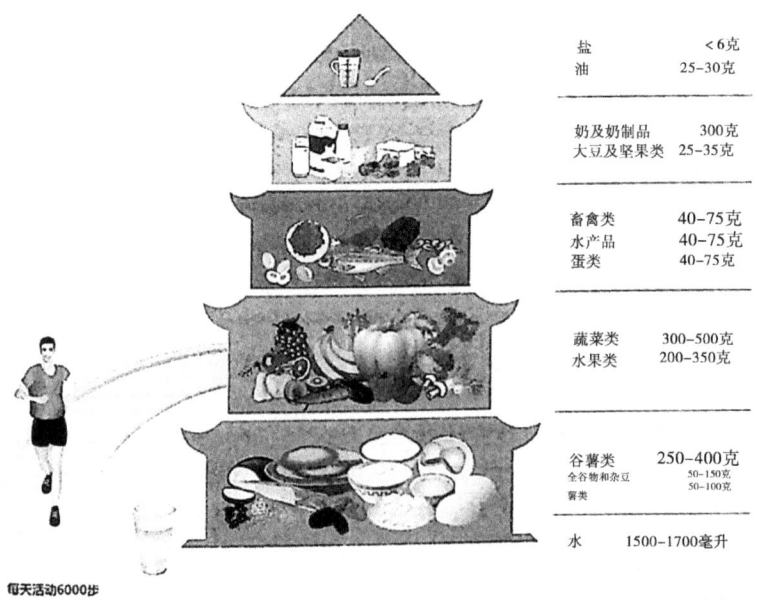

图 10-1　中国居民平衡膳食宝塔（2016）

2. 运动干预

（1）评估：老年糖尿病患者运动前，应由医生及护士对其进行运动安全性评估，以免运动时心肌缺血等意外的发生。

（2）方式：老年糖尿病患者一般在餐后1小时运动最佳（从第一口饭算起），每次坚持30～60min，时间不宜过长。消瘦者运动20～30min，肥胖者运动30～60min，70岁以上的患者运动20～30min。老年糖尿病患者的运动要循序渐进，持之以恒。运动以强度小，节奏慢，运动后心跳不快、呼吸平缓的有氧运动为主，如慢跑、快走、健身操等。对于心肺功能不佳的老年糖尿病患者可选择一些简单的抗阻运动，如推举运动、直立提拉等。抗阻力运动主要以四肢骨骼肌参与为主，它可以增加肌肉合成，或延缓肌肉衰减的速度。抗阻力运动带来的有益效应会持续48～72小时，因此每周进行约3次抗阻运动可以基本满足老年糖尿病患者的需求。

（3）注意事项：当血糖过低或过高时，不适宜进行运动；运动时应选择宽松吸汗的棉制衣服，大小适中的鞋子和宽口的棉袜；选择环境好且安全的运动场地；天气不好时要选择在室内运动。其次，运动时应随身携带急救卡及糖块、饼干等，以备意外和低血糖时能够及时处理；运动之前需要热身5～10min；天气炎热时．应及时补充水分，但不能一次性饮水过多；天气寒冷时要注意保暖。运动后应立即更换衣物，以防感冒。

3. 糖尿病自我监测

糖尿病患者的自我监测包括代谢指标的监测如血糖监测、糖化血红蛋白监测、尿糖监测、血脂监测等。还包括并发症的监测如尿微量蛋白监测、眼底监测、膀胱功能监测、足部监测，其他如血压、体重的监测等。

（1）血糖监测：老年糖尿病患者血糖控制目标为空腹血糖≤7.0mmol/L，餐后2小时血糖≤10.0mmol/L。血糖监测方案在不同老年人中的频率是不同的，具体可参照表10-3。

表10-3 血糖监测在不同老年糖尿病患者中的推荐

血糖控制	治疗	治疗方法	监测频率
达标	胰岛素注射	每日注射1次	≥2次/日
		每日1次胰岛素+口服药	≥2次/日
		每日多次注射	≥3～4次1d
			≥3～4次1d
			≥2次1d
			每周≥1次血糖谱
	胰岛素泵		
	口服药物		
	非药物治疗		
未达标	胰岛素注射	每日1次注射	≥1次1d，同时每周1次血糖谱
		每日1次胰岛素+口服药	
		每日多次注射	≥1次1d，同时每周1次血糖谱
	胰岛素泵		≥3～4次/日
	口服药物		≥3～4次1d
	非药物治疗		≥1次1d，同时每周1次血糖谱
			每周≥1次血糖谱

注：1. 血糖未达标或频发低血糖者应监测更多次，包括餐前、餐后血糖，必要时监测夜间2～3点时的血糖（有利于防止夜间低血糖和判断早晨空腹高血糖产生的原因）。2. 血糖谱指三餐前及三餐后2小时及睡前血糖，一天7次

（2）糖化血红蛋白（HbA1c）监测：糖化血红蛋白是血液中红细胞内的血红蛋白与血糖结合的产物。血糖和血红蛋白结合生成糖化血红蛋白是不可逆反应，它能够反映最近三个月内血糖的平均水平，因此糖化血红蛋白应每三个月复查一次。老年糖尿病患者糖化血红蛋白水平应≤7.5%。糖化血红蛋白与平均血

糖关系对照表见表10-4，糖化血红蛋白与血糖控制效果之间的关系可参考表10-5。

表10-4 糖化血红蛋白与平均血糖关系对照表

HbA1c（%）	平均血糖（mmol/L）
6	7.0
7	8.6
8	10.2
9	11.8
10	13.4
11	14.9
12	16.5

表10-5 糖化血红蛋白与血糖控制效果之间的关系

HbA1c（%）	血糖控制效果
4～6	血糖正常
6～7	比较理想
7～8	一般
8～9	控制不理想，需调整治疗方案
＞9	很差，易发生慢性并发症及酮症酸中毒等急性并发症

（3）尿糖监测：尿糖检查不会带来痛苦，所以检查尿糖是最简单的方法。很多情况下尿糖不能很好地反映血糖水平，当血糖水平超过肾糖阈（血糖8.9～10.0nmol/L）时，尿糖会是阳性，但对于老年糖尿病患者，特别是伴有动脉硬化的老年糖尿病患者，其肾糖阈会更高。所以尿糖仅可作为一个评估血糖水平的参考值来看。

（4）血脂监测：如原有血脂异常，每1～2个月监测一次，如原无异常，每6～12个月监测1次即可。

（5）血压监测：老年糖尿病患者应定时监测血压情况。有条件的患者应每天监测血压变化。测量血压时，应遵循：定时间、定体位、定部位、定血压计的"四定"原则。

（6）糖尿病并发症的监测：血糖控制不佳的老年糖尿病患者应至少每半年住院检查一次糖尿病慢性并发症，血糖控制尚可的老年糖尿病患者应每年住院检查一次糖尿病慢性并发症，从而能够及时发现异常，采取相应措施。

4. 并发症护理

（1）酮症酸中毒

①遵医嘱进行补液治疗。

②静脉使用胰岛素治疗的患者，护士应每小时予监测血糖，当静脉使用胰岛素的老年糖尿病患者血糖接近或低于13.9mmol/L时，应及时报告医生，调整胰岛素用量。

③关注患者电解质情况，及时纠正电解质紊乱及酸碱平衡失调。

（2）高渗性非酮症糖尿病昏迷

①遵医嘱及时给予补液补钾。补液的同时应给予小剂摄胰岛素治疗。

②积极消除诱因和治疗各种并发症。

③对症支持，如给予呼吸支持，营养支持等。

（3）乳酸性酸中毒

①吸氧，保持呼吸通畅。

②补充生理盐水，准确记录出入量。

③给予小剂量短效胰岛素静脉滴注。
④遵医嘱及时补充碱性液体。
（4）低血糖
①及时给予口服葡萄糖或静脉输入葡萄糖。静脉使用高渗性葡萄糖时，应注意防止外渗。
②低血糖昏迷的老年糖尿病患者，应严密观察生命体征。
（5）糖尿病足
①积极控制糖尿病及高血压、高血脂等疾病。
②避免各种诱因，如烫伤、脚外伤、挤压及足癣感染，保持局部干燥清洁，早期治疗脚的胼胝、鸡眼等。对轻微的外伤也应及时治疗，预防感染，一旦发生感染，应采取有效的抗菌药物治疗。
③每天检查足和下肢、足趾间和足底。
④洗脚时注意水温，脚干后涂润滑剂，避免皮肤裂开。
⑤趾甲前端应剪平、锉平，防止其向肉内生长。
⑥穿着整洁、干燥的袜子，袜子上不要有破洞或补丁。穿合适的鞋，不要紧束足部、小腿及脚踝。

（六）延续护理

老年糖尿病是一种慢性综合性的疾病，医院治疗只是缓解当前的病情，长期的治疗与护理需要在生活中进行。老年糖尿病患者对知识的接收能力有所下降，故而遵医行为及自我管理的能力也较差。延续护理是为老年糖尿病患者提供的一种延伸式的健康教育形式，健康指导从医院走到家庭，能够为患者及家庭成员提供康复知识，培养患者养成良好的生活习惯，指导用药和自我病情的监测，从而更好地预防和控制疾病。

1. 成立老年糖尿病延续护理小组

老年糖尿病延续护理小组成员应该包括主治医生、糖尿病专科护士、药剂师、营养师、老年糖尿病患者等。医生主要负责糖尿病患者病情的监测，与药剂师共同制订安全的用药方案，并教会老年糖尿病患者自我监测及药物的使用法，督促他们定时随访。糖尿病护士和营养师应根据老年糖尿病患者的饮食习惯及身体成分，为他们制订合理的饮食计划，教会患者及家属免糖、低盐、低脂饮食的方法及注意事项，确保老年糖尿病患者能够合理的控制饮食。此外，还应教会老年糖尿病患者科学的运动的方法，对于身体条件尚可的老年糖尿病患者，应鼓励他们进行适当的有氧运动，对于卧床的老年糖尿病患者应教会他们进行主动或被动的抗阻力运动。

2. 针对不同老年糖尿病患者的自身情况确定延续护理的方式

通过宣教、集体授课、发放宣传资料及自我监测工具等方式，向老年糖尿病患者讲解相关知识；通过实践操作教会他们监测血压、血糖，注射胰岛素等必要的操作。在患者出院前应评估老年糖尿病患者对疾病知识的了解情况和运用能力。准确记录患者的相关信息，建立随访资料，制订随访方案，针对体差异，确定随访的方法和内容。通过建立公众账号、网络交流群、电话回访、家庭访谈等方式，对老年糖尿病患者定时进行回访，及时解答他们的疑问。

3. 延续护理的主要内容

老年糖尿病患者需要掌握的糖尿病相关知识很多，合理控制血糖是提高生活质量、减少糖尿病相关并发症的主要手段。为了控制血糖，老年糖尿病患者对用药、饮食、运动、自我检测等方面有所掌握。

（1）药物指导：药剂师应根据患者的治疗方案，向患者详细解释所用药物的相关机制、使用方法、不良反应等，嘱患者及家属观察药物治疗效果及反应。讲解降糖药物治疗的必要性，注意对不良反应的观察。护士应在患者出院前督促患者养成良好的用药习惯。

（2）饮食指导：营养科医师应根据患者的情况，为患者制订详细的饮食计划，嘱患者少食多餐，免糖、低盐、低脂饮食，合理控制体重。

（3）运动指导：针对患者的情况，制订适宜的运动方案。根据运动的方案，向患者展示锻炼的方法，确保老年糖尿病患者能够很好地掌握相关要点和注意事项。

（4）自我监测指导：告知患者及家属血糖监测的方法和监测频率，教会患者自我监测血压，督促其定时门诊复查。

（5）识别并发症：向患者及家属解释糖尿病并发症的特征性症状和体征，教会他们自我急救的方法，指导他们在出现异常情况时及时寻求帮助。

（6）心理指导：热情对待老年糖尿病患者，倾听患者主诉，多与其进行沟通与宣教，告之糖尿病并不可怕，但亦不可掉以轻心，只有坚持控制血糖，才能获得更好的生活质量。同时，提倡家属支持老年糖尿病患者，增强老年糖尿病患者对治疗的信心。

（七）居家护理

1. 改变不良饮食习惯

改变偏食、喜好甜食的习惯，不过度饮酒，避免饮浓茶。进餐时不宜吃过饱，不适宜在餐后立刻进食水果。不可贪食高脂、高油类食物，如动物内脏或干果等。老年人应少时多餐，适当补充营养素，在血糖控制情况尚可的情况下，适当进食水果等。

2. 选择正确的运动方式

一些老年糖尿病患者为了快速降低血糖，而进行剧烈的运动，这样很容易引起低血糖，导致危险事件的发生。同样，有一些老年糖尿病患者因为自身的基础疾病，选择以静养的方式生活，这样也不被提倡。如上文所说，运动应循序渐进，在保障安全的前提下进行运动。家属应该逐渐帮助老年人进行一定量的抗阻力锻炼，从而在控制好血糖的同时预防少肌症的发生。

3. 按时、准确用药

药物对糖尿病的治疗不可或缺，老年糖尿病患者在家中应按时、准确的用药。出现不适时应监测血糖，适当调整用药剂量。

4. 心理支持

家庭和社会的支持对老年糖尿病患者至关重要，应鼓励家庭成员主动参与到糖尿病控制当中去，让老年糖尿病患者了解糖尿病的可控性。

二、老年骨质疏松症

（一）基本概念

骨质疏松症（osteoporosis，OP）是一种以低骨量和骨组织微结构破坏为特征，导致骨脆性增加或骨折的全身性代谢性疾病。OP是一种由多因素所致的慢性疾病，分为原发性和继发性，其中老年人骨质疏松主要是原发性骨质疏松。原发性骨质疏松又分为两种亚型：Ⅰ型由于雌激素缺乏导致；Ⅱ型多见于60岁以上的老年人，主要累及的部位是脊柱和髋骨。继发性骨质疏松症多继发于其他疾病，如性腺功能减退、甲亢、Ⅰ型糖尿病、尿毒症等。

（二）流行病学

随着年龄的增长，骨质疏松患病率增加，女性多于男性，60岁以上人群的患病率约为50%，75岁以上人群患病率可达到80%，患病后致残率高达53%，其中原发Ⅰ型骨质疏松女性的发病率是男性的6倍以上，以绝经后发病为主；Ⅱ型多见于60岁以上的老年人，女性的发病率是男性的2倍以上。

（三）临床表现与并发症

1. 骨痛和肌无力

早期无症状，多数患者在严重的骨痛或者是骨折之后才确诊骨质疏松。较重者常诉腰背疼痛或全身骨痛。骨痛通常为弥漫性，无固定的部位，劳累或活动后加重，不能负重或负重能力下降。

2. 身高变矮

椎体骨折可引起驼背和身高变矮。腰椎压缩性骨折常导致胸廓畸形，可出现胸闷、气短、呼吸困难等，严重的畸形可引起心排出量下降，心血管功能障碍。

3. 骨折

当骨量丢失严重时会发生骨折。老年骨质疏松患者常常因轻微活动或创伤诱发骨折。骨折部位多见于脊柱、髋部和前臂。其中髋骨骨折最常见，危害也最大。

（四）治疗原则

1. 一般治疗

（1）适当运动：适当的运动可以增加和保持骨量，老年人的躯体和四肢的协调性和应变力会在运动中得以加强，从而减少意外的发生。

（2）合理膳食：老年人的饮食中应适当增加含钙丰富的食物，减少饮酒和咖啡等刺激性饮料，少吸烟。

（3）补充钙剂和维生素 D：老年骨质疏松患者应适当补充钙剂，并同时补充维生素 D，以利于钙的吸收。

2. 对症治疗

对于疼痛的老年骨质疏松患者，应给予对症治疗，给予适当的非甾体类镇痛药，如阿司匹林或吲哚美辛，随后也可考虑短期应用降钙素制剂。出现骨骼畸形者应局部固定或用矫形器矫形。有骨折时给予牵引、固定、复位或者是手术治疗。

3. 药物治疗

（1）性激素补充疗法：雌激素是女性绝经后骨质疏松的首选药物。妇女绝经后如无禁忌证可应用激素替代治疗。雄激素则可用于老年男性患者。按患者的具体情况选择性激素的种类、用药剂量及途径。

（2）抑制骨吸收药物：二膦酸盐能抑制破骨细胞的生成和骨吸收，增加骨密度，缓解骨痛。服药期间不加钙剂，停药期间则可给予钙剂和维生素 D。

（3）其他：降钙素对骨质疏松患者有镇痛作用，能抑制骨吸收，促进钙在骨中的沉着。对继发性 OP 应针对病因治疗。

（五）护理干预

老年骨质疏松患者的护理干预以减轻疼痛和保障安全为主。老年骨质疏松患者同时也会存在一定的心理负担，护理人员要及时发现老年骨质疏松患者的心理问题，并采取有效措施，增强老年骨质疏松患者战胜疾病的信心。

1. 疼痛的护理

（1）卧床休息：使用硬板床或者是加薄垫的木板床，取仰卧或者是侧卧位，可以缓解腰部和脊柱肌肉的紧张。

（2）对症护理：合理使用骨科的辅助用物，必要时使用背架、紧身衣等，以限制脊椎的活动度和给予脊椎支持，从而减轻疼痛。此外，还可以进行物理疗法，对疼痛部位进行热湿敷，或者给予局部按摩，以减少肌肉直所引发的疼痛。也可以采取超短波、微波或分米波疗法，电频疗法等理疗。

（3）用药：药物的使用包括止疼药、肌肉松弛剂和抗炎药物，要正确评估患者疼痛的程度，遵医嘱用药。

2. 安全护理

保证生活环境的安全，在楼梯、卫生间设置扶手；保持地面干燥，生活环境的灯光明暗适宜。家具简单，且不可经常变换位置。指导患者合理变换体位，改变姿势宜缓慢。衣服鞋子大小适宜，且有利于活动。加强巡视、照顾。当患者使用利尿剂、降糖药、镇静剂或扩血管药物时，注意宣教，保障活动的安全。

3. 饮食

饮食中宜增加富含钙质和维生素 D 的食物，补充足够的维生素 A、维生素 C 及含铁的食物，以利于钙质的吸收。适度摄取蛋白质及脂肪。戒烟酒，避免咖啡因摄入过多。

4. 用药护理

（1）钙剂：服用钙剂时应增加饮水量，以增加尿量，减少泌尿系统结石形成的危险。因空腹时钙剂的吸收效果最好，故服用钙剂最好与用餐时间分开。钙剂应避免和绿叶蔬菜一起服用，以免形成钙螯合物而减少钙的吸收。

（2）激素：激素必须在医生指导下使用，剂量要准确，不可自行停药。激素与钙剂、维生素 D 同时服用时，效果更好。服用雌激素应定期进行妇科检查和乳腺检查，若出现反复阴道出血应及时就诊，在医生指导下减少用药或停药。使用雄激素的患者应定期检测肝功能。

（3）二膦酸盐：护士应指导患者空腹服用，同时饮清水 200～300ml，服药结束保持站位或坐位至少半小时，且不能进食或喝饮料，以减轻药物对食管的刺激。同时，应嘱患者不可咀嚼或吸吮药片，以防止发生口咽部溃疡。此外，服用该药物还易引起发热、呕吐、皮疹、腹泻、头晕、腹痛、肌肉骨骼痛、头痛、过敏样反应，应及时给予对症处理。

（4）降钙素：观察是否出现不良反应，如食欲减退、恶心、颜面潮红等。

5. 运动干预

老年骨质疏松患者应减少不合理的运动，适量活动，避免不良的姿势及长时间跑、跳、蹲，减少或避免爬楼梯。每周进行 4～5 次负重运动，比如快步走、哑铃操等。每周进行 2～3 次抗阻力运动，比如划船、蹬踏运动等。每次运动时间以 30min 左右为宜。同时要接受适量阳光照射，促进体内维生素 D 的生成，每天下午 4 时以后到傍晚时分，是晒太阳的最佳时段，每天晒太阳 20～30min，并要根据天气进行合理的调节。

6. 心理干预

老年骨质疏松患者常因疼痛或活动不便而不敢运动或影响日常生活。护士应和老年人倾心交谈，鼓励其表达内心感受，并对其进行疏导，增强面对疾病的信心。

（六）延续护理

延续护理是为老年骨质疏松患者提供一种延伸式的健康教育形式，护士的健康教育从医院走到家庭，为老年骨质疏松患者及家庭成员提供康复知识，培养患者养成良好的生活习惯，指导用药和日常护理，从而帮助患者和家属更好地进行护理。

1. 建立老年骨质疏松延续护理管理小组

小组成员包括主治医生、护士、药剂师、营养师、老年骨质疏松患者及家属等，延续护理小组的医生、护士、药师、营养师应对患者进行分组负责，对患者进行培训。医生及护士应向患者讲解骨质疏松相关知识，确保老年骨质疏松患者对疾病有正确的认识，并鼓励患者积极配合治疗与康复。药剂师与医生根据老年骨质疏松患者的具体情况，为其制订用药方案，并与患者进行沟通。确保其能够正确使用药物。营养师应根据老年骨质疏松患者的具体情况，为其制订可行性的饮食方案。

2. 根据老年骨质疏松患者情况，确定延续护理开展的方式

在患者出院前应评估老年骨质疏松患者对疾病知识的了解情况，建立随访资料方案，针对个体差异，确定延续护理的方法及内容。小组成员在患者出院后定时对患者进行回访。

3. 延续护理的主要内容

（1）药物指导：根据患者的治疗方案，向患者详细解释所用药物的相关机制、使用方法、不良反应等，嘱患者及家属观察药物治疗效果及反应。注意对不良反应的观察。骨质疏松的用药比较特殊，护士应重点强调用药的事项，确保老年骨质疏松患者能够掌握用药

方法。

（2）饮食指导：营养科医师应根据患者的情况，为患者制订详细的饮食计划，饮食中注意进食含钙高的食物。护士应向患者介绍饮食方案，并对患者的遵医情况进行的评估

（3）运动指导：针对患者的情况，制订适宜的运动方案。必要时对患者进行运动示范。

（4）心理指导：倾听患者主诉，多与患者进行沟通与宣教。加强与患者及家属的沟通，增强患者战胜疾病的信心。

（七）居家护理

老年骨质疏松患者的居家护理至关重要，家庭的环境、饮食等对老年骨质疏松患者的影响是极大的。

1. 改善居家环境

老年人生活的环境需以安全、方便为首要条件。患者及家属应在日常生活中，特别关注安全。老年骨质疏松患者的生活环境需要注意保持地面干燥，及时清理过道上的杂物。老年人的座椅不能软，太低、太软的椅子或沙发均不适合老年人。浴室及厕所应有防滑地垫，应加装稳固的扶手。且老年人应选择合脚的鞋子和合适的衣物，必要时外出使用手杖。

2. 合理饮食

老年骨质疏松患者的饮食应首选含钙量高的食物，如奶制品、豆类、海产品、芝麻酱等。此外，还应摄入足够的维生素 C 和维生素 D，保证每日蛋白质的摄入。少食用含磷高的食物和饮料，如可乐、汽水等。老年人应养成良好的生活方式和习惯，戒烟、限制饮酒、少喝咖啡。

3. 药物指导

老年骨质疏松患者应按照医生指导服药，不可过量服用钙剂，避免高钙血症出现，增加肾结石和心血管疾病的风险。

4. 生活方式调整

老年骨质疏松患者应坚持锻炼及日光浴，从而增强骨骼和肌肉力量。

5. 心理支持

家属及社会支持对患者的疾病治疗起着关键的作用，老年骨质疏松患者作为社会的弱势群体，需要家人及社会的支持，从而帮助老年人妥善处理各种不良情绪，减轻精神压力。

第三节 呼吸系统老年常见疾病与护理干预

一、老年人肺炎

（一）基本概念

肺炎（pneumonia）指终末气道由病原微生物（细菌、病毒）、免疫损伤、理化因素、过敏及药物等多种原因所致的肺泡和肺间质的炎症。老年人因机体老化、呼吸系统解剖和功能的改变，导致全身和呼吸道局部的防御和免疫功能降低而发病。随着年龄增长，一方面，老年人呼吸功能减退，吞咽与声门动作常不协调，在吞咽时易将常存菌、分泌物或者食物等误吸入肺而导致吸入性肺炎，加之气管、支气管黏液纤毛功能下降，咳嗽反射差等导致排痰功能降低，从而易使细菌进入下呼吸道产生肺炎。另一方面，老年人免疫功能减退，从而对致病菌的防御功能大为减弱，细菌易在肺内繁殖、生长后引起肺部感染，导致严重肺炎。同时，社区获得性肺炎（CAP）、医院获得性肺炎（HAP）、病毒性肺炎（VP）、呼吸机相关性肺炎（VAP）等较为常见。

（二）流行病学资料

近年来，随着社会的发展，人口老龄化使得老年人肺炎的发病率和病死率均呈上升趋势。老年人肺炎是指由多种病原体引起老年人肺实质的炎症，病因可以是感染性，也可以是非感染性的，但以前者多见，其中又以细菌性肺炎常见。自从抗生素问世以来，细菌性肺炎的发病率和病死率明显减低，但老年人肺炎的发病率和病死率并未降低。据统计，我国每年患肺炎病例数达 250 万例，死亡 12.5 万例，其中老年人占 70%。因此，本病是老年人的常见疾病，也是老年人死亡的重要原因。降低老年人肺炎的发病率和病死率是老年临床医学的重要课题。

（三）临床表现与并发症

1. 症状

（1）起病隐匿，临床症状不典型：老年人肺炎起病常较隐匿，临床症状不典型。常无明显高热、咳嗽、咳痰、胸痛等典型肺炎症状。病情进展快，有较高发病率和死亡率。有文献报道老年肺炎，存活者只有 28%，非存活者仅 13% 病程中有发热表现。

（2）多以低热为主：老年人肺炎多以低热为主，较常见的症状为呼吸频率增加，呼吸急促或呼吸困难。全身中毒症状也常见并可早期出现，首发症状多以消化道症状突出，表现为腹痛、食欲不振、恶心呕吐等，或心率增快、心律失常等心血管症状，或精神萎靡、乏力、谵妄、意识模糊等神经精神症状，重者血压下降、昏迷。

（3）高龄者常以典型的老年病五联征（尿失禁、精神恍惚、不想活动、跌倒、丧失生活能力等）之一或多项而表现之。

2. 体征

老年人肺炎极少出现典型肺炎的语颤增强、支气管呼吸音等肺实质体征。国内 576 例老年肺炎资料，有肺炎实变体征者仅 13.8%～22.5%，血白细胞正常或低于正常者达 38.7%。可出现脉速、呼吸快、呼吸音减弱、肺底部可闻及湿啰音，但易于与并存的慢性支气管炎、心衰等相混淆。

3. 并发症

老年人肺炎病情变化快，并发症多。起病不久即可出现脱水、缺氧、休克、严重败血症或脓毒症、脑膜炎、心律失常、电解质紊乱和酸碱失衡等并发症。

（四）治疗原则

1. 一般治疗

老年性肺炎一旦确诊，应卧床休息，减少探视人员，保持室内空气新鲜，温、湿度适宜。

2. 药物治疗

（1）抗生素治疗：老年人肺炎抗生素使用原则为早期、足量，针对致病菌使用，重者联合用药。开始时可进行经验性治疗，待致病菌明确后则可有针对性地选药或参考药敏结果选择抗生素。对老年患者，特别是有肝、肾基础疾病者，均需相应地调整用药剂量。如痰培养发现肺部真菌感染，可停用抗生素，给予抗真菌治疗。

（2）抗生素的合理应用：老年人用药后，血药浓度较青年人高，半衰期延长，易发生毒副作用，故用药量应小，为成人用药量的 50%～70%，并根据肾功能情况选择用药，慎用氨基糖苷类。

一般体温下降，症状消退后 7～14d 停用。特殊情况，军团菌肺炎用药时间为 3～4 周，急性期用药 48～72 小时，无效者考虑换药。治疗中严密观察不良反应，老年人易发生菌群失调、假膜性肠炎、二重感染等，应及时防治。

3. 辅助治疗

（1）营养支持：老年人的营养供给不能单纯依靠饮食，必要时应给予肠外营养支持，如鼻饲高热量流食及白蛋白等液体的输注。

（2）补液治疗：老年人肺炎常伴有水电解质紊乱、痰液黏稠等症状，在心功能正常的情况下，每日液体保持在 2000～2500ml 为宜。

（3）体位排痰：应定时协助患者翻身，改变体位。同时予患者拍背，指导患者有效的咳嗽、咳痰。

（五）护理干预

1. 一般护理

（1）环境方面：保持病房内空气清新，病房内温湿度适宜。限制老年患者活动，减少探视人员，避免交叉感染，避免因交谈过多而引起患者劳累，保证患者充足的休息和睡眠时间，减少耗氧量。

（2）饮食方面：若有发热症状，予患者高热量、高蛋白、高维生素、易消化等营养丰富的流食或半流食，以补充疾病对患者的营养消耗。对不能经口进食的患者，积极与患者及家属沟通，予留置胃管，鼻饲高热量流食，从而保证患者机体需要量。

（3）体位方面：协助患者取舒适体位，病情允许者予半卧位，以增加肺部通气，减少因肺部淤积的分泌物导致的并发症。

2. 保持呼吸道通畅

鼓励和指导患者积极有效的排痰。嘱患者取半坐卧位，先深吸气后屏住，后借助胸腹肌的力量在呼吸时咳嗽，使肺底部的分泌物在震荡下产生痰液运动而将痰液咳出。同时加强翻身叩背，防止痰液坠积，以利于痰液排出。给患者叩背排痰时，将手空心握拳，适度拍打，由下至上，由外侧至中央，振动患者背部，防止痰液坠积，同时也可使附着在肺泡壁周围及支气管壁上的痰液松动脱落，有利于痰液排出。必要时，应用超声雾化、稀释化痰药物等促进排痰。

3. 体温的监测

高热虽然不是老年人肺炎的典型症状，可一旦出现，会导致水电解质紊乱、意识障碍和心力衰竭等严重问题，所以需要时刻关注老年患者的体温变化。关注老年患者的生命体征，包括血压、心率、神志、面色等方面。首选物理降温，避免体温过高。同时鼓励患者多饮水，必要时予静脉补液治疗，维持水电解质平衡及充足的营养支持。输液时严格控制速度和量，避免因输液速度过快和输液量过高引起的心力衰竭及肺水肿的发生。

4. 吸氧

老年肺炎患者随着病变范围的增大，易导致通气，血流比失调，有的患者会出现一些慢性呼吸系统疾病和心脑血管疾病等。据统计，约50%的老年患者伴有低氧血症，应及时予患者吸氧。对单纯缺氧的患者，可适当加大氧流量。而对于合并有肺气肿、肺心病等基础疾病，出现Ⅱ型呼吸衰竭者，应给予持续低流量（1～2L/min）吸氧。

5. 用药护理

（1）在应用抗生素前，应正确留取痰培养、痰涂片、痰病理等各种标本，查明病原菌，送检血标本。

（2）按药物说明，做好药物敏感试验，告知患者出现药物不良反应时的症状及做好急救措施。

（3）遵医嘱按时应用抗生素，做到现配现用，合理安排给药时间。

（4）用药期间，观察消炎药物的疗效及不良反应，注意输液速度及药物之间的相互作用。

6. 心理护理

影响老年患者治疗效果的因素有很多，如体质较弱、住院时间长、治疗见效慢、易反复、出现较多并发症、家庭经济条件差等，这些都会导致患者抵触治疗和护理。甚至会有患者拒绝治疗，导致疾病恢复时间增加。所以要积极与患者及家属进行沟通交流，及时、耐心、真诚的对他们的疑虑进行解答，反复交待病情的演变过程及采取的有效诊疗措施，取得他们的信任与理解，积极配合医生的治疗，增强康复信心。

7. 并发症的护理

老年人肺炎的病情变化快，并发症多，因此要密切观察患者生命体征、神志及全身状况的改变，发现异常及时通知医生，及时处理。

（六）延续护理

1. 成立延续护理管理小组

包括患者的主治医师，责任护士等，保证小组成员对延续性护理的积极性，并对小组成员进行规范化的培训。

2. 确定延续护理的方式

（1）建立出院患者随访资料档案，准确、详细记录延续护理患者相关信息，根据患者的临床资料确定延续护理方案。

（2）随访时间安排：由小组成员通过电话、QQ、微信、短信等回访方式，在患者出院满两周后进行第1次回访，之后每一个月回访1次，半年后每三个月回访一次。

3. 延续护理的主要内容

（1）症状管理与识别：询问患者基本身体状况，有无胸痛、发热、咳嗽、咳痰等典型的肺炎症状；有无消化道症状及神志状态的改变；有无脱水、缺氧等并发症的发生。进行详细记录，并告知患者出现上述症状时的应对方法，根据患者的症状体征，叮嘱患者必要时来医院就诊。

（2）用药指导：告知患者及家属不同药物的名称、用量、用法、作用及药物的不良反应。嘱咐患者按时、按量服药。嘱咐家属密切观察患者的病情变化，有问题时及时向小组成员反馈。

（3）饮食指导：指导患者正确饮食，要多喝水、多吃蔬菜水果、食物以清淡易消化的为主，切忌吸烟、饮酒。

（4）咳嗽咳痰指导：教会患者有效咳嗽咳痰的方法，掌握叩背排痰的技巧，及时有效的清除痰液。

（5）呼吸康复训练指导：

①暗示呼吸法：患者用一手放在上腹部或胸部，呼气下腹部下陷，该手也随之下沉，并稍加压力以增加腹压，使横膈上抬。吸气时上腹部抗此所加的压力，将腹部徐徐隆起。每次历时3min，如此反复就可促进膈肌收缩，增加活动范围。

②下胸带呼吸法：患者可用宽布带交叉缠于下胸部，呼气时收缩布带以挤压季肋部，吸气时对抗此部的压力，扩张下胸部和上腹部，同时慢慢放松布带。

（6）病情自我监测：指导患者学会呼吸及脉搏的计算方法，若出现脉搏加快、呼吸急促、呼吸困难等不适症状，应及时就医。

（7）发放健康教育卡片：制作老年人肺炎相关的健康教育卡片，发放给患者，并嘱咐家属监督其严格执行。

（8）心理指导：小组成员对待患者应热情，并多与患者沟通，认真倾听患者的需求。采用心理疏导、心理支持、情绪转移等心理护理方法，及时消除患者的不良情绪；并通过患者家属及朋友了解患者的心理状态，及时进行心理疏导，让患者保持积极、乐观的心态。

（七）居家护理

1. 预防呼吸道感染

在寒冷的冬春季，减少外出，预防感冒。出门戴好口罩、帽子、围巾，做好保暖工作。雾霾天尽量少开窗，少出门，出门戴专业防护口罩。少去人多，空气污浊的公共场所。对呼吸道感染，做到早预防，早诊断，早治疗。

2. 保持适宜的生活环境

天气好时，经常开窗通风，每日通风 2~3 次，每次以 15~30min 为宜。室内温湿度适宜，温度控制在 18~20℃，相对湿度控制在 55%~60%。避免过堂风，避免受凉。

3. 良好的心理调适

老年人肺炎具有治疗慢、易反复的特点，易产生紧张、焦虑等负面情绪，鼓励家属陪伴照顾，帮助患者进行呼吸功能锻炼，消除不良情绪，保持乐观心态，嘱患者积极配合治疗。

4. 药物控制

叮嘱患者按时、按量服用药物，每日定时做雾化等祛痰治疗，家属在雾化后协助患者拍背、咳痰。

5. 养成良好的生活习惯

戒烟、戒酒，对于可下床活动的患者，每日有一定的运动量，以能耐受为宜。

6. 协助翻身、拍背

对于长期卧床的患者，家属应定时协助患者翻身、拍背，帮助患者有效的咳嗽咳痰。

7. 老年人吸入性肺炎的预防及护理

吸入性肺炎主要是指口鼻咽部的分泌物和胃、食管的反流物误吸入下呼吸道，达肺泡及终末呼吸道，而引发的肺部炎性病变。老年人由于呼吸系统的老化，呼吸道防御功能的减退，同时常患有慢性疾病，所以老年人是发生吸入性肺炎的高危人群，预防老年人吸入性肺炎的发生变得尤为重要。

（1）加强口腔护理：口咽部细菌聚集是导致吸入性肺炎的原因之一，所以，保持口腔的清洁、抑制细菌滋生尤为重要。另外，及时清除口腔内食物残渣和口腔内分泌物，有助于提高咳嗽反射敏感性。

（2）选择正确的营养方式：对经口进食者饮水易呛咳时，鼓励患者食用黏稠的食物，并养成良好的进食习惯，如吃饭时坐起，下巴内收，缓慢而仔细的咀嚼。对长期卧床并留置胃管的患者，饭后 2 小时内保持半卧位，床头抬高 30°。

（3）对于留置胃管出院的患者，每个月来医院换一次胃管。饭前 1 小时予患者拍背，协助患者有效咳嗽咳痰。饭前检查胃管是否在胃内，予回抽胃液，可抽出清亮胃液可进食。若无胃液，可把胃管前端打开放置在放有清水的小碗里，若元气泡则可虾饲食物。鼻饲前，对于长期卧床的患者，床头抬高 30°~45°。拔除胃管前，嘱患者进行吞咽动作的锻炼，可以让患者少量进食黏稠食物或进行空吞咽训练，若吞咽较顺利，则 4~5 周可拔除胃管。若不顺利，则胃管可再留置一段时间。

二、慢性阻塞性肺疾病

（一）疾病概念

慢性阻塞性肺疾病（简称慢阻肺，chronic obstructive pulmonary disease，COPD）是一种以气流受限为

特征的肺部疾病，气流受限不完全可逆，呈进行性发展。COPD的定义并非慢性支气管炎和肺气肿的结合，需排除以可逆性气流受限为特征的哮喘。COPD在全世界当前死因中居第4位，预计在未来数十年中其发病率和死亡率将进一步增加。随着中国人口老龄化的出现，慢阻肺的发病率逐年增加。COPD患者为社会带来了沉重的负担。在欧洲，呼吸系统疾病占总医疗费用的6%，而其中56%的花费用于COPD患者。在美国，CODP患者的直接医疗费用为295亿美元，间接费用达到204亿美元。COPD费用与其严重程度高度相关，随患者疾病的进展，费用的比例发生着变化。住院费用、转运用氧费用随疾病进展迅速增加。因此对COPD患者的管理显得尤为重要。

（二）流行病学资料

现有的COPD的流行病学资料有很大差异，因各地的诊断标准、调查方法和分析方法的存在差异。全球COPD倡议（GOLD2016）资料表明COPD的患者病率为低于6%。荟萃分析的数据表明，吸烟者、既往吸烟者的COPD的发病率较非吸烟者高，而40岁以上人群的COPD的发病率较40岁以下人群高，男性发病率高于女性。每个国家的COPD的发生率均随着年龄增长而增高，60岁以上人群的发病率最高，可以从7.8%至19%。我国的发病率为8%~12%，城镇人口的发生率较农村人口略低。

（三）临床表现与并发症

1. 呼吸困难

是COPD患者最主要的症状，也是导致患者焦虑、生活能力下降的原因。COPD患者这样描述他们的呼吸困难：呼吸困难是一种感觉，需要持续增加努力去呼吸，沉重，气短和喘息。

2. 咳嗽

慢性咳嗽通常是COPD患者最初出现的症状。当患者有吸烟史或粉尘暴露史的时候，咳嗽的症状更加严重。最初COPD的患者可能是间断的，继而咳嗽变成每日必有的症状，而且每日很长时间均有咳嗽。慢性咳嗽通常无大量气道分泌物。有些无慢性咳嗽的COPD患者也可能发展为严重的气流受限。

3. 咳痰

COPD患者通常在咳嗽后产生少量黏性较大的痰。慢性支气管炎的患者应为每年3个月或以上的咳痰，上述症状连续两年均有。大量痰液的患者通常是存在支气管扩张的患者。刺激性气味的痰液反映了患者的炎症反应的状态，并有可能合并细菌的感染。

4. 哮鸣和胸部紧缩感

这两种症状并不特异，并且变化很大。大气道，如喉部的哮鸣是可闻及的，通常不需要应用听诊器便可获知。吸气相和呼气相均可闻及COPD患者的哮鸣音。胸部紧缩感是肌肉的特性之一，通常在活动后出现，定位困难，可能是因为肋间内肌的等长收缩所引起的。不存在这两种症状并不能排除COPD，而存在这两种症状却也不能支持哮喘的诊断。

5. 提示疾病进展的症状

疲乏，体重减轻和食欲下降是严重的COPD患者普遍存在的症状，这与患者的预后相关。若患者存在迁延的咳嗽，则可能出现胸内压力突然增高引起的咳嗽后晕厥。剧烈咳嗽可能引起肋骨骨折。踝部肿胀可能是肺心病的唯一象征。焦虑和抑郁通常伴随COPD患者，其反映了患者的不良的健康状态，并且是导致急性加重的诱因之一。

（四）治疗原则

适宜的药物治疗可以减轻COPD患者的症状、降低急性加重的频率和加重的程度，增加活动耐力和改善健康状态。

1. 稳定期的治疗

包括以下内容：

（1）支气管扩张剂：支气管扩张剂是控制COPD患者症状的核心。经吸入途径应用支气管扩张剂是首选。支气管扩张剂有β_2受体激动剂、抗胆碱能药物和茶碱类药物，至于单独应用还是组合应用，取决于当地药物的可及性和患者对药物的反应（药效及副作用）。支气管扩张剂可按需应用，也可以长期、规律应用。这些药物增加了肺内气体的排出，改善了患者在静息和运动时的动态的过度充气的问题，继而改善了患者的活动能力。现有的药物都无法纠正患者肺功能的恶化的进程。每种药物的应用都应是患者个体化的，个性化的方案的制订是根据患者症状的严重程度、急性加重的危险因素、可及性的药物和患者对药物的反应。

（2）其他药物

①疫苗：流感疫苗可以降低重度患者的住院率和死亡率（A级证据）。存在活体或灭活的病毒的疫苗对老年患者似乎更有效。疫苗的序列每年都有调整，故老年COPD患者建议每年都进行疫苗的注射。

②肺炎疫苗：对于65岁以上的COPD患者、尤其合并其他慢性疾病的患者（如心脏疾病），建议进行肺炎球菌疫苗的注射。证据显示，这类疫苗的注射后，FEV＜预计值40%的患者的社区获得性肺炎的发生率有所下降。对于老年患者和存在心脏基础病的患者更有效。

③ α_1抗胰蛋白酶：年轻的、存在先天的抗胰蛋白酶缺乏的患者是应用此类药物的比较适用的人群。然而此类药物费用相当高，在许多国家尚不能应用。

④抗生素：直至目前，预防用抗生素对于预防COPD患者的急性加重的效果仍待验证。故不推荐预防、规律应用抗生素。

⑤黏液溶解类（黏液促动药、黏液调节类）和抗氧化剂：部分患者应用乙酰半胱氨酸的患者似乎反复发作的频率低于未应用的患者。在未应用吸入用皮质醇药物的患者，应用乙酰半胱氨酸的患者的急性发作的频率略低。

2. 控制性氧疗

长期低流量氧疗对COPD并发呼吸衰竭的患者可以提高生活质量，对血流动力学、运动能力和精神状态均产生有益的影响。氧疗的指征是：$PaO_2 \leq 55mmHg$，或$SaO_2 \leq 88\%$，有或没有高碳酸血症；PaO_2 55～70mmHg，或$SaO_2 < 89\%$，并有肺动脉高压、右心衰竭或红细胞增多症。一般用导管吸氧，氧流量为1.0～2.0L/min 吸氧时间每天大于15小时。目标是静息状态下达到60mmHg和SaO_2升至90%。

3. 康复治疗

康复治疗可以改善患者呼吸困难症状，改善活动耐力和生活质量。康复治疗是多学科参与的，包括医生、护士、营养师、物理治疗师、心理医生等等。康复治疗的核心是运动，且以下肢运动为核心。

4. 避免诱发因素

（1）化学气体：（氯、氧化氮和二氧化硫等）对支气管黏膜有刺激和细胞毒性作用。空气中的烟尘或二氧化硫明显增加时，慢阻肺急性发作显著增多。

（2）其他粉尘：职业性粉尘和化学物质也刺激支气管黏膜。

（3）生物燃料：是指柴草、木头、木炭、庄稼杆和动物粪便等，其烟雾的主要有害成分包括碳氧化物、氮氧化物、硫氧化物和未燃烧完全的碳氢化合物颗粒与多环有机化合物等。

（4）感染：呼吸道感染是慢阻肺发病和加剧的另一个重要因素，病毒和（或）细菌感染是慢阻肺急性加重的常见原因。

5. 戒烟

制定全面的烟草控制政策和开展相应的项目，旨在向公众传达清晰、一致和重复宣传不吸烟的信息。与政府官员合作通过法案来建设无烟学校，无烟公共场所和无烟的工作环境，鼓励患者不在家中吸烟。

（五）护理措施

1. 维持通畅的气道

（1）评估患者的呼吸状态：呼吸速率，咳嗽是否有力，正确；咳痰的颜色、性质气味和量，评估呼吸音；皮肤颜色，口唇、甲床发绀情况；意识状态。

（2）体位：COPD患者宜采取半坐卧位，坐位来缓解呼吸困难，上身略前倾，指导患者调整呼吸。

（3）气道的湿化：鼓励患者适当多饮水；氧气的湿化（有不能加温的缺点）；雾化吸入：蒸汽、超声、电动雾化吸入。

（4）体位引流：利用重力作用，使分泌物沿支气管的走向流到大支气管开口处，进而引流至总支气管内，最终排出。原则是使病变部位处于高处，引流支气管的开口端向下。摆好姿势后保持至少5min以上。体位引流的原则：①摆各种体位时可用斜板、斜床等；②有支气管痉挛者在体位引流可吸入支气管喷雾剂；③每天做2~3次，每个体位维持5~10min，总治疗时间30~45min；④因夜间黏液纤毛的廓清减弱，气道分泌物易在睡眠时潴留，故在早晨清醒后进行最有效果；⑤进行头低位引流应在饭后1~2小时，以预防胃食管反流，恶心呕吐（对用鼻胃管的患者尤为重要）；⑥进行体位引流时应严密观察患者反应，若患者诉不能耐受或出现发绀、呼吸困难等情况时应立即停止；⑦引流过程中鼓励患者做深呼吸运动；⑧体位引流后进行有意识的咳嗽和用力呼气，可将体位引流流到大气道的支气管分泌物廓清，也可配合叩击法或机械吸引法来清除痰液（图10-1-图10-4）。

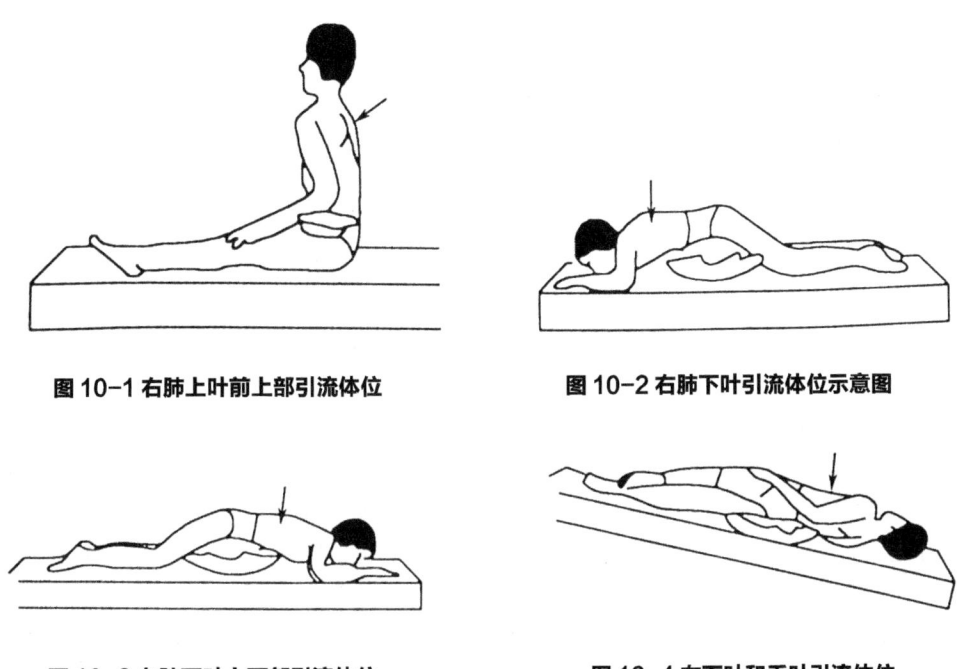

图10-1 右肺上叶前上部引流体位　　　　图10-2 右肺下叶引流体位示意图

图10-3 左肺下叶上下部引流体位　　　　图10-4 左下叶和舌叶引流体位

（5）胸部叩击和震颤

①叩击：治疗者手指并拢，掌心成杯状；运用腕关节摆动在引流部位胸壁上轮流（由下至上，由外至内）轻叩30~45s（图10-5）。

②震颤：叩击拍打后用手按在病变部位，嘱患者做深呼吸，在深呼气时作胸壁颤摩振动；连续3~5次；再作叩击，如此重复2~3次，再嘱患者咳嗽以排痰。

（6）有效的咳嗽：指导和训练—腹式呼吸2~3次，调整好呼吸。深吸气，达到必要吸气容量，吸气后短暂憋气，使气体在肺内有效分布、产生足够的咳嗽驱动压，关闭声门，进一步增强气道中的压力，腹肌及胸部

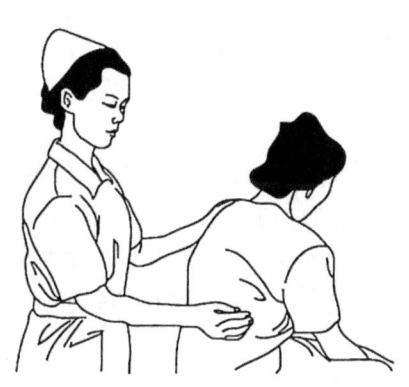

图10-5　叩击手法示意

辅助呼吸肌收缩，增加腹内压来增加胸内压，使呼气时产生高速气流，声门开放，形成由肺内冲出的高速气流。

（7）机械通气。

2. 促进有效的气体交换，改善肺功能

（1）药物治疗：支气管扩张剂：茶碱类，受体激动剂；祛痰类药物；控制感染。

（2）氧疗：遵医嘱应用正确的氧疗工具，如鼻导管、文丘里面罩或其他设备。氧疗时应观察氧疗的效果，如 SaO_2，PaO_2，或患者呼吸困难、喘憋症状的改善情况。观察患者神志，避免因吸氧不当而致的二氧化碳潴留加重等并发症的发生。

（3）呼吸功能锻炼

①腹式呼吸（吸气）：患者任何辅助呼吸肌的收缩都不能明显增加肺的通气量。膈肌在呼吸时若能升高1cm，可以增加肺通气量250～350ml，且因膈肌相对较薄，耗氧少，因此进行腹式呼吸是经济有效的呼吸。训练时办助患者双手分别放置在胸部和腹部，吸气时经鼻，并在吸气时能感受到腹部隆起，即为腹式呼吸。

②缩唇式呼气：通过呼气时缩唇（张口幅度减小）使呼气时气道压力增大，以致产生与呼气流向相反的压力，这种压力可以阻止气道的陷闭。每日训练2～3次，每次10～15min，掌握方法后增加锻炼次数和时间，以力求成为患者日常的呼吸型态。腹式呼吸通常与缩唇呼气、前倾体位等联合应用，以获得呼吸困难的最大改善。

（4）改善活动耐力：COPD患者无论在运动或执行日常生活时都会产生呼吸短促的情况，这对患者是一个打击，患者可能因为恐惧而使呼吸困难加重，因此患者可能什么都不做，如此恶性循环下去。护士应：①合理安排护理活动以使患者得到充分的休息；②帮助患者逐渐适应日常活动，教给患者节省能量的方法，以便患者完成日常动作，如从地板上捡东西、穿衣、洗脸、吃饭等，既方便又省力，再如使用长些的鞋拔、弹力鞋带等，避免过分弯腰动作；③合理安排每日活动时间，活动时使用腹式呼吸和缩唇呼吸，保证氧气的供应，活动后充分休息；④避免增加氧耗的因素：如吸烟、压力、肥胖、温度的改变等，逐渐增加患者生活的独立性，减少对他人的依赖；⑤制订简单、安全的运动计划，在院期间带领患者完成简单、每次不超过15min的运动，并记录患者完成时的参数，如心率、血氧饱和度、呼吸困难程度等；

（5）营养支持：COPD患者由于病程长、食欲差、慢性缺氧使消化道淤血影响食物的消化和吸收，多数患者有不同程度的营养不良。营养不良反过来影响食物的消化和吸收而形成恶性循环。护士应：①评估患者的营养状态，包括饮食习惯、体重与身高的比例；观察食物的摄入情况，包括食物类型、量及热能；②监测实验室检查结果，包括血清清蛋白、电解质水平；③营养支持以膳食补充营养为主，一般应选易于消化的食物，少量多餐，进食采用半卧位，鼓励家属为患者准备富含蛋白质、维生素和微量元素的食物；④慢性支气管炎和阻塞性肺气肿患者可适量摄入水量多些，有利于痰液的稀释和排出；⑤避免服用引起肠胀气的食品如干豆、生萝卜等，以免胃肠胀气，影响呼吸和进食；⑥保持口腔的清洁以促进患者的食欲。缺氧严重的患者进餐前和进餐中吸氧有助于进食并增进食欲。

（6）心理疏导：为患者提供安静环境，利于患者情绪稳定。当急性发作时，护理人员应保持镇静以减轻患者的焦虑情绪，并鼓励患者。在进行呼吸运动和活动时给予鼓励，让患者感觉到在进步中。患者与家属均能了解疾病的特性，协助他们适应生活，但避免过度保护患者，使患者能依其自身情况做到自我照顾和正常的社交活动。

（7）家庭支持：患者的慢性疾病可能会影响到整个家庭，导致家庭角色和关系的改变，患者家属可能对患者健康问题曲解或否认其存在，他们可能拒绝参与患者的护理，因此可能出现无助感或表现为愤怒、敌意等。护士应评估患者对家庭造成的影响及患者与家属的相互关系，帮助患者家庭识别应对目前情形的能力。鼓励家属参与患者护理，与家属一起制护理计划。

（六）延续护理

1. 成立延续护理小组，小组成员包括医生和护士，护士长担任小组组长。
2. 小组护理人员担任责任组长，出院随访工作。

3. 建立COPD患者微信群，确保每位患者在患者群中，以便患者之间交流，经验分享。在微信群中定期发布相关知识。条件允许时可建立公众号。

4. 与社区医疗机构沟通，提供患者可接受的帮助。

5. 建立急诊、病房绿色通道，确保急诊患者的及时、安全处理。

（七）居家护理

COPD患者因疾病反复加重、肺功能进行性减退、临床治疗效果不理想，易产生自卑、自责、焦虑、抑郁等心理障碍。因此，COPD患者出院后的延续护理对提高患者的生存质量起着重要的作用。出院前，根据患者具体情况及患者需求，给予患者进行个性化指导，出院后进行随访，及时了解患者的病情及日常活动中的需求，进行针对性地护理。

1. 向患者简单、明了地介绍呼吸系统结构、功能、病理生理变化，呼吸困难的原因，并简要地介绍患者呼吸困难的原因。

2. 教会患者控制呼吸的训练腹式呼吸加缩唇式呼吸的训练（以促进最有效的通气和最低的能量消耗）。

3. 放松及压力管理——减少不必要的氧耗患者必须学会对压力的疏解与自我调适。这种调适可以减少不必要的氧气消耗，储存能量和减少不良的心血管事件发生的几率。

4. 活动技巧和个性化的生活方式的建立对患者进行运动为何对其有益的教育，并使患者认识到并真正将运动纳入患者今后的生活内容中是最终目标。常用的躯体运动协调性恢复运动包括四个相关的部分：

（1）下肢运动训练：研究表明，COPD患者的下肢功能的减退是非常常见的。而下肢功能减退是导致患者运动耐力下降的最重要的原因。美国胸科协会（ATS）已发布在COPD患者，骨骼肌功能下降是普遍存在的。因此下肢运动训练是运动锻炼的最重要的部分，包括床上脚踏车、步行、跑步、爬楼梯、平板运动、功率自行车等。在运动中若患者出现比较明显的呼吸困难，应先进行短暂休息后再继续训练。通常情况下下肢训练应持续三十分钟。可采用固定（可选择强度和重量）自行车或步行的方式进行。

（2）上肢运动训练：COPD患者上肢的耐力通常下降的也是非常明显的，这也可以解释为何当患者进行运动时采用辅助呼吸肌肉进行呼吸。上肢运动的训练尤其对平时经常进行上举动作的患者有利。上肢肌肉训练还可增强辅助呼吸肌的力量和耐力，可选择握拳、上肢无负荷运动和有负荷运动，例如举重物、掷球等。

（3）6/12min步行训练：步行可以改善整个躯体的协调性。通常建议每日至少一次步行训练（根据患者的情况）。

（4）通气肌肉训练：通气肌肉的训练对巩固上述训练的效果有所帮助。一般是应用流量阻力装置对通气肌肉进行训练。

5. 气道分泌物清除技术

对气道分泌物清除有困难的患者尤为重要。居家时可有下列促进痰液松动、利于咳出的方法。

（1）咳嗽训练：先腹式呼吸2~3次，调整好呼吸，然后知道吸气末猛烈呼气；休息30s再进行一次，每次指导做4~5次咳嗽训练。

（2）主动控制呼吸技术（active cycle breathing technique）：包括控制呼吸训练，胸部扩张训练和用力呼吸技术。为获得理想的效果，患者最好保持坐位。控制呼吸同上介绍。胸部扩张训练是在患者平静呼吸后，做深呼吸，吸气时压迫肋骨，给予一定阻力。用力呼气技术是在患者平静呼吸后，深呼气，屏气1~2s后用力呼气（与用力哈气动作类似），呼气时尽量保持声门开放。

（3）自主引流技术（autogenic drainage）：通过改变患者的呼气流速来松动在气道内的分泌物，便于排出。由三种呼吸组成，建议每次训练20~30min。①第一阶段：一次接近肺总量的呼吸，然后是低于平时潮气量的呼吸5~6次；②第二阶段：5~6次相当于1/2肺活量的呼吸；③第三阶段：5~6次深大呼吸，接近肺活量的呼吸。

6. 家庭氧疗和雾化治疗

对初次经历氧疗、气雾剂等雾化治疗的患者，他们会对新生事物存在恐惧心理，因此对于这类患者要进行详细的讲解。

7. 用药指导

患者对自身药物是存在很多疑问和问题的。本部分内容应包括正确应用、可能出现的不良反应等。通常对受体激动剂、抗胆碱能药物、激素、利尿药应进行指导。对气雾剂的使用也应给予详细的指导。此项内容应安排两次课程。

8. 营养指导

向患者强调高蛋白、低热量食物的重要性问题。另外对进食的习惯，增重、减重的方法、不应选择的食物以及增进食欲和每日菜单的制订等内容也应涉及。

9. 职业咨询

这部分的教育中，应鼓励患者参加娱乐活动，并且根据自己的现有能力，做力所能及的工作。此部分内容应该在患者的活动耐力有所改善后进行。何时恢复工作，何种工作。

三、呼吸衰竭

（一）基本概念

呼吸衰竭是各种原因引起的肺通气和（或）换气功能的严重障碍，以致在静息条件下也不能维持足够的气体交换，导致缺氧伴（或不伴）二氧化碳潴留，从而引起一系列生理功能和代谢紊乱的临床综合征。临床表现为呼吸困难、发绀等。呼吸衰竭的诊断有赖于动脉血气分析，表现为在海平面正常大气压、呼吸空气、静息条件下，动脉血氧分压（PaO_2）低于60mmHg，或伴有二氧化碳分压（$PaCO_2$）高于50mmHg，并排除心内解剖分流和原发于心排血量降低等因素，即为呼吸衰竭（简称呼衰）。慢性呼吸衰竭以支气管-肺疾病所引起者为常见，如慢性阻塞性肺疾病、重症肺结核、肺间质纤维化、肺尘埃沉着病等。胸廓和神经肌肉病变如胸部手术、外伤、广泛胸膜增厚、胸廓畸形、脊髓侧索硬化症等亦可导致慢性呼吸衰竭。急性呼吸窘迫综合征（ARDS）多见于患者原心肺功能异常，由于肺外或肺内的严重疾病引起肺毛细血管炎症性损伤，通透性增加，继发急性高通透性肺水肿和进行性缺氧性呼吸衰竭。临床表现为急性呼吸窘迫和难治性低氧血症。过去曾称之为"成人呼吸窘迫综合征"，因其临床表现类似新生儿呼吸窘迫综合征。

1992年ARDS联席会议认为：ARDS并非仅发生在成人，儿童亦可发生，其特点在于急性起病，故将ARDS中的"A"由成人（adult）改为急性（acute）；急性肺损伤是感染、创伤后出现的以肺部炎症和通透性增加为主要表现的临床综合征，强调一个从轻到重的连续的病理生理过程，ARDS是急性肺损伤发展到后期的典型表现。随着对严重创伤、休克、感染等疾病的抢救技术水平的提高，很多患者不直接死于原发病，从而导致ARDS的发病率增加。ARDS起病急骤，如不及时治疗，其病死率高达50%以上。

（二）发病机制

1. 慢性呼吸衰竭临床常见病因有以下几方面

（1）呼吸道阻塞性病变：如气管-支气管的炎症、痉挛、肿瘤、异物等，引起气道阻塞，导致通气不足，或伴有气体分布不均导致通气/血流比例失调，发生缺氧和二氧化碳潴留。

（2）肺组织的病变：各种累及肺泡和（或）肺间质的病变，如肺炎、肺气肿、肺水肿、肺间质纤维化、重症肺结核、急性呼吸窘迫综合征（ARDS）等，可引起参与呼吸的肺泡减少，有效弥散面积减少，肺顺应性降低，通气/血流比例失调，导致缺氧或合并二氧化碳潴留。

（3）胸廓胸膜病变：如胸廓外伤、手术创伤、畸形、气胸和胸腔积液等，均可能影响胸廓的活动和肺扩张，导致通气减少及影响换气功能。

（4）肺血管疾病：如肺动脉栓塞等引起通气，血流比例失调，或部分静脉血未经过氧合直接流入肺静脉，导致低氧血症。

（5）神经中枢和呼吸肌疾病：脑血管病变、脑炎、脑外伤、药物中毒、电击等直接或间接抑制呼吸中枢；脊髓灰质炎、多发神经炎及重症肌无力等可导致呼吸肌无力和疲劳，呼吸动力降低引起通气不足。

2. 急性呼吸窘迫综合征（ARDS）病因及危险因素在临床的许多疾病发展过程中，均可发生ARDS，常见于严重感染、休克、创伤、重症胰腺炎、大面积烧伤等。研究显示，ARDS的危险因素依次为全身性感染、创伤、肺炎、休克、输血、误吸和急性胰腺炎。根据肺损伤的机制，可将ARDS的病因及危险因素分为直接性损伤和间接性损伤。

（1）直接性损伤

①误吸：见于吸入胃内容物、毒气、烟雾等。

②弥漫性肺部感染：见于细菌、病毒、真菌及肺囊虫感染。

③肺钝挫伤。

④溺水。

⑤肺栓塞见于脂肪栓塞、羊水栓塞。

⑥放射性肺损伤。

（2）间接性损伤

①严重感染及感染性休克。

②严重的非肺部创伤。

③急诊复苏导致高灌注状态。

④心肺移植术后。

⑤大面积烧伤。

⑥急性重症胰腺炎。

⑦神经源性：见于脑干或下丘脑损伤等。

（三）疾病分类

1. 按动脉血气分析分为两种类型：

（1）Ⅰ型：缺氧而无二氧化碳潴留，表现为$PaO_2<60mmHg$，$PaCO_2$降低或正常，见于换气功能障碍的患者，如重症肺炎、ARDS等。

（2）Ⅱ型：缺氧伴二氧化碳潴留，表现为$PaO_2<60mmHg$，$PaCO_2>50mmHg$。由于肺泡通气不足所致，如慢性阻塞性肺疾病。若伴有换气功能损害，则缺氧更为严重。

2. 按病程可分为急性和慢性：

（1）急性呼吸衰竭是指呼吸功能原来正常，由于上述病因的突发或迅速发展，引起通气或换气功能严重损害，在短时间内引起呼衰。常见的原因包括急性气道阻塞、外伤、ARDS、药物中毒、颅脑病变抑制呼吸中枢、呼吸肌麻痹等。

（2）慢性呼吸衰竭是指一些慢性疾病，包括呼吸和神经肌肉系统疾病等，导致呼吸功能损害逐渐加重，经过较长时间才发展为呼衰。最常见的病因是慢性阻塞性肺疾病等。虽有缺氧，或伴二氧化碳潴留，但通过机体代偿适应，生理功能障碍和代谢紊乱较轻。另一种临床较常见的情况是在慢性呼衰的基础上，因合并有呼吸系统感染或气道痉挛等情况，出现急性加重。在短时间内$PaCO_2$明显上升和PaO_2明显下降，称为慢性呼吸衰竭急性加重，其病理生理学改变和临床情况兼有急性呼吸衰竭的特点。

3. 按病理生理分

可将呼吸衰竭分为泵衰竭，如神经肌肉病变引起者；肺衰竭，由于呼吸器官如气道、肺和胸膜病变引起者。

（四）临床表现与并发症

1. 慢性呼吸衰竭主要表现为缺氧和二氧化碳潴留所致的呼吸困难和多脏器功能紊乱的表现。

（1）呼吸困难：患者表现为明显的呼吸困难，表现在节律、频率和深度的改变。可伴有辅助呼吸肌活动加强，呈点头或提肩呼吸。

（2）发绀：是缺氧的典型表现。当动脉血氧饱和度低于90%时，可在皮肤较薄、血流量较大的部位如口唇、甲床、耳垂出现。因发绀的程度与还原血红蛋白含量有关，所以贫血者因血红蛋白降低，表现为发绀不明显或不出现，而红细胞增多者发绀更明显。发绀受皮肤色素的影响，肤色较深者可观察其舌头颜色。严重休克等原因引起末梢循环障碍的患者，即使动脉血氧分压尚正常，也可出现发绀，称为外周性发绀；而真正由于动脉血氧饱和度降低引起的发绀，称为中央性发绀。

（3）血液循环系统：二氧化碳潴留使外周体表静脉充盈、皮肤充血、温暖多汗、血压升高，多数患者表现为心率加快。严重缺氧和酸中毒可引起心肌损害，也可导致周围循环衰竭、血压下降、心律失常和心脏停搏。缺氧和二氧化碳潴留可引起肺动脉高压，导致右心衰竭。

（4）精神神经症状：急性缺氧可出现精神错乱、狂躁、昏迷和抽搐等症状。慢性缺氧表现为智力和定向力障碍。二氧化碳潴留表现为先兴奋后抑制现象。兴奋症状包括失眠、烦躁、躁动、夜间失眠而白天嗜睡现象。肺性脑病表现为神志淡漠、肌肉震颤、间歇抽搐、昏睡甚至昏迷等。

（5）消化和泌尿系统症状：严重呼衰患者可出现肝肾功能异常。因胃肠道黏膜屏障功能损害，导致胃肠道黏膜充血水肿或应激性溃疡。

2. 急性呼吸衰竭临床表现

（1）症状：ARDS起病急，患者主要表现为进行性的呼吸窘迫，特点是呼吸深快，伴明显口唇和指端发绀，且进行性加重，不能用通常的氧疗方法改善。患者常出现烦躁不安，焦虑，出汗等。

（2）体征：早期无阳性体征，中期可闻及干、湿音，有时可闻及哮鸣音，后期出现实变，呼吸音减低，并可闻及水泡音。

（五）治疗原则

1. 呼吸衰竭治疗的三个基本原则

（1）控制或解除引起呼吸衰竭的病因和诱因。

（2）改善肺通气和换气功能（包括应用机械通气治疗）。

（3）治疗和改善各重要生命器官功能及病理状态。

2. 慢性呼吸衰竭的治疗原则

（1）保持呼吸道通畅：解除支气管痉挛，止咳、祛痰，病情严重、神志模糊者可行气管插管或切开。

（2）氧疗：对Ⅰ型呼吸衰竭可使用高浓度的氧或高频喷射通气，使PAO_2维持在8kPa水平以上，Ⅱ型呼吸衰竭须用持续低流量吸氧，即吸氧浓度为（24%～28%）。

（3）使用呼吸兴奋剂。

（4）人工呼吸机辅助呼吸：对严重缺氧伴二氧化碳潴留患者，意识障碍进行性加重，应及时气管插管或气管切开使用呼吸机辅助呼吸，切勿延误时间。

（5）控制感染。

（6）纠正电解质及酸碱失衡。

（7）利尿、脱水：一般以小剂量、短程使用。

（8）使用强心剂：呼吸衰竭伴心力衰竭时须慎用洋地黄类强心剂，使用小剂量作用快，排泄快者。

（9）肾上腺皮质激素的应用：病情严重者可短期使用。

（10）积极治疗并发症。

（11）其他：补足热量，加强营养，支持疗法。

3. 急性呼吸窘迫综合征（ARDS）治疗原则 ARDS是一种急性危重病，宜在严密监护下治疗。治疗原则是改善肺氧合功能，纠正缺氧，维持组织灌注，保护器官功能，防治并发症。主要治疗方法包括进行特别监护，氧疗，机械通气，体外膜肺氧合等。

（六）护理干预

1. 慢性呼衰

（1）密切观察病情变化评估并记录患者的呼吸次数、呼吸频率及其他生命体征。观察患者有无呼吸困难的症状，如鼻翼扇动、发绀、使用辅助呼吸肌呼吸等。注意患者神志的改变。监测动脉血气分析或经皮进行持续续血氧饱和度监测。

（2）协助患者半坐卧位以有助于肺的扩张和减少呼吸做功。

（3）保持呼吸道通畅的气道是有效氧疗和改善通气的重要条件。

①及时清理口咽部分泌物，可经鼻或口腔行导管吸引。

②在患者心功能允许的情况下适当多饮水

③对于痰多、黏稠、咳出困难者，应鼓励并帮助患者咳嗽，经常翻身、拍背，协助痰液排出。

④遵医嘱给予祛痰药以助于痰液稀释。

⑤局部或静脉应用支气管扩张剂：雾化吸入 β 受体激动剂或选择性 M 受体阻滞剂，有利于舒张支气管，增加纤毛运动和稀释痰液。病情危重者，做好气管切开的物品和抢救准备。

（4）纠正缺氧：增加患者吸入氧浓度，从而提高肺泡内氧分压、动脉血氧分压和血氧饱和度。合理的氧疗还可以减轻患者的呼吸做功和降低肺动脉高压，减轻右心负荷。

①缺氧不伴二氧化碳潴留的氧疗：可给予高浓度吸氧（>35%），使 PaO_2 提高到 60mmHg 或 SaO_2 在 90% 以上。由于此类患者主要的病变是氧合功能障碍，通气量足够，所以高浓度吸氧后并不会引起 CO_2 潴留。长期吸入高浓度氧会引起氧中毒，在患者氧合情况改善时应及时下调吸氧流量，浓度。

②缺氧伴明显二氧化碳潴留的氧疗：氧疗原则应避免吸入过高浓度氧气，通常宜调节吸入氧浓度使 PaO_2 在 60mmHg 以上或 SaO_2 在 89% 以上为宜。

③氧疗的方法：常用的氧疗法为双腔鼻管、鼻导管或鼻塞吸氧。吸入氧浓度（FiO_2）与吸入氧流量大致呈如下关系：$FiO_2=21+4 \times$ 吸入氧流量（L/min）。这只是粗略的估计值。在同样吸氧流量下，FiO_2 还与潮气量、呼吸频率、分钟通气量和吸呼比等因素有关。对于存在二氧化碳潴留的患者，也可选用文丘里面罩。如持续不改善，可选择应用无创机械通气。

（5）增加通气量，减少 CO_2 潴留：CO_2 潴留主要是肺泡通气不足引起的，只有增加肺泡通气量才能有效地排出 CO_2。

①呼吸兴奋剂的使用：呼吸兴奋剂通过刺激呼吸中枢或周围化学感受增加呼吸频率和潮气量以改善通气。随着机械通气的广泛应用，呼吸兴奋剂的应用有减少的趋势。

②机械通气：对于严重呼衰患者，机械通气是抢救患者生命的重要措施。机械通气可以维持合适的通气量，改善肺的氧合功能，减轻呼吸做功，维护心血管功能稳定。

（6）营养支持：慢性呼吸衰竭的患者多因长期的慢性病程，摄入的热量不足，呼吸功增加、发热等因素，导致能量消耗增加，往往存在营养不良，造成呼吸肌疲劳，机体免疫力降低等，影响疾病的恢复。应鼓励患者进食或鼻饲高蛋白、高脂肪、低碳水化合物、多种维生素及微量元素的食物，必要时进行胃肠内、外营养。

2. 急性呼吸窘迫综合征（ARDS）

（1）病情观察：ARDS 起病急，病情变化快，应注意呼吸状况，包括呼吸频率，深度，有无口唇发绀等。监测心率，血压的变化，注意有无心律失常。

（2）氧疗：一般需要高浓度给氧，使 $PaO_2>60mmHg$ 或 $SaO_2>90\%$。多数患者需要机械通气给氧。

（3）机械通气的护理：早期机械通气是纠正和改善顽固性低氧血症的关键手段，主要应用呼气末气道内正压（PEEP）和持续气道内正压（CPAP），使呼气末肺容量增加，陷闭了的小气道和肺泡再开放；肺泡内的正压亦可减轻肺泡水肿的形成和恶化，从而改善弥散功能和通气，血流比例，减少肺内分流，达到改善氧合功能和肺顺应性的目的，机械通气的护理包括以下几个方面：

①机械通气期间的病情观察：应观察患者的生命体征，如呼吸、脉搏、血压和体温情况，注意患者的神志。另外注意听诊双肺呼吸音，观察皮肤的颜色、湿度，观察尿量等。有效的机械通气，患者应表现为生命体征平稳，双肺呼吸音清晰。

②机械通气期间的呼吸功能监测：目的是及时评估机械通气的有效性，并及时发现并发症，以及时调整机械通气模式和参数。

③保持气道通畅：a. 保持气道湿化：监测湿化器温度显示，低于 37℃ 应给予调整。b. 应用胸部叩击、震颤等方法松动气道内痰液。c. 及时清除口、鼻腔及气道内分泌物。

④人工气道管理：包括固定人工气道、保持气道通畅、气囊管理及预防人工气道相关并发症等。

⑤维持适当的液体平衡：维持患者有效循环血量，避免出现低血容量状态导致心搏出量降低和全身组织缺氧。监测患者的心率、血压、尿量，听诊双肺呼吸音，在血压稳定的前提下，通过利尿和限制入量，保持出入量负平衡，以利于水肿的消退。

⑥营养和代谢支持：早期营养支持非常重要，应根据患者的肠道功能情况决定营养途径。肠道功能正常或部分恢复的患者，应尽早开始肠内营养，有助于恢复肠黏膜屏障，防止毒素及细菌移位引起 ARDS 恶化。

⑦监测血气分析。

（4）预防院内感染：严格执行手卫生是预防机械通气患者继发感染的最有效的措施之一。另外，床头抬高、良好的口腔卫生、严格的气囊管理、预防下肢深静脉血栓、合理应用抑酸剂也是目前公认的降低机械通气相关性感染的措施。呼吸机管路的更换间隔应大于 7d，以避免断开连接造成的外源性感染。

（5）口腔护理：良好的口腔卫生可以降低口鼻腔分泌物所造成的继发感染问题。目前已证实冲洗的效果优于棉球擦洗的效果。口腔护理时应观察气管插管对黏膜的压迫情况，并定时更换压迫部位，以免长期压迫引起口腔皮肤的局部破损。机械通气患者的口腔护理通常是双人配合操作。

（6）心理护理：危重病会造成患者及家属的焦虑。焦虑的原因可能由于人工气道和机械通气的治疗，多种监测和治疗仪器的使用以及对预后缺乏了解等。护士应注意观察清醒患者的焦虑程度，更多陪伴患者，向他们解释各种治疗程序及治疗仪器、管道的作用。向患者解释气管插管和呼吸机械通气可能只是暂时的，并提供有关疾病及预后的真实信息。提供一些简单的沟通方法，如利用写字板。鼓励家属参与一些生活护理，以安慰患者。

（七）延续护理

延续性护理不强调为出院后患者提供直接而长期的护理，而是帮助患者及家属提高自我护理的能力，对于存在慢性呼吸衰竭的老年患者，护理人员应制订相应的指导方案，为患者及家属提供正确且实用的指导。

1. 成立延续护理管理小组

包括患者的主治医师、责任护士、药剂师等，保证小组成员对延续护理的积极性，并进行规范化培训。

2. 确定延续护理的方式

准确、详细记录延续护理患者的相关信息，建立随访资料档案，根据患者的临床资料确定延续护理方案，由小组成员在出院后 3 个月之内时采用电话回访、微信、QQ、上访视等多种访视实施，全面了解患者的护理情况，适时调整护理计划。

3. 延续护理的具体内容

大批的研究表明肺康复对于多种慢性肺部疾病有改善患者呼吸困难症状、增加活动耐力、提高生活质量的作用。肺康复锻炼包括健康教育、运动锻炼、心理，行为干预营养支持治疗，其中运动锻炼是肺康复的核心内容，运动锻炼包括全身锻炼和呼吸功能锻炼。

（1）全身锻炼：慢阻肺患者进行全身锻炼时，要选择适合自身条件的运动方式、锻炼强度以及锻炼时间，在医护人员的指导下定制合理的康复锻炼计划。运动量宜从小开始，量力而行，逐渐增强运动耐受能力。在开始锻炼时，以慢步行走为主，以不出现气短为度。每次坚持 5~10min，每日 4~5 次。逐渐适应后，可将锻炼时间延长至每次 20~30min，每日 3~4 次。锻炼方式也可逐渐过渡到慢跑、踏车、太极拳、气功等。在潮湿、大风、雾霾、严寒气候时，应避免室外活动。

（2）呼吸功能锻炼：有效咳嗽锻炼、缩唇呼吸、腹式呼吸、呼吸操锻炼等。

①有效咳嗽训练方法：a. 体位：坐位或半坐卧位，屈膝，上身前倾。b. 吐余气，深呼吸数次。c. 屏气 3~5s。d. 张口连续咳嗽 2~3 声，短促有力，咳出痰液。e. 咳嗽时收缩腹肌，或用自己的手按压上腹部，帮助咳嗽。

②缩唇呼吸方法：通过缩唇形成的微弱阻力来延长呼气时间，增加气道内压力，防止气道过早陷闭，使肺内气体更易排出，改善肺通气和换气。a. 吸气：闭口，经鼻吸气。b. 呼气：缩唇呈吹口哨或吹笛状，缩唇大小以患者舒适为宜，力度以能将距离 15~20cm 处的蜡烛火焰吹倾斜又不至于熄灭为宜。吸气与呼气时间比为 1:2 或 1:3，尽量做到深吸慢呼，重复以上动作 5~10min，根据患者情况每天可进行 4~5 次（图 10-6），

③腹式呼吸方法：患者根据自身情况，可取坐位、平卧位、半卧位和立位等。平卧位时，双下肢屈曲，四肢肌肉放松（图 10-7、图 10-8）。a. 将左、右手分别放置于前胸部和上腹部，患者能感受到胸腹运动。情况。b. 吸气时，经鼻深慢吸气，使得上腹部最大隆起，手感到腹部向上抬起。可以在腹部放置

小枕头、书或杂志，随着吸气物体上升，证明是腹式呼吸。c. 呼气时，作缩唇呼气，同时收缩腹部，胸廓保持最小活动幅度。④每分钟 7~8 次，每次 10~20min，每日 2 次，热练后可增加次数。

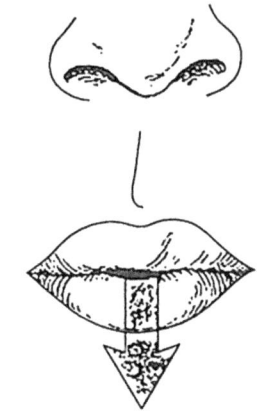

图 10-6　呼气时嘴口状，缓解呼气

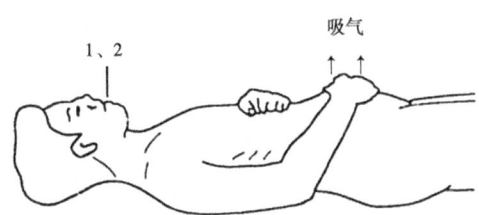

图 10-7　吸气（吸气时腹部隆起）

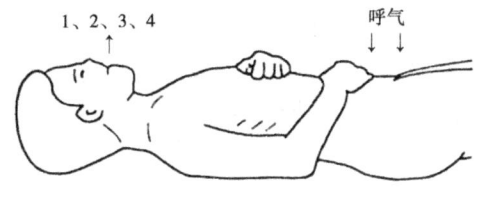

图 10-8　呼气

注：作用是减少功能残气量，增加肺泡通气越，减低呼吸功耗。

（八）居家护理

1. 氧疗

吸氧导管必须放置在有效部位，吸氧管一般放置于鼻部较多，如患者以张口呼吸为主时，应将吸氧管放置在口腔内而不是鼻腔内，此时如使用鼻塞式吸氧管，应将鼻塞部分剪去以免其误吸入气管。长期气管切开患者，应将吸氧管置入到插管内并固定，在固定吸氧管时应注意不要堵塞切开管口。氧疗的时间每日不小于 15 小时。

2. 吸入剂的应用

雾化药物的剂量较全身给予的剂量小（通常），吸入药物起效时间较口服短，药物直接到达肺部，因此全身吸收量较少。与全身给药比较，吸入给药的副作用较少发生，且较轻。舒适度较高，无注射等痛苦。正确使用吸入剂是控制患者喘息发作症状的有效方法。临床常用的有单一制剂和混合制剂，应个性化的一对一的给予反复指导，直到患者可正确使用为止。常用雾化类型及应用方法如下：

（1）手压式定量吸入器（metered doses inhaler MDI）：是一种微型定量雾化器，药液存于含有助动剂

（如氟利昂）的贮药罐中，罐内保持恒定的高压。倒置吸入器，用拇指按压口内，以较慢速度深吸气，同时指压喷嘴，吸气末屏气10s，然后缓慢呼气。1~3min后可再重复。

（2）喷射式雾化吸入器：是一种临床最常用的雾化器，利用压缩空气或氧气作动力，气流高速通过毛细孔并在空口产生负压，使药液在负压作用下流经管口上升涌出，经前方阻挡物撞击成雾粒。患者以潮气量平静呼吸即可获得雾化治疗。

（3）干粉吸入器：将药粉置入吸入器中，通过患者吸气负压，使药粉进入气道。

（4）注意事项

①常用药物副作用：患者有无口腔黏膜破溃、口咽部疼痛、恶心、口干、声音嘶哑、手部震颤、支气管痉挛、过敏反应、尿潴留等症状。

②每次雾化后用清水将雾化器冲洗干净，晾干，以备下次使用。应用激素类药物后应及时洗脸，以免长期应用后出现局部毛发增生

③万托林气雾剂，每日应用不超过8次。

④使用压缩空气/氧气驱动雾化吸入治疗时应保持一定的流量（6~8L/min）和管道的通畅。有高碳酸血症风险患者使用压缩空气和氧气流均可雾化。当使用氧气流雾化时，流最不要超过6L/min。雾化治疗结束后，及时调整氧疗参数。

⑤雾化时间通常为15~20min。

⑥呼吸道分泌物较多的患者，鼓励患者有效咳嗽，清理口鼻腔分泌物后再实施雾化吸入。

3. 避免环境中的各种危险因素

（1）空气污染：化学气体（氯、氧化氮和二氧化硫等）对支气管黏膜有刺激和细胞毒性作用。空气中的烟尘或二氧化硫明显增加时，慢阻肺急性发作显著增多。其他粉尘也刺激支气管黏膜，使气道清除功能遭受损害，为细菌入侵创造条件。大气中直径2.5~10μm的颗粒物，即PM（particulate matter）2.5和PM10可能与慢阻肺的发生有一定关系。

（2）职业性粉尘和化学物：当职业性粉尘（二氧化硅、煤尘、棉尘和蔗尘等）及化学物质（烟雾、过敏原、工业废气和室内空气污染等）的浓度过大或接触时间过久，均可导致慢阻肺的发生。接触某些特殊物质、刺激性物质、有机粉尘及过敏原也可使气道反应性增加。

（3）生物燃料烟雾：生物燃料是指柴草、木头、木炭、庄稼杆和动物粪便等，其烟雾的主要有害成分包括碳氧化物、氮氧化物、硫氧化物和未燃烧完全的碳氢化合物颗粒与多环有机化合物等。使用生物燃料烹饪时产生的大量烟雾可能是不吸烟妇女发生慢阻肺的重要原因。生物燃料所产生的室内空气污染与吸烟具有协同作用。

（4）感染：呼吸道感染是慢阻肺发病和加剧的另一个重要因素，病毒和（或）细菌感染是慢阻肺急性加巫的常见原因。儿童期重度下呼吸道感染与成年时肺功能降低及呼吸系统症状的发生有关。

四、老年肺癌

（一）疾病概念

原发性支气管肺癌（primary bronchogenic carcinoma）简称肺癌（lung cancer），肿瘤细胞源于支气管黏膜或腺体，常有区域性淋巴结和血行转移，早期常有刺激性干咳和痰中带血等呼吸道症状，病情进展速度与细胞的生物特性有关。

（二）流行病学资料

据世界卫生组织国际癌症研究中心统计，2002年全球肺癌新发病例为1 332 132例，占全部新发癌症病例总数的12.3%，居第一位。近年的流行病学调查数据显示，肺癌为我国癌症发病率和死亡率上升最快的肿瘤，英国著名肿瘤学家R. Peto预言：如果不及时控制吸烟和空气污染，到2025年我国每年肺癌将超过100万，成为世界第一肺癌大国。另外，我国现有60岁以上人口1.44亿，预测到2020年老龄人口将达到2.48亿，占当时总人口的4.2%。相关研究显示，58%的肿瘤患者年龄超过65岁，30%以上的肿瘤患者死亡年龄大于或等于80岁。因此，伴随着人口老龄化问题，肺癌也将成为老年肿瘤疾病中的最大

威胁。

（三）临床表现与并发症

肺癌的临床表现与肿瘤发生部位、大小、类型、发展阶段、有无并发症或转移有密切关系。有 5%～15% 的患者于发现肺癌时无症状。

1. 由原发肿瘤引起的症状和体征

（1）咳嗽：是最常见的症状，以咳嗽为首发症状者占 35%～75%。可表现为刺激性干咳或少量黏液痰。肿瘤引起支气管狭窄，咳嗽加重，多为持续性，呈高调金属音，是一种特征性的阻塞性咳嗽。当继发感染时，痰量增多，呈黏液脓性。

（2）咯血：痰中带血或咯血亦是肺癌的常见症状，以此为首发症状者约占 30%。多见于中央型肺癌，癌组织血管丰富，局部组织坏死常引起咯血。多为痰中带血或间断血痰。偶因较大血管破裂、大的空洞形成或肿瘤破溃入支气管与肺血管而导致难以控制的大咯血。

（3）胸闷、气短：约有 10% 的患者以此为首发症状，肿瘤导致支气管狭窄，肺门淋巴结转移时肿大的淋巴结压迫主支气管或隆突，转移至胸膜及心包引起大量胸腔积液和心包积液，或有上腔静脉阻塞、膈麻痹及肺部广泛受累，均可引起胸闷、气短。

（4）体重下降：消瘦为恶性肿瘤的常见症状之一。肿瘤发展到晚期，由于肿瘤毒素、长期消耗、感染及疼痛导致食欲减退，患者消瘦明显，表现为恶病质。

（5）发热：以此首发症状者占 20%～30%。肿瘤组织坏死引起发热，多数发热的原因是继发肺炎所致。

2. 肿瘤局部扩展引起的症状和体征

（1）胸痛：以胸痛为首发症状者约占 25%。因肿瘤直接侵犯胸膜、肋骨和胸壁，引起不同程度的胸痛。若肿瘤位于胸膜附近，可产生不规则的钝痛或隐痛，于呼吸或咳嗽时加重。如发生肋骨和脊柱的转移，则有压痛点，与呼吸、咳嗽无关。肿瘤压迫肋间神经，胸痛可累及分布区。

（2）呼吸困难：约有 10% 的患者以此为首发症状，肿瘤压迫大气道引起的呼吸困难。

（3）咽下困难：肿瘤侵犯或压迫食管可引起咽下困难，亦可引起支气管—食管瘘，继发肺部感染。

（4）声音嘶哑：肿瘤直接压迫或转移至纵隔淋巴结压迫喉返神经（多见左侧），可引起声音嘶哑。

（5）上腔静脉阻塞综合征：肿瘤侵犯纵隔压迫上腔静脉，使上腔静脉回流受阻，产生头面部、颈部、上肢水肿以及胸前部淤血和静脉曲张。可引起头痛、头晕或眩晕。

（6）Homer 综合征：位于肺尖部的肺癌称肺上沟癌，若压迫颈部交感神经，引起病侧眼睑下垂、瞳孔缩小、眼球内陷、同侧额部与胸壁无汗或少汗。若压迫臂丛神经造成以腋下为主、向上肢内侧放射的火灼样疼痛，在夜间尤甚。

3. 肺外转移引起的症状和体征

（1）中枢神经系统转移：可发生头痛、呕吐、眩晕、复视、共济失调、脑神经麻痹、一侧肢体无力甚至偏瘫等神经系统表现。严重时出现颅内高压的症状。

（2）骨转移：特别是肋骨、脊椎、骨盆转移时，可有局部疼痛和压痛。

（3）肝转移：表现为厌食、肝区疼痛、肝大、黄疸和腹水等。

（4）淋巴结转移：锁骨上淋巴结是肺癌转移的常见部位，可无症状。

4. 癌作用于其他系统引起的肺外表现包括内分泌、神经肌肉、结缔组织、血管系统和血管的异常改变，又称伴癌综合征（paraneoplastic syndrome）。如肥大性肺性骨关节病。分泌促性腺激素引起男性乳房发育，分泌促肾上腺皮质激素样物引起 Cushing 综合征，分泌抗利尿激素引起稀释性低钠血症，分泌异生性甲状旁腺样激素导致高钙血症。神经肌肉综合征（小脑变性、周围神经病变、重症肌无力等）。

（四）治疗原则

1. 临床分期（表 10-1、表 10-2）

表 10-1 癌的 TNM 分期

原发肿瘤（T）		
	T_X	原发肿瘤不能评价：痰、支气管冲洗液发现癌细胞，但影像学及支气管镜无可视肿瘤
	T_0	无原发肿瘤证据
	T_{is}	原位癌
	T_1	肿瘤最大径≤3cm；在支气管或以远；无局部侵犯，被肺、脏胸膜包裹
	T_2	肿瘤最大径>3cm；在主支气管（距隆突≥2cm）；或有肺不张或阻塞性肺炎影响肺门，但未累及一侧全肺；侵及脏胸膜
	T_3	肿瘤可以任何大小；位于主支气管（距隆突<2cm）；或伴有累及全肺的肺不张或阻塞性肺炎；侵及胸壁（包含肺上沟瘤）膈肌、纵隔胸膜或壁心包
	T_4	肿瘤可以任何大小；同侧原发肿瘤所在肺叶内出现散在肿瘤结节；侵及纵隔、心脏大血管气管、食管、椎体、隆凸或有恶性胸腔积液或恶性心包积液
淋巴结（N）		
	N_X	不能确定局部淋巴结受累
	N_0	无局部淋巴结转移
	N_1	转移到同侧支气管旁和（或）同侧肺门（包括直接侵入肺内的淋巴结）淋巴结
	N_2	转移到同侧纵隔内和（或）隆突下淋巴结
	N_3	转移到对侧纵隔对侧肺门同侧或对侧前斜角肌或锁骨上淋巴结
远处转移（M）		
	M_X	不能确定有远处转移
	M_0	无远处转移
	M_1	有远处转移（包括同侧非原发肿瘤所在肺叶内出现肺叶结节）

表 10-2 TNM 与临床分期的关系

临床分期	TNM
隐性癌	$T_X N_0$
0 期	$T_{is} N_0 M_0$
Ⅰa 期	$T_1 N_0 M_0$
Ⅰb 期	$T_2 N_0 M_0$
Ⅱa 期	$T_1 N_1 M_0$
Ⅱb 期	$T_2 N_1 M_0$，$T_3 N_0 M_0$
Ⅲa 期	$T_3 N_1 M_0$，$T_{1\sim3} N_2 M_0$
Ⅲb 期	T_4 任何 NM_0，任何 $TM_3 M_0$
Ⅳ 期	任何 T 任何 NM_1

2. 治疗要点

肺癌的治疗是根据患者的机体状况、肿瘤的病理类型、侵犯的范围和发展趋向，合理地、有计划地应用现有的治疗手段，以期较大幅度地提高治愈率和患者的生活质量。

肺癌综合治疗的原则如下：①小细胞肺癌：以化学药物治疗（简称化疗）为主，辅以手术和（或）放射治疗（简称放疗）；②非小细胞肺癌：早期患者以手术治疗为主，病变局部可切除的晚期患者采取新辅助化疗+手术治疗±放疗；病变局部不可切除的晚期患者采取化疗与放疗联合治疗；远处转移的晚期患者以姑息治疗为主。

（1）手术治疗：肺功能是评估患者能够耐受手术治疗的重要因素。若用力肺活量超过 2L 且 FEV_1 占用力肺活量的 50% 以上，可考虑手术治疗。当今手术治疗的新进展是扩大手术治疗适应证、缩小手术切除范围以及支气管隆突成形术。手术的方式取决于病变的部位和肿瘤的大小，常见的手术方式有肺叶切除术、肺段切除术和全肺切除术等。

（2）化学药物治疗：对小细胞肺癌治疗的效果显著，是其主要的治疗方法。常用的化疗药物有：依托泊苷（VP-16，足叶乙苷）、顺铂（DDP）、卡铂（CBP）、环磷酰胺（CTX）、阿霉素（ADM）、长春新碱（VCR）、异环磷酰胺（IFO）、去甲长春碱（NVB）、吉西他滨（GEM）、紫杉醇（TXL）、丝裂霉素（MMC）、长春地辛（VDS）等。为了获得更好的疗效和最低的不良反应，通常选择2种或2种以上的药物组成联合方案，如EF（VP-16+DDP）、CAV（CTX+ADM+VCR）、CAVP-16（CTX+ADM+VP-16）、VP-CP（CBP+VP-16）等方案。非小细胞肺癌的治疗应以手术治疗为主，化疗主要作为不能手术及术后复发患者的姑息性治疗或作为手术治疗及放疗的辅助治疗。

（3）放射治疗：放射线对癌细胞有杀伤作用，放疗对小细胞肺癌效果最好，其次为鳞癌和腺癌。放疗对控制骨转移性疼痛、脊髓压迫、上腔静脉阻塞综合征、支气管阻塞及脑转移引起的症状有较好的疗效。放疗分为根治性和姑息性两种，根治性用于病灶局限、因解剖原因不便手术或患者不愿意手术者。姑息性放疗的目的在于抑制肿瘤的发展，延迟肿瘤扩散和缓解症状。常见的放射线有直线加速器产生的高能X线及60钴产生的γ线。

（4）生物反应调节剂（BRM）：作为辅助治疗，如干扰素、转移因子、左旋咪唑等。能增加机体对化疗、放疗的耐受性，提高疗效。

（5）其他疗法：如中医治疗、冷冻治疗、支气管动脉灌注及栓塞治疗、经纤支镜电刀切割癌体或行激光治疗，以及经纤支镜引导腔内置入放疗源作近距离照射等，对缓解患者的症状和控制肿瘤的发展有较好效果。

（五）护理干预

1. 心理护理

评估患者有无血压增高、失眠、紧张、烦躁不安、心悸等恐惧表现。评估患者的心理状态和对诊断及治疗的了解程度。要根据患者的年龄、职业、文化程度及性格等情况，给予不同的沟通和支持。确诊后，可据患者对病情的关心和知晓程度、心理承受能力和家属的意见，以适当的方式和语言与患者讨论病情、检查和治疗方案，引导患者面对现实，积极配合检查及治疗。家属有特别要求时，应协同家属采取保护性措施，合理隐瞒。尽量给患者创造一个清静和谐的环境，建立良好的护患关系，取得患者的信任。

2. 疼痛护理

评估疼痛的部位、性质、程度及止痛效果；评估疼痛加重或减轻的因素：疼痛持续、缓解或再发的时间；评估影响患者表达疼痛的因素：如性别、年龄、文化背景、教育程度和性格等；评估疼痛对睡眠、进食、活动等日常生活的影响程度。避免加重疼痛的因素：预防上呼吸道感染，尽量避免咳嗽，必要时给止咳剂；指导和协助胸痛患者用手或枕头护住胸部，以减轻深呼吸、咳嗽、或变换体位所引起的疼痛。遵医嘱应用止痛药物，观察用药效果。倾听患者的诉说教会患者正确表述疼痛的程度及转移疼痛的注意力和技巧，帮助患者找出适宜的减轻疼痛的方法。

3. 饮食护理

向患者及家属强调增加营养与促进康复、配合治疗的关系，与患者和家属共同制订既适合患者饮食习惯，又有利于疾病康复的饮食计划。原则是给予高蛋白、高热量、高维生素、易消化的食物，动、植物蛋白应合理搭配，如蛋、鸡头、大豆等。避免产气食物，如地瓜、韭菜等。并注意调配好食物的色、香、味。有吞咽困难者应给予流质饮食，进食宜慢，取半卧位以免发生吸入性肺炎或呛咳，甚至窒息，因化疗而引起严重胃肠道反应而影响进食者，应根据情况做相应处理。病情危重者可采取喂食、鼻饲增加患者的摄入量。对进食不能满足机体需要的患者，给予静脉输注复方氨基酸、全血、血浆或清蛋白等改善营养状况。

4. 呼吸功能锻炼

对于施行过肺癌切除术的患者应尽早进行呼吸功能锻炼，做扩胸运动，同时深呼吸，通过扩胸动作增加通气功能，做腹式呼吸，挺胸时深吸气，收腹时深呼气，改善胸腔的有效容量和呼吸功能。

5. 化疗药物不良反应的护理

（1）皮肤毒性：某些化疗药物如阿霉素或长春碱类从血管外渗周围组织时，有可能发生严重的皮肤溃疡或坏死，甚至外渗部位关节硬。

（2）局部刺激性：化疗前应先用注射器吸生理盐水做好静脉穿刺，确保药液不外渗后，再接化疗药物注入，最后再用生理盐水冲管，可减轻局部刺激性。

（3）药物外渗：不同药物外渗可引起不同程度的局部损害。在注射过程中，需注意以下事项：

①注射过程中，注意观察注射部位有无肿胀，当患者诉说注射部位疼痛时应停止注射，检查药液是否发生血管外渗。若怀疑药物外渗，应立即停止输注。

②若注射刺激性较强的药物外渗，除立即停止注射外，还要将针头保留并接注射器回抽后，从原针头注入解毒剂，然后在渗出的皮下注入解毒剂。

③化疗药物外渗或疼痛剧烈者，可用冰敷局部，外涂氢化可的松软膏或用50%硫酸镁湿敷，药物渗出24小时内，切忌热敷，但植物碱类化疗药除外，例如长春新碱、长春碱、依托泊苷等化疗药不宜冰敷，草酸铂也不宜冰敷。要做好交班，密切观察局部变化，根据具体情况进行治疗。水疱的处理：对多发性小水疱注意保持水疱的完整性，避免摩擦和热敷，保持局部皮肤清洁，待水疱自然吸收；对直径>2cm的大水疱，应在严格消毒后用5号针头在水疱的边缘穿刺抽吸使皮肤贴附；对皮肤破溃者要做外科换药处理；一旦发生化疗药物外渗，保守疗法失效，溃疡形成，可用生理盐水清洗，无菌纱布浸透庆大霉素或无菌纱布浸透1：5000呋喃西林溶液敷于创面，严格无菌操作。严重的经久不愈的溃疡需请整形外科会诊处理；另外，发生外渗所致静脉炎的患肢应抬高并禁止静脉注射，患处勿受压。恢复期要鼓励患者多做肢体活动，以促进血液循环。

（4）静脉炎：化疗引起静脉炎时可外涂多磺酸黏多糖乳膏（喜疗妥），也可做氦氖激光治疗或频谱仪照射。

（5）色素沉着：有局部或全身皮肤色素沉着、甲床色素沉着、指甲变形者，应做好心理护理，减轻患者焦虑。

（6）骨髓抑制：化疗药物均可引起不同程度的骨髓抑制，引起白细胞减少，增加感染的危险性。

①化疗期间注意观察患者血象变化，对白细胞计数低于1.0×10^9/L以下者应进行保护性隔离，入住单间病室并每天用紫外线灯照射消毒病室2次；严格控制探病，预防交叉感染。有条件的医院，患者应安置住层流室。教育患者注意个人卫生的重要性，保持床单干燥，衣服清洁，勤洗澡。操作时严格遵守无菌操作，预防并发症和压疮的发生。

②按医嘱使用升白细胞、红细胞药物，给予成分输血，并加强支持治疗。贫血患者多有乏力症状，应多休息、少活动。站立时，动作应尽量慢、可减轻头晕等直立性低血压症状，预防跌倒。

③血小板计数低的患者要防止身体受伤，避免用牙签剔牙，防止齿龈损伤出血。在注射针头拔出后，应局部压迫止血。

④注意观察患者的变化，如发热、出血等应立即通知医生检查处理。高热者应做血培养和可疑感染部位分泌物的培养，及时按医嘱使用抗生素；

5）避免接触感染源，嘱咐患者不要到人多的公共场所，外出时戴口罩。

（7）消化道反应

①恶心、呕吐：常在用药后数小时内发生，发生率达70%～80%，是患者最担心的化疗副作用之一，可严重影响患者的生活质量。饮食上宜给予清淡易消化的食物，少量多餐，鼓励进食。当有恶心感时，嘱患者多做深呼吸，分散注意力，同时保持室内空气清新无异味；恶心、呕吐严重的患者，化疗前按医嘱使用止吐药物，注意休息，并尽可能减少活动，患者发生呕吐时应给予扶助，呕吐后立即漱口，给予舒适体位，注意观察患者呕吐物的颜色、性质和量，并要做好护理记录。

②口腔黏膜炎：由于化疗药物减轻了口腔黏膜的再生能力导致口腔黏膜炎的发生。随着口腔黏膜炎的加重，口腔黏膜可出现假膜、溃疡，伴有疼痛、感染、出血等，并影响进食。饭前、饭后要漱口，睡前及晨起用软毛牙刷刷牙，避免损伤口腔黏膜，忌使用有蜡、有薄荷味的牙线。有活动性义齿的患者，尽量减少嵌义齿的时间，减轻齿龈负荷。有溃疡者可喷双料喉风散等，有疼痛的患者用0.5%普鲁卡因溶液或1%丁卡因溶液含漱以减轻疼痛，帮助进食。饮食上宜进食温流质或无刺激性软食，注意维生素及蛋白质的摄入。

③腹泻：有些化疗药物可以引起癌症患者腹泻。腹泻患者应少吃水果、冷饮、多渣食物，减少饮食的纤维含量，及时补充水分。因腹泻频繁，粪便刺激而使肛门周喇皮肤受损，每次排便后应用温水洗净，并

喷洒赛肤润溶液保护肛周皮肤。护士应密切观察粪便性质、颜色及排便次数并做好记录，按医嘱及时静脉补充水分、电解质等。

（8）脱发：化疗后不一定每个患者都有毛发脱落现象，脱发程度亦不尽相同。做好解释工作，告诉患者脱发只是一种暂时现象，治疗结束后头发会重新长出。化疗前10min可给患者戴上冰帽，使头皮冷却，局部血管收缩，减少药物到达毛囊，对减轻脱发有一定的预防作用。但头皮转移癌、白血病、多发性骨髓瘤等禁用冰帽。脱发后，头皮很敏感，不应使用有刺激性的香皂或洗发水，不要染发和烫发，也不要用温度太高的吹风机吹头发。每日晨、晚间护理应注意将床上脱发扫干净，减少对患者的刺激。

（六）延续护理

延续护理旨在利用一切可能的资源，纵向延伸护理服务的时间，横向拓宽照护层次，以尽量满足患者自医院回归家庭和社会后的健康需求。对于老年肺癌患者，护理人员应制订相应的护理计划，为患者及家属提供切实有效的指导。

1. 成立延续护理管理小组包括患者的主治医师、责任护士、药剂师等，保证小组成员对延续护理的积极性，并进行规范化培训。

2. 确定延续护理的方式建立延续护理患者的随访资料档案，根据患者的临床资料制订延续护理计划，由小组成员在患者出院后的第1、7、14d、1月时通过电话随访、微信、上门访视等途径，全面了解患者的身体适应状况及护理情况，适时调整护理计划，并通过网络平台为患者及家属提供疾病相关的健康指导。

3. 延续护理的主要内容

（1）用药指导：告知患者及家属不同药物的机制、使用方法、不良反应等，嘱患者按时、按量服用，注意观察药物不良反应。

（2）饮食指导：食用质软、易消化的高蛋白、高维生素、高纤维素的食物，避免食用辛辣、刺激、不容易消化的食物。

（3）症状管理与识别：嘱患者家属密切观察患者病情，有无咳嗽、咳痰、咯血情况，活动后呼吸有无气促、化疗后血象有无异常、血管通路（PICC、Port）的自我护理（定期维护、并发症的观察与处理），及时反馈给小组成员。

（4）心理干预：评价患者的角色、认知、情绪和社会功能，结合癌症患者心理分期的特点执行针对性的心理干预路径。

（5）专题讲座：定时由医护人员在医院开展肺癌专题讲座，利用PPT或DVD光碟等为门诊、在院或出院的患者及家属进行肺癌患者护理知识讲座并详细答疑。

（七）居家护理

1. 改善居住环境

保持居室清洁、明亮、空气流通，选择适宜的温湿度，夏季宜在38~40℃，冬季一般20℃，湿度在50%~60%；光线要柔和，避免强光刺激；保持床的清洁干燥，及时更换潮湿、污染的被罩床单等；减少居家环境中的噪声。

2. 心理社会支持

提高家庭人员的心理承受能力，用轻松愉快的心情面对患者，善于理解患者的郁闷，用家里发生的趣事、喜事分散患者的注意力，缓解疼痛与不适，鼓励患者树立战胜疾病的信心。鼓励患者做一些力所能及的活动。

3. 饮食护理

患者用餐的环境应清洁、卫生、整齐、空气新鲜、气氛轻松愉快。由于肺癌患者往往有味觉改变、味觉减退、厌食等现象，家人在饮食上要不厌其烦，细心调整饮食。肺癌的患者宜选用质软、易消化的高蛋白、高维生素、高纤维素的食物，如牛奶、鸡蛋、鸡肉、鱼、瘦肉、动物肝脏、豆制品、新鲜的蔬菜、水果等。可以少吃多餐，三餐中间加点心，使患者营养丰富，增强抵抗力。

4. 发热护理

（1）补充营养和水分：多饮温开水、淡盐水和橘汁之类含维生素 C、钾的饮料。体温较高者，可用温开水或 50% 乙醇擦浴；加强体温观察，随时测量和记录；必要的降温措施有冰块冷敷、乙醇擦拭；告知患者注意休息。

（2）加强皮肤护理：高热患者在退烧时，往往会大汗淋漓，应及时擦干汗液，更换干燥清洁的衣物和床单，防止感冒。

（3）压疮的护理："五勤"：勤翻身，勤擦洗，勤换洗，勤整理，勤检查。使用保护性物品，如海绵圈、气圈、气垫，保持局部皮肤清洁干燥，局部按摩。局部红肿溃破者，可涂红药水收敛或外贴压疮贴。患者卧床日久，易导致肌肉萎缩，应适当活动肢体，家属应为患者按摩肌肉。加强营养，进食富含蛋白质、维生素的食物。

（4）加强口腔护理：患者如果长期发热，由于涎腺的分泌减少，口腔黏膜干燥，加上抵抗力下降，极容易引起口腔炎或口腔黏膜溃疡。应帮助患者早晚及餐后漱口或用生理盐水清洁口腔。

5. 恶心、呕吐护理

保持空气清新，然后多听舒缓的音乐，分散患者的注意力，饮食高营养、清淡、少油腻，避免过甜的食物，少食多餐。及时清理呕吐物，协助患者漱口，清除口腔内异味。呕吐频繁时，在 4～8h 内禁饮食，然后缓慢进流质饮食，避免大量饮水，可选用清淡的肉汤、菜汤等，以保证营养需要。

6. 便秘的护理

指导患者养成定时大便习惯，每日及时督促其定时大便。每天在起床前和睡觉前用双手顺结肠方向按摩，自右向左轻揉腹部数十次。还可用缓泻剂帮助通便，如服用通便灵、液状石蜡、麻仁丸等。对于便秘严重者，用开塞露塞肛、灌肠液润肠通便。调整饮食：适当增加含纤维素的食物，如粗粮、芹菜、韭菜、菠菜、豆芽、水果等。适当增加饮水量，每天饮水量 2000ml 左右，保持胃肠道足量的水分，软化大便。另外，可适当增加脂肪食物，如花生油、芝麻油等。在身体状况允许下，进行适量的体育活动，促进肠蠕动，卧床患者给予被动运动。

7. 疼痛护理疼痛会引起一系列心理变化，如焦虑、恐惧、悲哀、绝望等，易失去生存的信心。家人要随时观察并与患者沟通思想，重视其心理活动。鼓励患者说出自己的痛苦，以便准确了解病情，消除对止痛药物"成瘾"的思想顾虑，正确用药。营造舒适的入眠环境，避免光、噪声干扰。疼痛困扰常使患者不能良好睡眠，应联系医务人员，调整药物，有效止痛，保证睡眠。注意止痛药物的不良反应，阿片类止痛药是最常用的止痛药物，主要不良反应有便秘、恶心呕吐、呼吸抑制。

8. 咳嗽、咯血、呼吸困难的护理

注意观察咳嗽、咳痰的情况，观察痰的颜色、量、性质，做好祛痰工作使痰液及时排出体外。咳嗽伴有咯血时，应立刻平卧，头偏向一侧，亦可取患侧卧位，减少肺的活动，有利于止血，同时也可避免窒息，防止血流向健侧。家属要沉着、冷静，尽量使患者放松，避免不必要的危险。及时除去血迹，减少刺激。联系医务人员，及时送往医院救治。患者呼吸困难时，家属要协助患者采用合适的体位以减轻呼吸困难，如背部加垫被褥使其身体与床成 45°，有条件者背部垫支架，可使膈肌位置下降，有利于呼吸肌活动，利于气体交换，改善呼吸困难。

参考文献

[1] 周巧玲. 肾内科临床心得 [M]. 北京：科学出版社，2013.
[2] 彭文. 肾内科疾病 [M]. 上海：第二军医大学出版社，2015.
[3] 董淑雯，张静. 内科疾病防治 [M]. 西安：第四军医大学出版社，2015.
[4] 曾学军，黄晓明. 协和内科住院医生实习医生门诊手册 [M]. 北京：中国协和医科大学出版社，2014.
[5] 范贤明，曾晓荣，徐勇. 内科疾病及相关诊疗技术进展 [M]. 北京：北京大学医学出版社，2014.
[6] 陈元美，王长谦. 临床内科病例分析 [M]. 上海：上海交通大学出版社，2015.
[7] 宁光. 内分泌学高级教程 [M]. 北京：人民军医出版社，2014.
[8] 张增，张成刚，姜涛. 呼吸内科疾病基础与临床 [M]. 北京：科学技术文献出版社，2012.
[9] 刘旭升，曾德华. 尼莫地平治疗缺血性脑血管疾病的疗效观察 [J]. 中国实用神经疾病杂志，2013.
[10] 赵建平. 呼吸疾病诊疗指南 [M]（第3版）. 北京：科学出版社，2018.
[11] 孙兴国. 运动心肺功能鉴别心源性呼吸困难 [J]. 中国循环杂志，2015.
[12] 井霖源. 内科学 [M]. 西安：西安交通大学出版社，2012.
[13] 王文. β受体阻滞剂在高血压治疗中的地位和再评价 [J]. 中华高血压杂志，2013.
[14] 彭佑铭，刘虹. 内科医师处方手册 [M]. 长沙：湖南科学技术出版社，2013.
[15] 秦福芳. 慢性阻塞性肺疾病继发肺部真菌感染诊治与分析 [J]. 中华医院感染学杂志，2013.
[16] 曾和松，汪道文. 心血管内科疾病诊疗指南 [M]（第3版）. 北京：科学出版社，2019.
[17] 黄华萍，李義. 慢性阻塞性肺疾病合并原发性支气管肺癌的诊治策略 [J]. 中华肺部疾病杂志（电子版），2012.
[18] 王海昌. 西京心血管内科临床工作手册 [M]. 西安：第四军医大学出版社，2012.
[19] 林三仁. 消化内科诊疗常规 [M]. 北京：中国医药科技出版社，2012.
[20] 胡红，刘又宁. 糖皮质激素在呼吸疾病治疗中的应用 [J]. 中国实用内科杂志，2013.
[21] 韩英，朱疆依. 肝硬化并发肝癌危险因素筛查及综合治疗 [J]. 中国实用内科杂志，2013.
[22] 王清，年燕. 心血管系统疾病 [M]. 北京：人民卫生出版社，2015.
[23] 王黎鹏，骆建军，赵晓刚，邱俊. 严重多发伤致急性呼吸窘迫综合征救治体会 [J]. 临床肺科杂志，2013